Ronald Geelen
Hans van Dam

Dementie: van hersenlagen tot omgangsvragen

Ronald Geelen
Hans van Dam

Dementie: van hersenlagen tot omgangsvragen

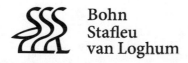
Bohn
Stafleu
van Loghum

Houten 2016

ISBN 978-90-368-1022-7   ISBN 978-90-368-1023-4 (eBook)
DOI 10.1007/978-90-368-1023-4

NUR 770
Basisontwerp omslag: Studio Bassa, Culemborg
Automatische opmaak: Crest Premedia Solutions (P) Ltd., Pune, India

Bohn Stafleu van Loghum
Het Spoor 2
Postbus 246
3990 GA Houten

www.bsl.nl

Voorwoord

Dit boek is voor de professional die dagelijks omgaat met mensen met dementie. Zoals psychologen, artsen en verpleegkundigen. We zoeken naar antwoorden op uiteenlopende vragen.

Waarom heeft dezelfde lichamelijke tegenslag voor de één grote, en voor de ander relatief milde gevolgen? Wanneer worden normale gevolgen van ouder worden ongewoon? Waarin verschillen de hoofdvormen van dementie onderling? Waardoor functioneert iemand met dementie door de dag zo wisselend? Hoe begeleid je dit dan? Moet wat ik zeg 'waar' zijn? Ook als dit méér onrust geeft en later weer wordt vergeten of ontkend? Waarin verschillen de zogenoemde vormen van dementie? Wat betekent dit voor de begeleiding? Helpen medicijnen bij onrust, bij stemmings- en gedragsproblemen? Waarom wil de arts soms de medicijnen stoppen, ook als het beter gaat met de cliënt?

Bijzonder bij kwetsbare ouderen is de verwevenheid van uiteenlopende onderwerpen. Uiteindelijk lijkt alles met elkaar samen te hangen, en daardoor blijft veel onduidelijk. Hoe dan verder te gaan?

Dit boek behandelt vanuit praktijksituaties relevante feiten en praktische aandachtspunten. We streven naar informatie, inzichten en aandachtspunten waarmee deze kwetsbare mensen zowel te begrijpen als te helpen zijn.

Opzet

1. Oud worden & levensloop
2. Kwetsbare ouderdom & systeemvisie
3. Hersenen: opbouw en hersenlagen
4. Normale hersenveroudering & vormen van dementie
5. Benaderwijzen
6. Methodisch begeleiden
7. Casuïstiek

Inhoud

1	Oud worden & levensloop	1
1.1	Ik word ouder	2
1.2	Hoe grijzer, des te wijzer? Cognitieve veroudering	2
1.2.1	Normale cognitieve veranderingen	4
1.2.2	Aanslagen op het brein	6
1.3	Levensgebeurtenissen	7
1.4	Hoe grijzer, des te eigenwijzer? Emotionele en persoonlijkheidsveranderingen	9
1.5	Anamnese	9
	Literatuur	12
2	De kwetsbare ouderdom & systeemvisie	13
2.1	De wonderdokter	15
2.2	Systeemleer	15
2.3	De kiezelsteen	16
2.4	Gevolgen voor begeleiden en behandelen	17
2.4.1	Opgave I: Ken je klassiekers over de gangbare ziekteleer	17
2.4.2	Opgave II: Kijk naar de hele persoon, diens omgeving, met diens verleden en verwachtingen	17
2.4.3	Opgave III: Bedenk dat een schijn van stabiliteit bedrieglijk kan zijn	20
2.4.4	Opgave IV: Geef altijd aandacht aan optimaliseren: voorkómen is beter dan genezen	20
2.4.5	Opgave V: Ken de gangbare ziekteleer (opgave I) én besef dat uiterlijke symptomen bij kwetsbare mensen meer variabel zijn	20
2.4.6	Opgave VI: Weten dat de relatie interventie-effect minder voorspelbaar wordt en daarnaar handelen	21
2.4.7	Opgave VII: Ga volgens een systematiek te werk	21
	Literatuur	22
3	De hersenen: opbouw & hersenlagen	23
3.1	'Wat je zegt, dat ben je zelf!'	25
3.2	De hersenen: relevante begrippen	25
3.3	Bouw: hersenlagen	27
3.3.1	Hersenstam	27
3.3.2	Middenhersenen	29
3.3.3	Limbisch systeem	30
3.3.4	Cortex	30
3.3.5	Kleine hersenen	32
3.4	Reptiel, zoogdier & mens onder één schedeldak	32
3.5	Eigenschappen van de hersenlagen	34
3.5.1	Verticale & horizontale verbindingen	34
3.5.2	Gelaagd brein in actie: van automatisch tot bewust gedrag	34
3.5.3	De laag van verwerking kan variëren	35
3.5.4	Moeilijker filteren	37
3.5.5	Prikkels zijn óók nodig	37

3.5.6   Brein onder stress 37
3.6   **Conclusies** 38
3.6.1   Pas op voor 'blaming the victim'... 38
3.6.2   Één keer kunnen betekent niet: er altijd toe in staat zijn 39
3.6.3   Hoe ouder, des te meer één ding tegelijk 39
3.6.4   'In de beperking...' 39
        Literatuur 40

4   **Van normale veroudering naar vormen van dementie** 41
4.1   **Het verouderende brein** 42
4.1.1   Veranderingen in denken 42
4.1.2   Veranderingen in emoties 43
4.1.3   Tegenstrijdig? 44
4.1.4   Milde achteruitgang: voorloper van dementie? 44
4.2   **Inleiding dementie** 45
4.2.1   Oorzaken en erfelijkheid 45
4.2.2   Ervaring van dementie 46
4.3   **Alzheimer dementie** 47
4.4   **Vasculaire dementie** 51
4.5   **Subcorticale dementie** 55
4.6   **Frontotemporale dementie** 60
        Literatuur 64

5   **Benaderwijzen** 65
5.1   **Hersenlagen & benaderwijzen** 67
5.2   **Socratische methode** 67
5.2.1   Socratisch bevragen 70
5.2.2   Iemand met dementie socratisch bevragen? 71
5.3   **Rationeel emotief bespreken** 72
5.4   **Realiteitsoriëntatie** 73
5.5   **Herinneringsactivering en reminiscentie** 76
5.6   **Belevingsgericht begeleiden** 77
5.7   **Operant leren** 79
5.8   **Model-leren & duozorg** 82
5.8.1   Het Rosenthal effect 83
5.8.2   Duozorgen: teamleden leren van elkaar 84
5.8.3   Nep of echt? 85
5.8.4   Positief begeleiden in 5 stappen 85
5.9   **Muziekagogie** 87
5.10   **Sensorische integratie** 87
5.11   **Haptonomie** 88
5.12   **Klassiek conditioneren** 89
5.13   **Primaire activering** 91
5.14   **Passiviteiten van het dagelijks leven/comfortzorg** 92
5.15   **Omgevingsinterventies** 94
5.15.1 Introductie nieuwkomer 94
5.15.2 Vertrouwd & verdraaglijk 95

5.15.3	Leefruimte	95
5.15.4	De weg vinden	96
5.15.5	Stoelen & tafels	96
5.15.6	Spiegel aan de wand	96
5.15.7	Licht & ramen	97
5.15.8	Ruis en geluidsoverlast	98
5.15.9	Temperatuur	98
5.15.10	Geuren	98
5.16	**Psychofarmaca**	100
5.16.1	Speelt er een lichamelijk knelpunt?	101
5.16.2	Is er pijn?	101
5.16.3	Iets met het team/afdeling loos?	101
5.16.4	Baat het niet, dan schaadt het mogelijk wél	102
5.16.5	Heldere indicaties voor medicatie	102
	Literatuur	104
6	**Methodiek bij begeleiden**	105
6.1	**Inleiding & de 7 W's**	107
6.2	**Het cliëntoverleg**	108
6.2.1	Wie zijn er bij?	108
6.2.2	Maak het doelgericht	108
6.2.3	Bereid het overleg voor	109
6.2.4	Bewaak het gespreksverloop	109
6.2.5	Ieder is verantwoordelijk voor eigen inbreng	109
6.2.6	Breng fasen aan in het overleg	109
6.2.7	Verslaglegging: óók of juist voor de niet-aanwezigen	112
6.2.8	Goed beslissen in de bespreking	112
6.3	**Motiveren en de Huddle**	116
6.3.1	De 'wonderpsycholoog' en het 'wonderadvies' bestaan niet	116
6.3.2	Voor niets gaat de zon op	117
6.3.3	De Huddle: tussendoor de koppen bij elkaar	119
6.4	**Het crisisontwikkelingsmodel (COM)**	119
6.4.1	Goede tijden, slechte tijden	120
6.4.2	Een individueel verhaal	120
6.4.3	Elk incident geeft nieuwe input	120
6.4.4	Héél het traject in beeld	121
6.4.5	COM bij agressief gedrag	121
6.4.6	COM bij emotionele ontregeling	123
6.4.7	COM voor een woongroep	126
6.5	**Het reflectief overleg**	132
6.6	**Besluiten nemen in moeilijke situaties**	135
6.6.1	Randvoorwaarden & verantwoordelijkheden	135
6.6.2	Stappenplan bij de besluitvorming	136
6.6.3	Vastleggen van de besluitvorming, inclusief evaluatie	138
6.6.4	Besluiten bij vastgelopen situaties	138
6.6.5	Resultaten van het doorlopen van het besluitvormingsprotocol	138
6.7	**Intervisie**	139
	Literatuur	140

7	**Casuïstiek**	141
7.1	**Ontregeld gedrag vanuit hersenlagen belicht**	143
7.1.1	'Je wordt zomaar verrot gescholden!'	143
7.1.2	Wij zijn ons brein	144
7.1.3	Het brein in vier delen	144
7.1.4	Als je het begrijpt, zie je het beter	148
7.1.5	Eén keer proberen, is géén keer proberen	148
7.2	**Omgaan met Korsakov**	149
7.2.1	Wat is loos?	150
7.2.2	Loon naar werken?	151
7.3	**Over fysieke agressie & wilsbekwaamheid**	152
7.3.1	Wie is Jan?	152
7.3.2	Melden, aangifte doen, wilsbekwaam?	152
7.3.3	Merendeels wilsbekwaam, wat nu?	153
7.3.4	De kogel door de kerk	153
7.4	**Persoonlijke lessen bij ongewenst intiem gedrag**	154
7.4.1	Het knelpunt	154
7.4.2	Opvattingenv	155
7.4.3	Spelenderwijs de puntjes op de 'i' zetten	156
7.5	**Thuiszorg bij een onhoffelijke man**	156
7.5.1	Vertrekpunten	157
7.5.2	Werkwijze in drie stappen	158
7.5.3	Resultaten	161
7.5.4	Waarom lukte het?	161
7.6	**Praktisch advies naar verwanten**	162
7.6.1	Dagopvang & dagbehandeling: verwanten houvast bieden	165
7.6.2	Kopzorgen over dagbehandeling	166
7.7	**Over eerlijkheid bij mensen met dementie**	169
7.7.1	Niets dan de waarheid?	169
7.7.2	Realiteit & dementie	172
7.7.3	Lagen van waarheid	173
7.7.4	Check: wat wordt eigenlijk precies gevraagd?	174
7.7.5	Eerlijk naar jezelf en de ander zijn, grenzen stellen	174
7.8	**Over onmacht en schuldgevoelens**	175
7.8.1	Helper: een speciale variant van de zorgzuster	175
7.8.2	Familie = Assepoester & Prinses op de erwt	179
7.8.3	Schuld: een vaste metgezel in de zorg	179
7.8.4	Omstandigheden bij verwanten	185
	Literatuur	185

Oud worden & levensloop

Samenvatting

Leeftijdsveranderingen gaan dieper dan pigmentverlies in de haardos. Sommige mentale vaardigheden verminderen na het zestigste, zeventigste jaar verhoudingsgewijs sneller, zoals onder tijdsdruk nieuwe vaardigheden aanleren, of op verschillende zaken tegelijk letten. In begrips- en geheugenta-ken presteren we eveneens eerder slechter dan gelijk. Andere vaardigheden blijven verhoudingsgewijs aardig intact, zoals geautomatiseerde vaardigheden (weten hoe jezelf te verzorgen of taal begrijpen en gebruiken). Daarnaast is er bijzondere invloed van biologische levensgebeurtenissen op de hersenen, zoals narcoses of voedingsdeficiënties. Een ander onderwerp is de relatie tussen levensgebeurtenissen en welbevinden. Negatieve levensgebeurtenis-sen voorspellen gemiddeld weinig voor het later welbevinden. Veel hangt af van hoe iemand dit heeft ervaren en ermee is omgegaan. De normale ouderdom hoeft zeker geen verminderd welbevinden te betekenen, gemiddeld genomen voelen zeventigjarigen zich niet slechter af dan vijftigers. Bijzonder is dat de kortetermijninvloed van kleine ergernissen en meevallers juist bij afhankelijke ouderen in een zorginstelling groot is.

1.1   Ik word ouder – 2

1.2   Hoe grijzer, des te wijzer? Cognitieve veroudering – 2
1.2.1   Normale cognitieve veranderingen – 4
1.2.2   Aanslagen op het brein – 6

1.3   Levensgebeurtenissen – 7

1.4   Hoe grijzer, des te eigenwijzer? Emotionele en
           persoonlijkheidsveranderingen – 9

1.5   Anamnese – 9

           Literatuur – 12

R. Geelen, H. van Dam, *Dementie: van hersenlagen tot omgangsvragen*,
DOI 10.1007/978-90-368-1023-4_1, © 2016 Bohn Stafleu van Loghum, onderdeel van Springer Media BV

1.1   Ik word ouder

Wat is oud? Wanneer ben je oud? Of wanneer vind je zelf dat je oud bent?

>> Toen ik vijftien was, vond ik twintigers al oud. Later vond ik mijn veertigste verjaardag een bittere pil; ik besefte dat ik mogelijk meer had om op terug te kijken dan op vooruit te kijken. Het was zoals bij de 'levenstrap' waarbij je de bloei van het leven bereikt en het daarna alleen minder worden kan (◩ fig. 1.1). Als je de heuvel afrolt, lijkt het ineens sneller te gaan en zo is het ook met de leeftijd. Zo rond de vijftig werd die indruk alleen maar sterker door de spitsuren in mijn leven: zorgen voor de kinderen, het huishouden, deeltijdbaan en mijn afhankelijk wordende ouders. Onverwachts voelde ik me na mijn zestigste juist kalmer en meer tevreden. Mijn kinderen op eigen benen en ook het eigen leven in kalmer vaarwater. Meer overzicht en rust. Geen zorgen over een pukkel hier of vetrolletje daar, minder druk om te presteren in werk of mijn baan te houden. Ook minder bezorgdheid over wat een ander van me denkt, en minder 'moeten' waardoor ik mezelf juist meer ontmoet. Alsof de ruige, spetterende bergbeek is uitgemond in een brede, trage riviermonding. In emoties gaat het ook zo: van signaalrood naar karmijn als het ware. Later las ik dat deze ervaring niet zeldzaam is voor gezonde 65-plussers. (Een oudere.) **«**

1.2   Hoe grijzer, des te wijzer? Cognitieve veroudering

De afgelopen eeuwen is ons leven versneld. De klokkentijd is richtsnoer én keurslijf geworden. We delen tijd in en proberen tijd te 'besparen'. Wie de begeleiding en verzorging van kwetsbare mensen wil vangen in steeds krappere tijdroosters, belandt in een intensieve menshouderij waarin het welbevinden ondergeschikt raakt. Niet alleen dat van cliënten, maar ook begeleiders.

Waarin verschillen oud en jong op mentaal vlak? Het brein wordt er in elk geval niet sneller op met het ouder worden. Mensen kunnen dan minder snel informatie ophalen en verwerken, en presteren slechter onder druk. Daarnaast vermindert de kleefkracht van het kortetermijngeheugen. Gemiddeld blijken mensen tussen zestig en zeventig jaar 20 % trager op reactietaken dan jongeren tussen twintig en dertig jaar. Bij hoogbejaarden neemt dit verschil toe. Ouderen leggen het meestal af tegenover jongeren als ze snel moeten reageren, op meer zaken tegelijk moeten letten, en zich heel nieuwe en/of ingewikkelde vaardigheden eigen moeten maken. Dit zien we vooral bij het aanleren van abstracte of analytische vaardigheden, of als snel veel te onthouden is. Ouderen hebben ook meer moeite met het snel en soepel switchen tussen taken. Bij een combinatie van deze taakeisen wordt het verschil nog groter, zoals op een beursvloer grote pakketten aandelen verhandelen, ondertussen onderhandelend met verschillende partijen, daarbij lettend op grote schermen met snel veranderende informatie en tegelijk grote rekensommen makend.

Sommige vaardigheden blijven verhoudingsgewijs intact. Even goed, of met kleiner verval blijft de prestatie die een beroep doen op aanwezige kennis en op dagelijkse, vaak ingesleten probleemoplossende vaardigheden. Fietsen, lezen, een brief schrijven, adresseren en posten bijvoorbeeld. Andere mentale capaciteiten die redelijk constant blijven zijn de woordenschat, taalbegrip, het weet hebben van betekenissen en het onderscheiden van hoofd- en bijzaken. Illustratief is dat bij Nobelprijswinnaars in abstracte en exacte gebieden, hun uitvinding op veel jongere leeftijd plaatsvond dan bij de winnaars met literaire of andere Alfa-verdiensten.

1.2 · Hoe grijzer, des te wijzer? Cognitieve veroudering

3

1

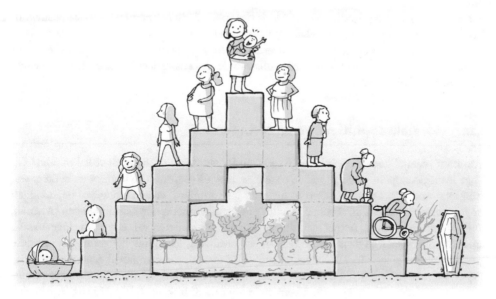

■ **Figuur 1.1** Levenstrap.

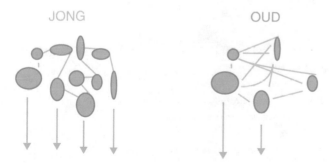

JONG

OUD

■ **Figuur 1.2** Hersenverandering van jong naar oud.

Hersenverandering van jong en oud
Door verlies van verbindingen tussen cellen en van hersencellen zelf, verloopt de verwerking uiteindelijk meer na elkaar (parallel) dan tegelijkertijd (serieel).

In het jonge brein zijn bijzonder veel hersencellen aanwezig, met eveneens veel verbindingen (weergegeven met een pijl, ■ fig. 1.2) en bij activering nog te maken of uit te breiden verbindingen. Dagelijks gaan hersencellen verloren, het hele leven door: er komen geen nieuwe bij. De resterende cellen, mits geprikkeld door ervaring, gaan krachtiger verbindingen met elkaar aan. Of er levenslang nieuwe verbindingen bijkomen, is omstreden. Wel blijft het aantal cellen afnemen. Het aantal uitlopers per cel neemt ook gaandeweg af. In de woorden van wijlen hersenwetenschapper Lex Cools: 'We worden niet alleen kaal van buiten, maar ook van binnen'. Het hersenvolume en hersengewicht nemen af bij het ouder worden. Over hoe dit op celniveau precies gaat, komen we verderop in dit boek terug. Voor nu laten we het erbij dat dit gebeurt en dat er daardoor op hoge leeftijd een afname is van vooral bepaalde cognitieve vaardigheden. In het brein is geleidelijk minder parallel (tegelijk) mogelijk, en wordt informatie meer serieel (na elkaar) verwerkt. Bij veel informatie of meerdere taken tegelijk ontstaat daardoor snel een flessenhals effect. Heel nieuwe taken worden ook minder snel aangeleerd omdat het al bestaande netwerk behoorlijk bezet is.

1.2.1   Normale cognitieve veranderingen

Wat blijft meestal goed mogelijk bij 'gewoon' ouder worden en wat wordt veelal minder? Op hoge leeftijd kun je in principe zelf de dagelijkse zorg op je nemen, je begrijpt en herkent wat daarvoor nodig is. Fysieke spaken in het wiel uitgezonderd, zoals zintuiglijke beperkingen of gewrichtsproblemen. In mentale functies ontstaan kenmerkende verschuivingen (Aleman, 2012). Een eenvoudig kaartspel blijft mogelijk, maar het aanleren van een nieuw ingewikkeld spel zal meer voeten in de aarde hebben. In elk geval vergeleken met het vermogen van deze persoon op jonge leeftijd. Hieronder volgen vaardigheden die gemiddeld genomen stabieler (+) en kwetsbaarder (−) zijn met toenemende leeftijd. Afwijkingen hierin moeten een alarmbel doen rinkelen. Als je op leeftijd bent en je kunt jezelf bijvoorbeeld niet meer begrijpelijk uitdrukken is dat niet pluis, want dat zou merendeels intact moeten blijven.

> Cognitieve vaardigheden op leeftijd: wat blijft redelijk stabiel en wat gaat meestal achteruit?
> *Meestal blijft (redelijk) intact*
> + Oplettendheid bij een eenvoudige taak.
> + Omgaan met dagelijkse uitdagingen, alledaagse problemen oplossen.
> + Semantisch geheugen: woordenschat, betekenissen van woorden en taalbegrip.
> + Algemene kennis, verworven en geautomatiseerde vaardigheden blijven aanwenden, reeds bekende informatie herkennen.
> + Vroeger aangeleerde vaardigheden zoals lezen, klokkijken, rekenen, herkennen van voorwerpen.
> + Dagelijks uitgevoerde handelingen bij de zelfzorg blijven intact (algemene dagelijkse levensverrichtingen (adl); wassen, kleden, eten, drinken, toiletgang).
>
> *Kwetsbaarder voor veroudering*
> − Aandacht verdelen, dubbeltaken, snel en soepel omschakelen.
> − Onder tijdsdruk werken.
> − Snel informatie reproduceren.
> − Episodisch geheugen: informatie onthouden verbonden aan tijd en plaats, zoals in 'Wie zei wat aan het einde van het verjaardagsfeest van Tante Ans'.
> − Nieuwe vaardigheden aanleren.
> − Abstracte ideeën eigen maken of ontwikkelen (verbindingen leggen, conclusies trekken uit diverse gegevens, veralgemeniseren van feiten).
> − Bijzondere dagelijkse levensverrichtingen (bdl), zoals de belastingaangifte (goed doen volgens de actuele regels), een eigen verjaardagsfeest organiseren.

Vaak merkt iemand op leeftijd zelf dat bepaalde zaken minder goed gaan dan vroeger ('Ik vergeet meer, kom moeilijker op namen van bekenden'). De subjectieve ervaring van eigen

1.2 • Hoe grijzer, des te wijzer? Cognitieve veroudering

5

1

teruggang is meestal groter dan wat verwanten ervan zien of merken. Bij dementie is het vaak andersom: de persoon in kwestie meldt dat alles goed gaat, terwijl de omgeving achteruitgang ervaart. Dat komt onder meer door een verminderend vermogen om te reflecteren over de eigen situatie en mogelijkheden.

Wanneer word of ben je oud? Je bent zo oud als je jezelf voelt. Als vijftiger voelen velen zich nog een (eind) twintiger, maar dat gordijn van zelfbedrog wordt soms plots weggetrokken.

'Je wordt ouder papa'

Vijftiger Ron gaat met zijn tienjarige zoon Mick gamen. Ze hebben er beiden zin in en het favoriete spel is Mario Kart, een autorace waarbij veel tegelijk de aandacht vraagt. Het parcours verandert snel. Achterliggers belagen je en kunnen je van de weg afmikken met bijvoorbeeld bolvormige voorwerpen. Er zijn concurrenten voor je die je kunnen laten slippen over weggeworpen bananenschillen. Dwars door het verkeersgewoel in Parijs met een Trabant is hiermee vergeleken een peulenschil, althans voor vader Ron, die tot zijn ontsteltenis onophoudelijk verliest van zoonlief Mick. Zelf liet hij zijn zoon vroeger nog wel eens winnen bij andere spelletjes, maar Mick mist die compassie nog en wrijft zijn vader het verlies telkens in. Pa zint op wraak. Hij wil Mick een poepje laten ruiken en zijn prestatie verbeteren door 'aan zichzelf te werken'. Ron gaat extra bewegen, goed slapen en gezond eten. Natuurlijk weet hij dat jongeren zich nieuwe vaardigheden en de talloze trucs van het spel makkelijker eigen maken, maar tussen weten en aanvaarden zit nu eenmaal een wereld van verschil. Zijn decennia lange ervaring met autorijden lijkt een voordeel, omdat met de leeftijd lang verworven, ingesleten vaardigheden intact blijven. Maar alle extra vaardigheden, de hoge snelheid en het tegelijk op verschillende zaken letten, zetten hem echt op achterstand. Hij moet zich dus niet laten verleiden tot games die voor hem ongewoon zijn en extra dingen vragen, dan legt hij het zeker af. Wat hier tegenover te stellen? Allereerst selecteren: één ding telt nog, en dat is winnen van Mick met Mario Kart. Hij sluit afleiding buiten: vrouwlief wordt elke avond uit shoppen gestuurd met zijn betaalkaart, Mick moet vervroegd naar bed, de gordijnen dicht en pa gaat oefenen, véél oefenen. Steeds hetzelfde circuit tot het is ingesleten. Met alle aandacht en in eerste instantie met de route vertraagd weergegeven. Snood neemt Ron zich voor op welke manieren hij Mick kan ontregelen als hij binnenkort in de race het onderspit dreigt te delven. Door iets te zeggen wat Mick wél en hemzelf níet boeit. Met zinnen als: 'Wat wilde je ook al weer voor je verjaardag?' 'O er stond nog een mooi meisje voor je aan de deur, ik weet niet wie, maar….'

De uitkomst van twee weken zware training door Ron? Op schlemielige wijze wint Ron zijn eerste race, daarna volgen enkele close finishes. Zodra er zich nieuwe circuits aandienen, heeft Mick meteen ruim de overhand. Die spaart zijn vader niet: 'Zo pa: nu heb je alles uit de kast gehaald, en dan verlies je nóg steeds!'

Overval door de kerk

Zondagochtend. Over een kwartier begint de mis. Niet iedereen is er al, vrijwilligers zijn nog druk met het ophalen van enkele bewoners. Één ervan snelt de afdeling op naar mevrouw Boender. Ze zegt rap: "Kom mee mevrouw Boender, het is hoogste tijd." Ze probeert haar gelijktijdig omhoog te helpen. Mevrouw Boender schrikt, want ze had haar niet zien aankomen – laat staan begrepen – en trekt haar hand terug. "Nee dáár heb ik geen zin in, gaat u maar weg!" Wat vreemd, denkt de vrijwilligster nog, anders gaat ze altijd mee en ze is zo gelovig! De verklaring zit in het verschil in snelheid en gebrek aan afstemming. Kortom: een gemiste kans.

Het buffet

Hij veroorzaakt heuse files in het buffetrestaurant van het verzorgingshuis. Elk keuze-onderdeel lijkt van hem een afweging te vragen, bij elke optie volgt wikken en wegen. Als we zijn gedachten zouden noteren, kan een fragment daarvan er zó uitzien. *'O dat zijn worteltjes, en daar erwten… even kijken… en vergelijken…. Die worteltjes zien er goed uit, die erwtjes prima… maar ja… er zijn geen andere groentes, of toch wel? Die asperges van gisteren waren trouwens lekker, maar die zijn er nu niet. Nu ja erwten zijn hier soms niet lekker… dan toch maar die wortels nemen. Ja, en dan zal ik nu mijn hand uitsteken naar de opscheplepel…'* De aanzwellende rij mensen achter hem merkt hij niet op. Daardoor mist hij de smalende blikken die achter zijn rug worden gewisseld. Het ontgaat hem dat hij links en rechts wordt ingehaald. Alles op zijn tijd. Nee niet híj is langzaam, maar die anderen zijn zo gehaast. 's Avonds laat zegt hij in zichzelf: gut alweer een dag voorbij, de tijd vliegt. Immers: voor wie traag is, lijkt de omgeving in een idioot hoge versnelling te draaien en de dag in een flits voorbij te zijn. De anderen? Och, die zijn zó gehaast!

Wat we van apen kunnen leren

'Chimpansee heeft meer geduld dan de mens'

Volgens Duitse en Amerikaanse onderzoekers blijkt uit proeven dat 'geduld' al aanwezig was bij de gemeenschappelijke voorouder van chimpansee en mens (ca. 6 miljoen jaar geleden). De mensapen in deze studie waren in 80 % van de gevallen bereid twee minuten te wachten op zes halve grapefruits, in plaats van er direct twee op te eten. De mensen mochten vooraf aangeven wat ze het lekkerst vonden: rozijnen, M&M's, crackertjes of popcorn, maar wachtten slechts in 25 % van de proefjes.

Uit: NRC, 2 oktober 2007 (onderzoek uit Current Biology)

1.2.2   Aanslagen op het brein

Er speelt méér mee. De hersenen zijn ingewikkeld én teer weefsel dat ook tijdens het leven acute en sluipende aanslagen te verduren krijgt. Denk aan kleine en grotere klappen op het brein (zoals bij een valpartij), veranderende suikerspiegels (vooral een hypoglycaemie of wel te lage suikerspiegel is slecht), medicijnverslaving en middelenmisbruik, vaat-, hart- en longproblemen (zuurstofvoorziening) en afwijkend slaapritme (ploegendienst). De effecten hiervan hoeven niet direct merkbaar en niet acuut te zijn, maar ze zijn er wel. Soms openbaren ze zich pas als het brein veroudert en reserves verliest, bij vermoeidheid of na een andere negatieve invloed op het brein zoals een volledige narcose. Deze aanslagen zeggen iets over de kwetsbaarheid van iemands hersenen, ook als het cognitief functioneren hier en nu alleszins voldoende lijkt.

1.3 Levensgebeurtenissen

Het is niet zo dat we als een neutrale reporter terugkijken op onze levensloop (Draaisma, 2007). Hierin zitten onvermijdelijk vertekeningen, reconstructies en omissies. De levensloop zelf is ook feitelijk gezien een ingewikkelde kluwen van door elkaar lopende gebeurtenissen en ervaringen. Het begint al voor de geboorte, met een erfelijke bagage en invloeden in de baarmoeder (stress van de moeder bijvoorbeeld). Verder tellen aspecten als lichamelijke gesteldheid en temperament. Veel kinderen zijn van nature wel of niet stabiel, meer in zichzelf gekeerd, of juist op anderen gericht. Die 'aard van het beestje' bepaalt hoe het kind op ouders reageert. Vanzelfsprekend is belangrijk hoe de ouders zijn en met hun kind omgaan. De ervaringen die een kind heeft met onder meer ouders heeft gevolgen voor latere relaties. De cultuur waarin iemand opgroeit, brengt mogelijkheden en beperkingen mee. De tijd waarin iemand leeft, drukt een stempel ('historisch decor'). Vrouw zijn in Nederland, heeft andere gevolgen dan in India. Voor wie in de crisistijd opgroeide, had en heeft geld niet zelden een andere waarde dan wie van jongs af in economische voorspoed leefde.

Aangezien van alles door elkaar heen loopt en vice versa beïnvloedt, geeft onderzoek naar de invloed van levensgebeurtenissen tegenstrijdige resultaten (Brugman en de Groot, 2003). Het is *niet* zo dat mensen die veel veranderingen meemaken (positief en negatief samengenomen), op hoge leeftijd gemiddeld gelukkiger of ongelukkiger zijn. Het meemaken van meer negatieve levensgebeurtenissen, zoals belangrijke personen verliezen of werkloosheid, voorspelt later levens(on)geluk ook niet. Mensen reageren verschillend op dezelfde negatieve gebeurtenissen. Langdurige werkloosheid betekent voor de één ongeluk en hulpeloosheid, voor de ander is het een extra boost tot actie en bezinning over de eigen toekomst.

>> Ik ben nu toe aan heel iets anders, wat beter bij me past; de tegenslag heeft me ook wat gebracht. (Een voormalig werkloze.) <<

Het vinden van controle en levensenergie is deels een keuze en deels een kwestie van aanleg en ervaring, waarin intelligentie, weerbaarheid en gelukkige omstandigheden zoals sociale steun en toevallige factoren een rol spelen. Een crisis kán positief uitwerken, omdat iemand wordt gedwongen na te denken wat hij zelf wil en kan, levenskeuzes te maken en daardoor mogelijk op een of meer gebieden in beter vaarwater komt. Dit betekent niet dat wat je meemaakt betekenisloos is, wel dat de langetermijninvloed erg persoons- en situatieafhankelijk is.

Verder kan iets wat *niet* is gebeurd ('non-events') van invloed zijn. Denk aan de vrouw die ongewenst kinderloos blijft, of iemand die een leven lang vergeefs hoopt op promotie. Op sommige gebeurtenissen kun je je voorbereiden, zij zijn voorspelbaar, zoals de pensionering of het uit huis gaan van de kinderen. Andere zijn onvoorspelbaar en onverwacht, bijvoorbeeld het op jonge leeftijd verliezen van de kinderen, of jong werkloos worden of blijven. Onverwachte voorvallen kunnen moeizamer te verwerken zijn; er was niet op te anticiperen. De draagkracht kan ondermijnd raken door elkaar kort opvolgende tegenslagen. Het ene is nog niet verwerkt, of er komt weer een nieuwe tegenslag. Of en hoe iemand dat verwerkt, hangt weer af van andere factoren, zoals de persoonlijke manier van omgaan met problemen, wat iemand vroeger hielp of juist niet, de betekenis die iemand toekent aan de tegenslag, materiële en sociale hulpbronnen enzovoort.

Een belangrijke categorie levensgebeurtenissen is de dagelijkse kleine ergernissen ('daily hassles') en kleine prettige gebeurtenissen ('daily uplifts'). Voorbeelden van het laatste zijn het alledaags genot van een kopje koffie, het huisdier dat 's ochtends zijn aanhankelijkheid toont, het telefoontje van de kinderen, het mooie uitzicht van de eigen tuin. Voorbeelden van dagelijkse beslommeringen zijn de onvriendelijke buurman die regelmatig voor geluidsoverlast zorgt, het winkelpersoneel dat je kortaf bejegent, het altijd te krappe huishoudgeld. In de zorg: de begeleiders steeds eraan moeten herinneren dat je bij je achternaam, of juist voornaam genoemd wilt worden, steeds opnieuw moeten wachten op hulp voor de toiletgang, een haastige bejegening, steeds met andere gezichten te maken krijgen. Uit onderzoek blijkt dat hoe ouder en afhankelijker je bent van anderen, hoe zwaarder het effect ervan is op het welbevinden hier en nu. De invloed kan snel vervagen als de 'kleine aanslagen' worden vervangen door positieve opstekers: de daily uplifts (Geelen, 1999).

Een buitencategorie zijn traumatische ervaringen. Denk aan een overweldigende confrontatie met dood en lijden, misbruik en mishandeling, oorlogservaringen. Uit onderzoek blijkt dat mensen met zulke trauma's drie- tot viermaal zoveel psychische stoornissen hebben. Een psychotrauma kan je voor het leven tekenen. Soms steken de herbelevingen en angst de kop op, nadat ze een volwassen leven lang konden worden afgeweerd. Het heeft ook dan zin om psychologische hulp in te schakelen, want die kan heel effectief zijn bij een decennia oud psychotrauma.

Zelfs al zou je alles in kaart kunnen brengen over iemands levensloop, de uitkomst ervan is meer en vooral ook anders dan de optelsom van het meegemaakte. Je kunt niet zeggen dat als je dit en dat hebt meegemaakt, je later een bepaalde graad van (on)geluk ervaart. De invloed van voorvallen en lotgevallen is erg afhankelijk van de persoon en de situatie: hoe mensen een gebeurtenis *ervaren* en hoe ze daarmee omgaan. Daarbij spelen mee de sociale steun en persoonlijke betekenisverlening, ofwel hoe je een voorval ervaart. Het verlies van een eigen kind bijvoorbeeld is enorm belastend, maar het maakt wel uit of de omgeving je steunt en je verliesreacties begrijpt en erkent (wat bij een buitenechtelijk kind bijvoorbeeld anders kan zijn). Belangrijk is ook hoe iemand zelf het verlies voelt: als eigen schuld, of die van iemand anders? Heeft de dokter een fout gemaakt bijvoorbeeld? Of was het een kwestie van pure pech, bijvoorbeeld bij een aanlegstoornis? Een gelovige kan zich afvragen of het kind nu alle warmte van onze lieve Heer krijgt of dat het verlies een afrekening is voor eigen zondige gedachten of vroegere daden. De betekenis die wordt gegeven aan wat we meemaken kan bevorderend of belemmerend zijn voor de verwerking. Veerkracht speelt eveneens een belangrijke rol. Assepoester bleef bij alle tegenslag en nare omstandigheden ongekreukt, terwijl de prinses op de erwt zelfs door twintig matrassen niet kon slapen door die ene erwt die op de grond lag. Kortom: in het algemeen voorspellen levensgebeurtenissen weinig van later (on)welbevinden, er spelen vele invloeden mee en mensen ervaren dit vaak ook zo. De volgende vragen zijn dus relevant:

— Wat heeft u meegemaakt?
— Waaraan denkt u nog vaak?
— Waarop bent u trots? Waarop juist niet, of schaamt u zich er misschien voor?
— Wat maakt u blij?
— Wat troost u op moeilijke momenten? En wat juist niet?

Opvattingen kunnen al dan niet reëel zijn, wel of niet helpend, meer of minder genuanceerd. In eerste instantie gaat het om de ervaring van iemand. Die speelt of spookt in iemands hoofd. Die zet iemand in rust of onrust en daarover kan het gesprek worden aangegaan.

Tot slot is er de persoonlijke 'coping'; hoe iemand met tegenslagen omgaat. De ene persoon is geneigd om actief problemen op te lossen, of vraagt hulp van anderen. Bij oplosbare problemen is dat een effectieve aanpak, maar in situaties waarop je geen of minder invloed hebt, zijn zogenoemde passieve of emotionele manieren van ermee omgaan geschikter: je verwachtingen bijstellen, accepteren dat zaken anders lopen, afstemmen op de verwachtingen van de ander. De daadkrachtige bestuurder die met dementie in het verpleeghuis wordt opgenomen, wacht een zware dobber. Dat geldt ook voor diens begeleiders trouwens.

1.4 Hoe grijzer, des te eigenwijzer? Emotionele en persoonlijkheids-veranderingen

In redelijke gezondheid en bij welbevinden ervaren mensen een gevoel van continuïteit: de zestigjarige of zeventigjarige ervaart zichzelf als ongeveer dezelfde persoon als toen hij dertig of veertig was. Als zestigers zich oud voelen, zijn ze ongelukkig, fysiek versleten, of ziek. De tevredenheid met het leven bij ouderen blijkt in veel landen gelijk te blijven, of zelfs wat hoger in de leeftijdsgroepen vóór de hoge ouderdom. Ondanks dat het ouder worden samengaat met gebreken, verliezen en soms ook met minder functioneren. Ouderen zijn zelfs geneigd te zeggen dat hun emotionele stabiliteit beter is. Het gevoel uiteenlopende situaties aan te kunnen, blijft vaak min of meer gelijk. Intense gemoedstoestanden van angst, depressie en agressie komen meer voor op jongere leeftijd (van Ree, 1993). Als een oudere aanhoudende spanning, angst of somberheid aangeeft, mogen we dit niet opvatten als iets wat onvermijdelijk bij de leeftijd hoort. Als iemand zelf die verklaring voor zijn negatieve gevoelens aanreikt, zijn toch verdere gesprekken en onderzoek nodig. Bij het normale ouder worden, blijft de 'aard van het beestje' vaak in grote lijnen zoals daarvoor. Waar iemand zelf of diens omgeving grote verschillen gaat ervaren, is bijzondere aandacht voor nodig. Dan is er iets loos. Dit ligt anders bij dementie. Als de ziekte van Alzheimer op hogere leeftijd opkomt (vanaf 70 jaar), wordt bij het vorderen ervan de vroegere persoonlijkheid steeds minder voorspellend voor hoe de persoon zich nu voelt en gedraagt. Bij jongere mensen met dementie (60 jaar) zijn er vaak al vroeg in het proces ingrijpende veranderingen van de persoonlijkheid. Vooral bij degenen bij wie de dementie in de voorzijde van de hersenen begint (frontotemporale dementie). Bij vasculaire dementie spelen de aangedane hersengebieden vaak een rol in de effecten op stemming en gedrag.

1.5 Anamnese

Een anamnese is de voorgeschiedenis, die via gesprekken met de persoon zelf (autoanamnese) en/of diens verwante (heteroanamnese) wordt gereconstrueerd. Hieronder volgen beknopt onderwerpen die hierin aan bod komen; de uitgebreidheid van doorvragen is afhankelijk van de hulpvraag. Bij een psychologisch onderzoek naar cognitieve functies, ligt het accent anders dan een onderzoek gericht op de stemming of persoonlijkheid, of naar de gewenste dagbesteding of verblijfssituatie. Bij het verhelderen van het verloop van de dementie en eventuele aanleidingen voor de knelpunten, is het van belang meer in detail door te vragen. Zo wordt misschien duidelijker of bepaalde invloeden vanuit de persoon of ziekte een knelpunt (mede) hebben veroorzaakt, ontlokt, versterkt, of verduidelijkt.

> Voorbeeld verhelderende vragen
> Een verwante van oom Jan vertelt dat toen hij met vakantie naar Spanje ging, hij in de war raakte en daarna nooit meer de oude is geworden. Verhelderende vragen zijn hierbij:
> — Wat bedoelt u precies met in de war raken? Wat veranderde toen?
> — Was hij nog in alle opzichten goed, voordat hij naar Spanje ging? Of waren er al punten waarop het minder ging? Leg dat eens precies uit? Geef eens voorbeelden hiervan?
> — Is er iets opvallends gebeurd voor of tijdens die reis? Iets onverwachts bijvoorbeeld?
> — Hoe ging het precies met hem tijdens het verblijf daar?
> — Hoe was hij tijdens de terugreis?

- Wat gebeurde er precies toen hij thuis kwam? De eerste uren, de eerste dagen en daar- na? Hoe gedroeg hij zich? Hoe waren zijn emoties?
- Zien anderen die hem kennen de veranderingen?
- Wat is de mening van Jan zelf hierover?
- Heeft u hem geconfronteerd met wat jullie zagen? Hoe reageerde hij? Was er nog ver- schil in eerste reactie en latere reactie?

De verwante kan informatie geven, pols ook in hoeverre de cliënt deze gegevens kan repro- duceren.

Een onvermijdelijk probleem is dat bij de heteroanamnese de emoties van de ander in het ver- haal zitten. Hoe 'zachter' de informatie (bijvoorbeeld een karakterbeschrijving), des te sterker de invloed van wie de informatie verstrekt. Zowel bij de cliënt als diens verwante is de stem- ming medebepalend voor welke informatie eerder naar boven komt en meer of juist minder nadruk krijgt. Bij verdriet en angst komen eerder met dat gemoed corresponderende ervarin- gen naar boven, en wordt daarover uitgeweid. Dit noemen we gemoedsafhankelijke reproduc- tie. Het is daarom goed de verkregen informatie over en weer tussen betrokkenen te checken, hen daarvoor apart te spreken. Het kan ook goed zijn om op diverse momenten informatie te vragen, of zelfs op een tactische manier opnieuw te vragen.

Onderwerpen anamnese

Geboorte
- Complicaties?
- Als kind gewenst of niet?
- Eerste ontwikkeling?
- Ziekenhuisopnames (kunnen fors traumatiserend werken)?
- Had iemand vriendjes/vriendinnetjes?
- Latere ontwikkeling, richting school? Iets bijzonders geweest, opgevallen?
- Hoe ging het op school?

Opvoeding, familie en sociaal netwerk
- Sfeer in ouderlijk gezin, hoe werd de tijd doorgebracht? Rolverdeling in het gezin.
- Aard en beroep ouders, opvoedingsstijl (algemene sfeer en emotionele steun, geboden en verboden, sancties op overtreding). Soms heb je aanleiding door te vragen. Dan gaat het om vragen als: wie stelde regels vast, wat gebeurde er als kind de regels overtrad? (Ook op dit punt zijn vaak nare ervaringen: hoe autoritair was het klimaat of juist niet? Heeft iemand veiligheid ervaren, ook als er moeilijkheden waren?
- Culturele achtergrond, religie, waarden en normen, gedragsregels. In hoeverre nam iemand deze van ouders over, of juist niet? Typerende opvattingen, typerend gedrag.
- Verloving(en), huwelijk(en), kindertal, doodgeboren kinderen, houding aangaande intimiteit en seksualiteit.
- Hoe ging de oudere relaties aan?
- Hoe bestendig waren de relaties? Zo niet, hoe werden deze veelal verbroken?
- Contacten: vroeger en nu, manieren van omgaan met anderen.
- Sfeer in het eigen gezin, rolverdeling tussen partners. Hoe ging men met elkaar om?
- Conflicten met partner, ouders, kinderen, familie en andere belangrijke personen.
- Huidige contacten met kinderen: frequentie en kwaliteit.

- Relaties, intimiteit, seksualiteit op oudere leeftijd.
- Interesses, gewoonten, dagbesteding.

School, werk en vrije tijd
- Opleiding, beroepskeuzes/werkverleden. Was dit bevredigend? Aansluitend bij kwaliteiten? (lang niet altijd!)
- dagbesteding, verenigingen. Gedaan wat iemand voor ogen had?
- pensionering – gewenst, ongewenst, een gat of juist niet?
- Hobby's en bezigheden.

Persoonlijke geaardheid en interesses
- Grondstemming, typerende manieren in het omgaan met leuke situaties of problemen.
- Levensdoelen. Waarnaar streefde en waarvoor leefde iemand? Zijn deze doelen bereikt? Of is er teleurstelling?
- Preoccupaties, persoonlijk relevante eigendommen en interesses.
- Waaraan ergerde de oudere zich in het bijzonder?
- Wat had een positieve invloed op diens gemoed?
- Waarop is iemand trots? Waarover schaamte?
- Zijn er aanhoudende schuldgevoelens over iets?
- Gewoonten ten aanzien van onder meer voeding, slapen, hygiëne, uiterlijke verzorging en kleding, dagindeling.
- Wat boeide de oudere?

Levensverrichtingen
- Algemene dagelijkse levensverrichtingen, vroeger en nu.
- Bijzondere dagelijkse levensverrichtingen, vroeger en nu.

Lotgevallen
- Hoogtepunten, verlies- en traumatische ervaringen. Wat maakte hem/haar bijzonder bezorgd en angstig?
- Verhuizingen, ziekenhuisopname en andere opnames, verblijf in internaten, enzovoort. Uit huis gaan van kinderen. Hoe werden deze veranderingen beleefd en hoe was de omgang ermee?
- Ergernissen/prettige kleine ervaringen.
- Financiële situatie/zorgen. Of juist financiële successen.
- Gevolgen van onpersoonlijke gebeurtenissen (bijvoorbeeld de crisistijd, Tweede Wereldoorlog, watersnoodramp, repatriëring).

Lichamelijke aspecten
- Familiaire aandoeningen.
- Ziekten en lichamelijke problemen: welke en met wat voor gevolgen? Beleven en omgaan met ziek zijn.
- Hoe verliep de dementie? Wanneer begonnen en waarmee? Speelden bijzondere omstandigheden hierbij een rol?
- Lichamelijke toestand/conditie, medicijngebruik, middelengebruik (alcohol en drugs navragen).

Eerdere hulpverlening
- Hulpverleningsgeschiedenis (maatschappelijke instanties, GGZ, psychiatrische en psychologische hulp).

Literatuur

Aleman, A. (2012). *Het seniorenbrein. De ontwikkeling van onze hersenen na ons vijftigste*. Amsterdam: Atlas Contact.

Brugman, G. & F. de Groot (2003). Coping in levensloopperspectief, buigen of barsten? In: Miesen en anderen, Leidraad Psychogeriatrie deelB?C, pg 634-663, Bohn Stafleu van Loghum, Houten/Mechelen.

Draaisma, D. (2007). *Waarom het leven sneller gaat als je ouder wordt*. Groningen: Historische uitgeverij.

Geelen, R. (1999). Ken je cliënt in tien vragen. *Maandblad Activiteitensector, 2*, 4–7.

Ree, F. van. (1993). Van dakpanrood naar bourgogne. Veranderingen in emoties bij het ouder worden. *Denkbeeld, tijdschrift voor psychogeriatrie, 1*(5), 8–10.

De kwetsbare ouderdom & systeemvisie

Samenvatting

Kleine verstoringen hebben bij kwetsbare mensen soms geen, soms verwachte en soms onverwacht grote gevolgen. Het herkennen van ziektebeelden blijkt vaak moeilijker. De zichtbare verschijnselen zijn bij een lichamelijk of stemmingsprobleem gevarieerder dan bij volwassenen. Ofwel: de gevolgen van blaasontsteking, griep of operatie, maar ook een verlieservaring worden op hogere leeftijd minder eenduidig en minder voorspelbaar. Met oorzaak-gevolg denken komen we er niet uit. Het uitgangspunt dat alles met alles samenhangt helpt evenmin, dat is te abstract. Een tussenweg is de systeemleer, die zich in bruikbare wegwijzers laat vertalen. Hiermee is een persoonlijke benadering mogelijk, die belangrijke aspecten van iemands situatie inventariseert en weegt en zo de weg effent naar individuele behandeling. Zo wordt ook voorkomen dat we kansen laten liggen, of met onze interventies het paard achter de wagen spannen.

2.1   De wonderdokter – 15

2.2   Systeemleer – 15

2.3   De kiezelsteen – 16

2.4   Gevolgen voor begeleiden en behandelen – 17
2.4.1   Opgave I: Ken je klassiekers over de gangbare ziekteleer – 17
2.4.2   Opgave II: Kijk naar de hele persoon, diens omgeving, met diens verleden en verwachtingen – 17
2.4.3   Opgave III: Bedenk dat een schijn van stabiliteit bedrieglijk kan zijn – 20
2.4.4   Opgave IV: Geef altijd aandacht aan optimaliseren: voorkómen is beter dan genezen – 20
2.4.5   Opgave V: Ken de gangbare ziekteleer (opgave I) én besef dat uiterlijke symptomen bij kwetsbare mensen meer variabel zijn – 20

R. Geelen, H. van Dam, *Dementie: van hersenlagen tot omgangsvragen*,
DOI 10.1007/978-90-368-1023-4_2, © 2016 Bohn Stafleu van Loghum, onderdeel van Springer Media BV

2.4.6   Opgave VI: Weten dat de relatie interventie-effect minder
         voorspelbaar wordt en daarnaar handelen – 21
2.4.7   Opgave VII: Ga volgens een systematiek te werk – 21

Literatuur – 22

2.1 De wonderdokter

» Ik werk al dertig jaar in de zorg op een psychogeriatrische afdeling. Het ging er destijds totaal anders aan toe dan nu. Veertig verwarde mensen bij elkaar in een grote zaal, soms stil voor zich uitkijkend als waren zij in een anonieme wachtkamer, soms onrustig dolend en angstig roepend. Dat laatste hoorde je vaak al wanneer je de afdeling naderde, door deuren en muren heen. Van alles werd verplaatst en verschoven door de bewoners, het dressoir was zelfs vastgemaakt met een touw van het formaat waarmee ik op gymles een jaar ervoor nog naar het plafond moest klimmen. Dit alles namen we als een gegeven: 'Tja ze zitten hier niet voor hun zweetvoeten.'

Toen kwam er een nieuwe arts, een vrouw en dat was in die tijd nog bijzonder. Bij de visite vroeg ze aan mij over elke bewoner hoe het patroon van ontlasting was. Door op haar eerste werkdag bij vijf bewoners een obstipatie te achterhalen en te behandelen, merkte ik bij drie daarvan al meteen meer rust. Bij elke visite ging zij weer een ander aandachtspunt langs, waaronder risico op blaasontstekingen, pijnklachten, bloedwaarden. Met de regelmaat van de klok bleek een lichamelijk knelpunt of tekort duidelijk van invloed op het gedrag en stemming. Maar er was ook een andere kant: meer dan eens leek er schijnbaar niets te veranderen als een euvel werd verholpen. Mijn tekstboeken met lijstjes van aandoeningen en symptomen bleken opeens van wispelturige trefzekerheid. Mensen met een sombere en verdrietige stemming of boosheid, konden pijn hebben. Het omgekeerde was er ook: iemand die de hele dag klaagde over buik- en hoofdpijn, zonder dat de arts daar chocola van kon maken. Toen die persoon met een stemmingsverbeterend medicijn werd behandeld, vervlogen ook de pijnklachten. Je wist gewoon niet meer wat je kon verwachten, en daarom had deze arts voor mij ook iets van een onnavolgbare toverdokter. Hoe kon zij meteen of later zien wat zo onzichtbaar was?

Wat me verder verbaasde was het verschil in herstel na ziekte en operatie, bijvoorbeeld van een gebroken heup. Bij dat laatste zag ik dat de één vlot herstelde, terwijl een ander uit het ziekenhuis een schim bleef van haar vroegere zelf. Een griepje bleek voor de een de nekslag, terwijl een ander na een paar dagen hersteld was. Ik bleef het vreemd vinden, vooral als het om twee mensen ging met een vooraf vergelijkbare conditie. (Een zorgverlener.) «

2.2 Systeemleer

Het idee van oorzaak-gevolg is wijdverbreid en gaat ook in veel situaties op. Ik stoot mijn been, dat doet pijn en geeft een blauwe plek, die na verloop van tijd weer verdwijnt. Doordat ik gisteren wat veel heb gedronken, heb ik vandaag een kater waarvan ik weet dat het euvel tijdelijk is. De blaasontsteking kwam al naar voren bij de wonderdokter. Die geeft bij gezonde volwassenen een reeks herkenbare symptomen, die verdwijnen na behandeling. De verhouding tussen oorzaak en gevolg is niet alleen herkenbaar, maar ook proportioneel. Van die blaasontsteking raken wij niet in de war. We zien evenmin colonnes soldaten aan onze bank voorbijtrekken. Maar dat geldt niet voor iedereen.

Bij kwetsbare mensen kan bij een geringe aanleiding de ontregeling ogenschijnlijk buiten proportie zijn. De kwalificatie 'buiten proportioneel' is dan ingegeven door onze vertrouwde manier van kijken naar oorzaak-gevolg: de omvang van de oorzaak staat hierin model voor de omvang van de gevolgen. Een vorm van lineair denken, één op één dus. Alles wat buiten dit model valt, is dan afwijkend. Dit werkt naar twee kanten. Een man die op blote voeten over een vloer vol glasscherven loopt en geen pijn heeft, vinden we wonderbaarlijk. Dat is ook goed: de verwondering verliezen maakt het leven kleurloos. Net zo wonderbaarlijk is het dat iemand bij een geringe lichamelijke verstoring enorm ontregeld raakt, tot aan sterven toe. Maar beide situaties verwijzen naar een belangrijke waarheid: ons brein en lichaam functioneren *niet-lineair*. Dat wil zeggen: input en output verhouden zich niet als één op één. Met andere woorden: een grote gebeurtenis kan weinig gevolgen hebben en andersom kan een kleine verstoring enorme gevolgen hebben. Dat principe werkt overigens ook bij interventies. Een grote inspanning leidt soms tot weinig zichtbaars. Een kleine, soms toevallig genomen maatregel, misschien zelfs in een spontane opwelling van een verzorgende of begeleider, heeft een enorme uitwerking. 'De snaar is geraakt', zeggen we dan. Zo is het ook letterlijk. In het brein is iets geprikkeld, wat blijkbaar een heel netwerk beïnvloedt en dus enorme effecten heeft. Positief of negatief. Hetzelfde principe is er bij kwetsbare ouderen. Met de leeftijd verminderen de fysiologische reserves van alle weefsels en organen. Die afname maakt dat mensen op sommige systemen aan een ondergrens raken. Het vermogen om te compenseren neemt af, zodat kleine verstoringen op een (deel)evenwicht eerder leiden tot het totaal uit balans raken, ofwel decompenseren. De nog aanwezige of juist ontbrekende reserves zijn bepalend voor de reacties op een ziekte of gebeurtenis.

Complexe systemen met smalle marges kunnen bij kleine veranderingen ingrijpende gevolgen genereren. Dit wordt wel het *vlindereffect* (Schmetterlingeffect) genoemd. De Amerikaanse wiskundige en meteoroloog Edward Lorenz verbeeldde dit effect in 1961 zo: het fladderen van de vleugels van een vlinder in Brazilië kan maanden later een tornado in Texas veroorzaken. Hij bedoelde dit niet letterlijk, het gaat om een beeldspraak ofwel metafoor. Het vlindereffect zie je ook bij andere complexe systemen, zoals de beurshandel en rages. Eén slecht bericht of toevallige omstandigheid kan onder bepaalde voorwaarden (kwetsbaarheid) een voldoende zet zijn voor een omslag van een koprage ('iedereen rijk'), of paniekverkopen en een crash ('Iedereen de hand op de knip') waardoor miljoenen mensen werkloos raken. Bij kwetsbare mensen is het belangrijk om vanuit complexe systemen te denken en niet alleen vanuit de standaard oorzaak-gevolg relaties (Sipsma, 1993).

De verminderde reserves op lichamelijk, psychisch en sociaal gebied, houden een verandering of knelpunt onzichtbaar zolang het bestaande evenwicht behouden blijft (homeostase). Er is een grens aan alle aanpassing en weerbaarheid. Een kleine, bijkomende gebeurtenis, ontregeling, of invloed kan de bekende druppel blijken die de emmer doet overlopen. Soms komt er dan een kettingreactie van moeilijkheden op gang, waarbij later moeilijk te achterhalen valt wat nu wat veroorzaakt. We spreken dan van decompensatie: de reservecapaciteit van het organisme heeft de grens bereikt en het hele systeem raakt ontregelt. Er ontstaan 'loopings', wat betekent dat elk gevolg vaak meerdere oorzaken heeft en elke oorzaak meerdere gevolgen. Dit is voor de praktijk een belangrijk inzicht. Via allerlei ongunstige wisselwerkingen kan een kwetsbare oudere aan een ingegroeide teennagel overlijden. Hoe dat kan? In een notendop: scheef lopen, onbegrepen pijn en gedragsproblemen, sedatie, een valpartij. Zo kan het gaan en meestal gaat het veel complexer.

2.3   De kiezelsteen

Een ander beeld van wat we hierboven beschreven, is het kiezelsteeneffect ('Pebble Effect'). Als je een kiezel in stilstaand water gooit, is er niet één golf maar volgen meerdere golven op het wateroppervlak. Dit is een signaal dat ook onder de waterspiegel iets gebeurt. Pas later wordt het wateroppervlak weer glad. Zo kunnen enkele vriendelijke woorden en goede daden naar de ander meer en langduriger gevolgen hebben dan wordt gedacht en gezien. Kleine momenten van attent en aardig zijn wekken bij de ander goede gevoelens op. Je glimlach en kalmte infecteren cliënten en hun verwanten, zij raken hierdoor ook zelf prettig gestemd en dat vergroot de kans op positief gedrag. Hier worden de ontvankelijkheid van de mens voor anderen, het niet-lineaire van onze hersenorganisatie en het kiezelsteeneffect zichtbaar. Dit is, nogmaals, voor het begrijpen van gedrag en het zoeken naar interventies een belangrijk inzicht, zoals een positieve houding naar anderen evenmin zonder gevolgen blijft. Mahatma Ghandi zei het zo: 'Be the change you want to see in the world. Start with yourself, and the healing will multiply.'

2.4 Gevolgen voor begeleiden en behandelen

De systeemvisie is geen vaag idee, maar een manier van denken met praktische gevolgen voor de zorgprofessionals en wie hen adviseert. Allereerst is kennis van de normale en ongezonde verstoringen van lichaam, geest en relaties van belang. Dat is het vertrekpunt. In elke kwetsbare oudere zitten nog steeds net zulke gezonde, gangbare processen als bij duidelijk jongere volwassenen. Tegelijkertijd dwingt de even onmiskenbare kwetsbaarheid ook om anders te denken en te kijken. Dit vatten we samen in opgaven voor zorgverlener en behandelaar.

2.4.1 Opgave I: Ken je klassiekers over de gangbare ziekteleer

Vertrekpunt is kennis van de gewone en ongewone processen die zich bij mensen kunnen voordoen, ofwel de normale ziekteleer en die van psychologische en sociale processen. Een tumor bijvoorbeeld wordt in algemene zin bekeken, los van andere factoren en omstandigheden. De arts kijkt welke tumor er is en hoe kan die worden behandeld. Punt. Hetzelfde kan gelden voor bijvoorbeeld een stemmingsstoornis of psychose. Kennis van de gangbare lichamelijke en psychosociale processen is belangrijk, omdat van hieruit het afwijkende duidelijker is te zien en te beoordelen.

2.4.2 Opgave II: Kijk naar de hele persoon, diens omgeving, met diens verleden en verwachtingen

Hier komen we aan de ziekte *in iemands leven*. Je raakt voorbij aan de onpersoonlijke fysiologie en pathologie en gaat kijken naar wat een ziekte of ontregeling voor iemand betekent. In jargon: je kijkt naar de hele mens in diens context. In plaats van je exclusief richten op ziekten, verstoringen of defecten los van de persoonlijke context, verbreed je de blik en kijk je naar hoe iemand bepaalde veranderingen ervaart, welke impact ze hebben en welke wensen/verlangens iemand heeft. Je kijkt welke mogelijkheden er wel of niet (meer) zijn om de situatie te beïnvloeden, overeenkomstig met wat iemand voor zichzelf als zinvol ervaart. Als iemand niet meer kan bepalen wat voor zichzelf zinvol is, kijk je wat een situatie binnen de grenzen van de humaniteit houdt (bijvoorbeeld lijden niet verlengen waar geen reëel uitzicht is op herstel, of een leven waar iemand nog iets aan kan ontlenen). Er is weinig dat voor iedereen geldt of goed is. Het persoonlijke komt hier in het verhaal. Dat waar het uiteindelijk altijd weer om draait: wat is goed voor wie. Het antwoord kan in principe niemand vooraf voor een ander bepalen. Als iemand dat zelf niet meer kan bepalen, staan we voor precies dezelfde vraag maar is het aan betrokkenen om hier een lijn uit te zetten. Hier komt de ethiek om de hoek kijken. Daar kunnen we als hulpverleners niet voor weglopen, dat moeten we ook niet willen. Ook niet in situaties waarin mensen zelf niet meer kunnen kiezen. Juist dan niet. Iedereen moet er op

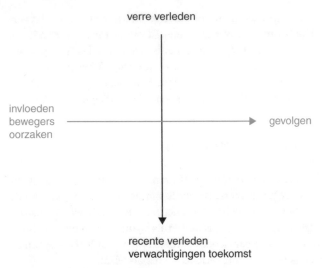

verre verleden

invloeden
bewegers ──────────────────────────▶ gevolgen
oorzaken

recente verleden
verwachtigingen toekomst

◻ **Figuur 2.1**   Gegevens ordenen.

kunnen rekenen dat in situaties waarin hij of zij niet meer over zichzelf kan beslissen, anderen een humane weg uitstippelen zonder nodeloos (lang) lijden. De werkelijkheid van het toenemend kwetsbare leven zet onze inzet op scherp.

Het is dus zaak om een zo goed mogelijk beeld te krijgen van iemands persoonlijke situatie. Hiertoe is het nodig om zoveel mogelijk relevante gegevens te verzamelen. Dat beeld komt tot stand door onder meer:

- Auto- anamnese: wat iemand hier en nu zegt over het eigen leven, over wat van belang was.
- Hetero-anamnese: levensloop en lotgevallen, (vroegere) aard en gedrag, typerende gewoonten.
- Psychisch functioneren: stemming, aard, gewoonten, voor- en afkeuren, gedragingen, krachten, kwetsbaarheden, wat iemand verlangde, wat voldoening gaf, waarin iemand teleurgesteld was of is, wensen die er nog zijn.
- Functionele geschiedenis: werk, zelfredzaamheid, hobby's; bereikt wat iemand wilde of niet.
- Sociale situatie vroeger en nu: alleen (kunnen) zijn, gedrag in bredere verbanden (groepen, familie).
- Sociale en emotionele vaardigheden: vaardigheden of moeilijkheden in contacten leggen en onderhouden, empathisch, flexibel, of juist moeizaam of rigide.
- Ziektegeschiedenis: lichamelijke kwalen in verleden, psychiatrie in de voorgeschiedenis of in familie, doorgemaakte hersenproblemen, huidige lichamelijke situatie en psychische gesteldheid.

Orden de bekende gegevens en denk na over mogelijke samenhangen. Dat kan door op een (groot) vel de gegevens te ordenen (bekijk het schema in ◻ fig. 2.1). Bijvoorbeeld van boven (vroeg in het leven) naar onder (later) en van invloeden of aanleidingen (links) naar gevolgen (rechterzijde). Op grond van de (mogelijke) relaties tussen de bevindingen, kun je nadenken over wat er precies speelt en welke zinvolle, veilige en haalbare eerste interventies mogelijk zijn. Beschrijf concreet wat je doet op welk vlak, en houd de effecten daarvan bij.

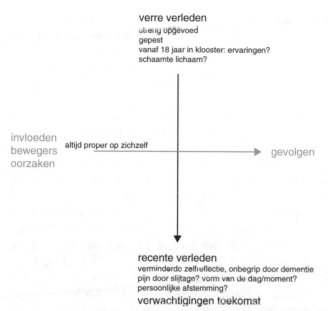

verre verleden
streng opgevoed
gepest
vanaf 18 jaar in klooster: ervaringen?
schaamte lichaam?

invloeden
bewegers   altijd proper op zichzelf   gevolgen
oorzaken

recente verleden
verminderde zelfreflectie, onbegrip door dementie
pijn door slijtage? vorm van de dag/moment?
persoonlijke afstemming?
verwachtigingen toekomst

◘ **Figuur 2.2**   Gegevens ordenen met persoonlijke invulling van de cliënt.

Laten we als voorbeeld een dame nemen die de laatste maanden vaker zorg gaat weigeren. Ze ziet er dan verschrikt uit, weert handelingen plots af en roept vaak 'ga weg'. Een collega die zich in haar verleden verdiept, ziet in haar gedrag een spiegelbeeld van haar persoonlijk verleden: een liefdeloze opvoeding, een kloosterleven onder streng regime waarin al het lichamelijke 'vies' was, in haar jeugd op school gepest vanwege haar kleine gestalte. Niet verwonderlijk dat ze in haar volwassen leven wat dwangmatig precies was in haar persoonlijke verzorging en huishouden, en nu in haar dementie op een weliswaar onvolkomen manier daarop de regie wil houden. In haar vroege jaren heeft zich een patroon gevormd waar zij, waarschijnlijk onbewust, een antwoord heeft gevonden: regie over zelfzorg zelf ter hand nemen en daarin zeer stipt zijn; haar brein heeft 'geleerd' dat elke dissonant in haar uiterlijk wordt afgestraft. Dat wil zij ontwijken. Nogmaals, waarschijnlijk een onbewust ontwikkeld patroon, maar gezien haar geschiedenis van vernedering en pesten wel een dwingend patroon.

Zo'n indringend persoonlijk relaas is moeilijk te weerstaan, maar laten we ook kijken naar recente invloeden op haar gedrag. Zo heeft ze door slijtage aan gewrichten startpijn, die ze door haar dementie niet goed kan plaatsen. Als ze uit bed komt, voelen haar spieren beurs en krijgt ze pijnscheuten. Bij dementie lijkt chronische pijn vaak op acute pijn door het geheugenverlies. Mogelijk misinterpreteert ze haar pijn, misschien zelfs als 'die zorgverlener doet mij pijn!' Bij bepaalde teamleden weigert zij minder vaak – is dat toeval, is hun aanpak anders waardoor het opstarten makkelijker gaat? Gaan zij anders om met signalen van weerstand, of geven zij de pijnmedicatie op een beter tijdstip? Zo zijn er meer mogelijkheden. (Zie ook ◘ fig. 2.2.)

Bij de afweging van verklaringen en daaraan verbonden interventievoorstellen spelen verschillende afwegingen mee. Volg liever verklaringen en interventievoorstellen die:

— hun oorsprong vinden in het recente verleden;
— concreter van aard zijn of concreet gemaakt kunnen worden;
— volgen vanuit de meer primitieve hersenlagen;
— op korte termijn een positief effect sorteren;
— reversibel zijn in bijwerkingen, minder risicovol zijn.

Bij ◼ fig. 2.2 lijkt het onderwerp 'toekomst' misschien misplaatst, evenals het hebben van verwachtingen daarover. Toch moeten we dat als een relevant onderwerp nemen, ook als de gemiddelde levensverwachting van een verpleeghuisbewoner na opname niet veel meer dan een jaar is. Hoe ziet de persoon dit onderwerp zelf, wat verwacht hij of zij van de toekomst? Hoe kijken verwanten en partner hier tegenaan voor deze persoon en, minstens zo belangrijk, wat stralen zij daarvan uit en welk effect heeft dat op de persoon? Op grond waarvan kunnen verwanten deze persoon dankbaar zijn, wat zullen zij zich van hem of haar herinneren? Ofwel: hoe zal de cliënt voortleven in hun herinneringen? Wéét de cliënt dit? Wat willen en kunnen verwanten hem of haar de komende tijd daarin en op ander gebied nog geven? Wat wil de cliënt zelf nog beleven? Wat moet en kan nog tegen elkaar gezegd worden, los van het er gewoon voor elkaar zijn? Een tegenwerping kan zijn dat de persoon in kwestie over al deze vragen geen ideeën meer heeft. Dat mag in een aantal gevallen zo zijn, dan nog zijn de vragen relevant. Niet vanwege de concrete antwoorden en zeker niet in het licht van haalbaarheid of realiteitsgehalte, maar als symbool, als ervaring dat iemand je ziet, je hoort, je bij het leven houdt, dat nu eenmaal bestaat uit toen, nu en straks. Waar dit alles feitelijk gaat vervagen, telt de inhoud van het antwoord minder, en méér het feit dat iemand bij het leven wordt betrokken. Het gaat om het *gevoel* serieus te worden genomen, als mens. Wellicht hebben we in de zorgverlening voor mensen met dementie teveel de nadruk gelegd op het beoogde effect van handelen, terwijl de basis moet liggen in andere gebieden: het bieden van troost, warmte, aanwezigheid, kameraadschap, kalmte, het gevoel erbij te horen, gewaardeerd en serieus genomen te worden.

2.4.3   Opgave III: Bedenk dat een schijn van stabiliteit bedrieglijk kan zijn

Kwetsbare mensen kunnen lang stabiel blijven, zelfs terwijl hun reserves verminderen. Dit gebeurt ook of vooral bij dementie, en wanneer er geen grote bijkomende problemen zijn. Ongemerkt kan de rek er uit raken. Dan balanceert iemand op de rand van decompensatie, maar niemand merkt dat. Een klein zetje kan in zo'n situatie een kettingreactie geven en daarmee een scala aan ziekteverschijnselen of achteruitgang veroorzaken. Dit maakt voorspellingen over levensverwachting bij zieke mensen hachelijk, en maakt ook de vorige opgave zo belangrijk.

2.4.4   Opgave IV: Geef altijd aandacht aan optimaliseren: voorkómen is beter dan genezen

Aangezien niet alles is te doorzien en evenmin te begrijpen, zal altijd ook aandacht uitgaan naar het optimaliseren van de psychische, sociale en lichamelijke toestand, de bejegening en leefomgeving. Een negatieve invloed kan bij heel kwetsbare mensen tot een snelle cascade van negatieve effecten leiden, die soms wel en soms ook niet te onderbreken of te herstellen is. Preventief werken is de hoeksteen van de ouderenzorg, of zou dat moeten zijn.

2.4.5   Opgave V: Ken de gangbare ziekteleer (opgave I) én besef dat uiterlijke symptomen bij kwetsbare mensen meer variabel zijn

Systeemdenken houdt in dat behandelaars en zorgverleners goed op de hoogte zijn van de processen en ziektebeelden van mensen in zowel midden als hogere leeftijd, én zich realiseren dat de gevolgen van knelpunten bij kwetsbare ouderen vaak uitgebreider zijn en zich anders uiten. De gevolgen van een afwijking of verandering kunnen per persoon en situatie sterk verschillen. Bij de woorden verandering of afwijking kun je dan aan van alles denken: bloedwaarden, vochttekort, verplaatsing, komst van een nieuwe tafelgenoot, stemming, pijn. Kwetsbare mensen zijn minder bestand tegen veranderingen. Waar een aantal verschijnselen bij jongere, gezonde mensen uitblijven, worden die bij kwetsbare ouderen wel zichtbaar. Fragiele mensen verschillen onderling in hun reserves en eigenheden. Met de leeftijd nemen de reserves af (maar niet evenredig op elk gebied), waardoor bij een afwijking eerder een kettingreactie aan (tussen mensen verschillende) problemen ontstaat. De richting waarin de problemen gaan verschillen, omdat de kwetsbaarheden per persoon verschillen. Gevolg; een grote variatiebreedte in verschijnselen. De valkuil is dat we bepaalde verschijnselen zien als niet horend bij een ziekte, terwijl die bij ouderen daar wel een uiting van kunnen zijn. Dit betekent breed kijken, nauwlettend volgen, frequent structureel overleg tussen disciplines, niet aarzelen een collega te consulteren en over de schouder mee te laten kijken om blinde vlekken te voorkomen of te verhelderen.

2.4.6 Opgave VI: Weten dat de relatie interventie-effect minder voorspelbaar wordt en daarnaar handelen

Soms zijn de gevolgen van op zich goede interventies lang onduidelijk. Dat is het geval bij maatregelen die tijd vragen voordat ze effect hebben. Zoals gras niet harder groeit door eraan te trekken, zo heeft bijvoorbeeld gewenning na verplaatsing ook tijd nodig. Het vraag geduld en compassie van de begeleiders. Andersom geredeneerd: je kunt maanden op junkfood leven zonder dat collega's dit aan je zien, maar er kan wel een nadelig gezondheidseffect zijn. Soms is een interventie op zich wel goed, maar komt het effect pas aan de oppervlakte na bijkomende acties. Dan is er blijkbaar net iets meer of óók nog iets anders nodig. Verder kunnen de gevolgen van een interventie onverwacht groot en op uiteenlopende gebieden merkbaar zijn. Ziehier opnieuw het niet-lineaire functioneren van onze hersenen.

2.4.7 Opgave VII: Ga volgens een systematiek te werk

Hoewel de realiteit in en rondom de cliënt deels onbekend, soms onoverzichtelijk en vaak onvoorspelbaar is, probeer je die wel op een logische manier in kaart te brengen en te beïnvloeden. Dat gaat beter door eerst gegevens te inventariseren en te ordenen (zie boven). Daarna volgt de vraag: waarnaar kijk je nu het eerst en wat ga je achtereenvolgens na? Antwoord: door op basis van de ordening en analyse van mogelijke/waarschijnlijke achtergronden van gedrag te verhelderen en vervolgens stappen te doorlopen en effecten te inventariseren. Zo worden iemands toestand en het zinvolle en haalbare van interventies steeds duidelijker. Je gaat de persoon steeds beter begrijpen in diverse aspecten die van invloed zijn op gedrag. Dus vooraf en gaandeweg goed kijken, ordenen, inventariseren, stappen durven zetten, effecten bekijken. Het oorspronkelijke beeld eventueel bijstellen en vanuit deze bijgestelde kijk nieuwe stappen zetten en daar de effecten weer van bekijken. Een voorbeeld van bovenstaande systematiek ziet er zó uit (zie ook ◘ fig. 2.3 (Geelen, 2015)).

1. Je neemt kennis van het op de voorgrond staande probleem, een ziekte bijvoorbeeld. Vervolgens neem je kennis van mogelijke behandelingen.
2. Tegelijk ga je na hoe iemand zijn of haar nieuwe situatie ervaart. Hierbij komen meestal vanzelf persoonlijke elementen/karakteristiek aan de orde. Evenals opvattingen die iemand heeft over zijn of haar leven en vooruitzichten, wensen en verlangens.

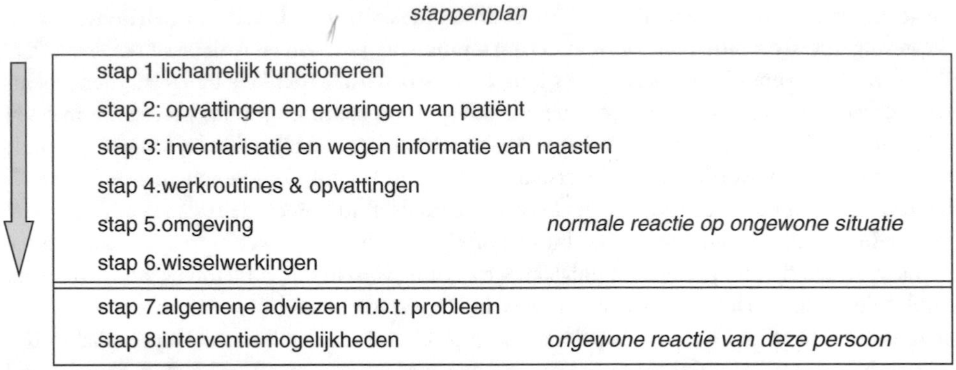

stappenplan

stap 1.lichamelijk functioneren
stap 2: opvattingen en ervaringen van patiënt
stap 3: inventarisatie en wegen informatie van naasten
stap 4.werkroutines & opvattingen
stap 5.omgeving   *normale reactie op ongewone situatie*
stap 6.wisselwerkingen
stap 7.algemene adviezen m.b.t. probleem
stap 8.interventiemogelijkheden   *ongewone reactie van deze persoon*

Figuur 2.3   Werken volgens sytematiek: stappenplan.

3. Je vraagt de naasten om aanvullende informatie over de persoon en hoe ze zelf staan in de situatie van hun naaste.
4. Bij 'probleemgedrag' kijk je eerst naar invloeden die je zelf bewerkstelligt en met collega's in de hand hebt. Pas daarna doe je, zo mogelijk, een beroep op de flexibiliteit en draagkracht van de persoon. Uitgangspunt is dat je eerst de makkelijker te veranderen invloeden nagaat, ofwel je eigen werkwijzen en mogelijkheden, mogelijkheden in aanpassing van leefomgeving en algemene omgangsvormen. Probleemgedrag dat hierdoor wordt veroorzaakt, is feitelijk een normale reactie op een voor deze persoon ongewone situatie. Die kun je ook nalopen als er (nog) geen problemen zijn, zo werk je preventief! Pas daarna komt aan de orde of iemand zelf kan aanpassen en zo ja hoe en in hoeverre. Hiervoor kunnen algemene richtlijnen worden benut en individuele behandeling worden ingezet.

Er zijn ook andere invullingen van deze systematiek mogelijk. Belangrijk blijft dat de uitgangspunten helder zijn, en ze een brede, systematische benadering van mensen mogelijk maken.

> 'Theories and models should be kept as simple as possible. But not simpler as that.'
Einstein

Literatuur

Geelen, R. (2015). *Dementiezorg in de praktijk 1: van achterdocht tot zwerfgedrag*. Houten: Bohn Stafleu van Loghum.

Sipsma, D. H. (1993). Modellen en paradigma's in de geriatrie. *Medisch Contact, 48*(8), 1229–1231.

De hersenen:
opbouw & hersenlagen

Samenvatting

Wel eens iets gedaan waarvan je ook zelf versteld stond? 'Ik wist niet dat ik het in me had!' Er waren vast ook momenten van reageren en presteren die niet trots maakten: 'Hoe heb ik dát kunnen doen (of vergeten)?' Welnu, alle krediet voor ons presteren én falen gaat naar het brein. Hersenkennis is onvermijdelijk voor het begrijpen van onszelf en het begeleiden van zorgprofessionals en mantelzorgers. Kennis over de gelaagdheid van het brein betaalt zich uit in betere uitleg en advisering naar de begeleider. Het helpt om (wisselingen in) gedrag van mensen met hersenproblemen beter te begrijpen en zo adequate begeleiding mogelijk te maken. Dit hoofdstuk geeft een kleine 'tour du brein': een bespreking van hersenopbouw, functies van hersengebieden en wederzijdse invloed van hersenlagen. Er zijn conclusies over mentaal functioneren van mensen met dementie, die beslist van belang zijn voor hun begeleiders.

3.1   'Wat je zegt, dat ben je zelf!' – 25

3.2   De hersenen: relevante begrippen – 25

3.3   Bouw: hersenlagen – 27
3.3.1   Hersenstam – 27
3.3.2   Middenhersenen – 29
3.3.3   Limbisch systeem – 30
3.3.4   Cortex – 30
3.3.5   Kleine hersenen – 32

3.4   Reptiel, zoogdier & mens onder één schedeldak – 32

3.5   Eigenschappen van de hersenlagen – 34
3.5.1   Verticale & horizontale verbindingen – 34
3.5.2   Gelaagd brein in actie: van automatisch tot bewust gedrag – 34
3.5.3   De laag van verwerking kan variëren – 35

R. Geelen, H. van Dam, *Dementie: van hersenlagen tot omgangsvragen*,
DOI 10.1007/978-90-368-1023-4_3, © 2016 Bohn Stafleu van Loghum, onderdeel van Springer Media BV

3.5.4   Moeilijker filteren – 37

3.5.5   Prikkels zijn óók nodig – 37

3.5.6   Brein onder stress – 37

3.6   Conclusies – 38

3.6.1   Pas op voor 'blaming the victim' – 38

3.6.2   Één keer kunnen betekent niet: er altijd toe in staat zijn – 39

3.6.3   Hoe ouder, des te meer één ding tegelijk – 39

3.6.4   'In de beperking…' – 39

Literatuur – 40

3.1 'Wat je zegt, dat ben je zelf!'

Misschien heb je dit wel eens gezegd in je kinderjaren toen je uitgescholden werd. Een primitieve vorm van spiegelen, in de hoop de pestkop in te dammen. In bijzondere omstandigheden kan dat simpele gedragspatroon ook bij weldenkende mensen de kop op steken. In september 2011 raakte de Nederlandse minister-president geïrriteerd door plaagstoten van de vertegenwoordiger van een andere partij, die hem wilde vangen met woorden en op zeker moment toevoegde dat hij normaal moest doen. In zijn boosheid reageerde de minister-president met 'Doet u zelf eens normaal!' Waarna de weinig verheffende wisselwerking nog even doorging. Later vond de minister-president dat hij zich niet had moeten laten uitlokken. Onder stress, vermoeidheid, invloed van drank en andere omstandigheden kunnen doorgaans verstandige mensen onbedoeld heftig reageren. Bij dementie komen cliënten vaker tot gedrag en uitlatingen die zij 'bij vol verstand' zeker achterwege hadden gelaten.

3.2 De hersenen: relevante begrippen

Dementie is een hersenziekte. Eerste gevolg voor de omgang daarmee is dat naasten, behandelaars en begeleiders basiskennis van de hersenen hebben. Zo is beter te begrijpen waarom iets gebeurt of fout gaat. Vanuit inzicht in de opbouw en werking van de hersenen is veel gedrag te begrijpen. Passende interventies worden dan duidelijker. De hersenen zijn een absolute voorwaarde voor het leven. Zonder hersenen nemen we de wereld niet waar, ervaren we geen emoties, kunnen we niet redeneren over onszelf of anderen en komen we ook letterlijk geen stap vooruit. Zonder hersenen is er zelfs geen menselijk leven: onze ademhaling, bloedsomloop en andere levensnoodzakelijke processen worden erdoor geregeld. Het gaat om een bijzonder en zeer ingewikkeld orgaan, met onnavolgbaar veel functies en mogelijkheden (◘ fig. 3.1).

■ Neuronen

Hersenen zijn opgebouwd uit 100 miljard zenuwcellen (neuronen) en 900 miljard steuncellen (gliacellen), bij elkaar dus 1.000 miljard hersencellen. Via uitlopers staan deze cellen met elkaar in contact (zie hieronder). In het brein maken we onderscheid tussen grijze en witte stof. De grijze stof bestaat uit hersencellen, de witte stof uit verbindingen tussen hersencellen en de bundels van uitlopers.

■ Axonen en dendrieten

Vanuit de celkern ontstaat één uitloper die prikkels afvoert richting andere cellen. Dit noemen we een axon. Deze axon is omgeven door een vetachtige isolatielaag, de myelineschede. De prikkels worden opgevangen door dendrieten, die de boodschap naar de celkern vervoeren, van waaruit prikkels weer via de axon naar een volgende cel worden getransporteerd. Het aantal uitlopers (dendrieten) per cel varieert van enkele honderden tot wel 70.000–80.000. Vooral de kleine hersenen bevatten cellen met astronomisch veel verbindingen. De uitlopers zijn met het blote oog niet te zien: de dikte is een fractie van een hoofdhaar. Met elkaar vormen hersencellen en uitlopers een razend ingewikkeld netwerk, dat ons leven in de breedste zin van het woord stuurt.

■ Prikkeloverdracht

Axonen en dendrieten zitten niet aan elkaar vast. Tussen de verzender van prikkels (axon) en ontvangers (dendrieten) zit een minuscuul kleine ruimte, de synapsspleet. De prikkel moet deze ruimte overbruggen. Dat gebeurt door scheikundige overdrachtstoffen, de zogeheten

3

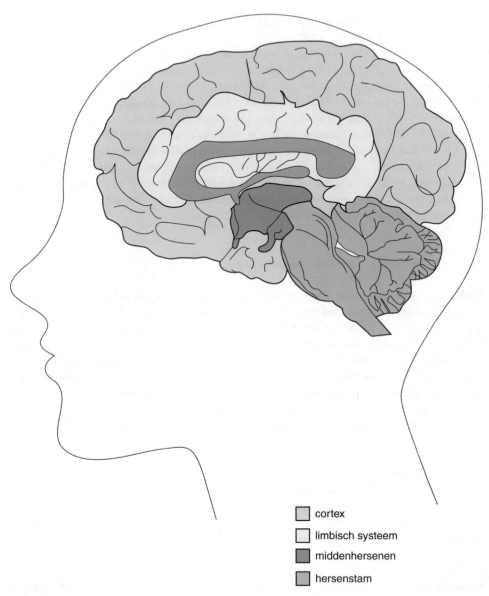

□ cortex

□ limbisch systeem

■ middenhersenen

■ hersenstam

□ **Figuur 3.1**   Hersenen: dat deel van het centraal zenuwstelsel (CZS) dat zich in het hoofd/binnen de schedel bevindt. Hersenen + ruggenmerg = centraal zenuwstelsel (CZS). Enkele basisgegevens: gewicht: 1–1,5 kilogram, volume: ongeveer 1,6 liter (2 % van de inhoud van het lichaam), zuurstofverbruik: 20 %, energieverbruik: 25 %.

neurotransmitters. Deze overdrachtsstoffen transporteren de prikkel van verzender naar ontvanger. Bekende neurotransmitters zijn dopamine, serotonine, (nor)adrenaline, glutamaat en GABA. Deze stoffen zijn onmisbaar voor alle hersenfuncties, variërend van ademhalen en bewegen tot denken en emoties. Verstoringen in deze chemische huishouding kunnen stemmings- en gedragsstoornissen geven. Bij psychiatrische ziekten en dementie zijn deze scheikundesystemen vaak verstoord. Belangrijk is dat wetenschappers veel van deze scheikunde nog niet begrijpen. Dat is meer dan jammer, want meer kennis van deze scheikunde in ons hoofd zou meer gerichte beïnvloeding mogelijk maken en daarmee het ernstig lijden van mensen met dementie en een psychiatrische ziekte kunnen verminderen.

▪ Gewicht

Onze hersenen wegen bij de geboorte ongeveer 350 gram, na zes maanden is het gewicht al bijna verdubbeld. Dat is weer de helft van het brein van een volwassene: 1350–1500 gram.

▪ Zuurstof en glucoseverbruik

De hersenen beslaan maar twee procent van het lichaamsvolume, maar zijn grootverbruikers van zuurstof (1/5 van ons zuurstofverbruik) en energie (een kwart van het totale suiker/glucoseverbruik). Daarom stroomt een vijfde van het bloed voortdurend naar de hersenen.

▪ Zenuwen naar en vanuit het lichaam

Het brein stuurt signalen via uitlopers, die zich dieper in de hersenen tot bundels verenigen, via het ruggenmerg het lichaam in. Zo worden spierbewegingen mogelijk, kunnen spijsverteringsorganen werken, hebben we buikpijn van de 'zenuwen' en voelen we vlinders in de buik. De hersenen moeten ook elk moment op de hoogte zijn van de toestand van het lichaam, bijvoorbeeld de hormoonspiegels, spierspanning en pijn door verwonding, om daarop te kunnen reageren. Daarom lopen er ook zenuwen vanuit het lichaam naar de hersenen. Naast de interne prikkels (vanuit het lichaam) moet het brein ook externe prikkels (vanuit de omgeving) opvangen, zoals geuren, smaken, geluiden, beelden en aanrakingen. Kortom, van en naar de hersenen is er voortdurend wisselwerking: activerend, signalerend en reagerend. Zo worden en zijn we wie we zijn.

▪ Psychofarmaca

Hierboven is de ingewikkelde scheikunde aangestipt. Die is op veel manieren te beïnvloeden, zoals via psychofarmaca. De individuele verschillen in de scheikunde in het brein leidt tot bijvoorbeeld verschillen in basisstemming (een optimist of pessimist). Diezelfde scheikundige verschillen verklaren ook de sterk uiteenlopende reacties op medicijnen die ons geestelijke functioneren beïnvloeden (psychofarmaca). Op dit punt valt nog veel te winnen als wetenschappers meer gaan begrijpen van de stofwisseling in onze hersenen.

3.3 Bouw: hersenlagen

Het laagst gelegen en minst ingewikkelde hersengebied is de hersenstam. De hersendelen erboven worden toenemend complex: de middenhersenen, het limbisch systeem en de cortex. We gaan deze hersendelen na, en voegen de kleine hersenen volledigheidshalve toe (◻ fig. 3.2).

3.3.1 Hersenstam

In de hersenstam worden de levensfuncties aangestuurd: ademhaling, circulatie (hartritme), temperatuurregeling, bepaalde reflexen (automatische reacties op prikkels) en enkele grove bewegingen. Dit hersendeel ontwikkelde zich het eerst in de evolutie van dieren. We zijn ons niet bewust van de hier geregelde processen, het gaat om 'autonome functies'. Maar deze processen

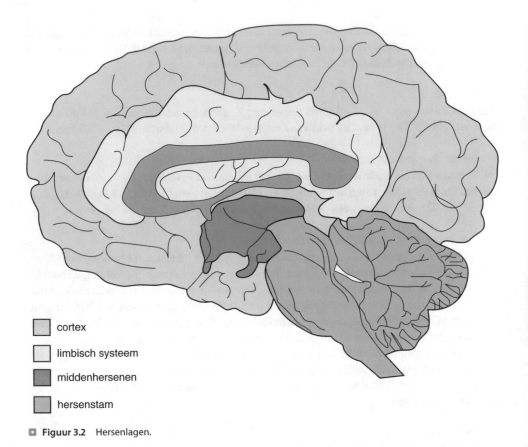

cortex

limbisch systeem

middenhersenen

hersenstam

Figuur 3.2   Hersenlagen.

verlopen niet strikt automatisch. De hersenstam bijvoorbeeld geeft alleen een ademprikkel bij een bepaalde drempel koolstofdioxide in het lichaam (CO_2). Is die waarde lager dan de drempel, dan komt er geen ademprikkel. Zo kan een epilepsieaanval eindigen in een ademstilstand. Deze ademstilstand ontstaat niet omdat het brein door zuurstofgebrek bijna dood is, maar vanwege het tegendeel: het brein heeft een torenhoge zuurstof (O_2) verzadiging en een laag peil van CO_2. De hersenen verbruiken de zuurstof en daarmee stijgt het niveau van CO_2. Komt dat CO_2-niveau boven een bepaalde drempel, dan geeft de hersenstam een ademprikkel en haalt iemand adem. De grenswaarden zijn hier in het geding, daarom is na die ene ademhaling de CO_2 waarde weer even te laag en ademt iemand weer heel even niet. Het brein verbruikt vanzelfsprekend weer zuurstof, de CO_2 komt opnieuw boven de drempel en er volgt weer een ademhaling. Dan vaak nog twee, of drie keer zo komt de ademhaling hortend en stotend op gang en ten slotte in cadans. In dit voorbeeld komt een fundamentele hersenwet aan het licht: het brein is *reactief*. Het doet niets vanzelf, alles is reactie. De Nijmeegse hersenwetenschapper Lex Cools (overleden in september 2013) zei het kernachtig: 'Ons brein produceert geen gedrag, maar programmeert het.' Elke actie van de hersenen is een reactie gebaseerd op aanleg, omgevingsinvloeden en ervaring, dus wat succesvol is geweest of juist niet. Dit reactieve karakter is op alle organisatieniveaus van de hersenen terug te vinden: van ademhaling tot het regelen van emoties tot denken. Agressief gedrag komt dus ook nooit uit de lucht vallen. In- en uitwendige prikkels zijn nodig om het brein tot actie te krijgen.

Mensen bij wie de hersenstam uitvalt, bijvoorbeeld door een ongeval, bloeding of zuurstoftekort, raken in diepe coma. Zij hebben geen slaap/waak ritme meer en andere basisfuncties zoals bloeddruk, ademhaling en temperatuurregeling zijn verstoord. Om overleven dan kans te geven, zijn kunstmatige beademing, infusen met onder meer medicijnen om de circulatie op gang te houden en bewaking van lichaamstemperatuur nodig. Al deze maatregelen zijn *ondersteunend*. Beslissend is of de hersenstam zich opnieuw kan reguleren. Treedt er geen herstel op, dan overlijdt de persoon. Als de hersenstam herstelt, komt er weer een slaap/waakritme, gaat iemand weer zelf ademen, komt er weer spontane regulering van bloeddruk en lichaamstemperatuur en ontwikkelen zich weer basale reflexen, zoals reacties op pijn (vaak afwijkende reacties), openen van de ogen bij geluid en grijpreflex. In deze fase van herstel spreken we van een vegetatieve toestand. Bij verder herstel ontstaat een zogeheten laagbewuste toestand, die enkele gradaties kent, tot vervolgens ontwaken. Gebeurt dit laatste niet, dan blijft iemand in een vegetatieve of laagbewuste toestand. Herstel kan dus op elke trede blijven steken. In de eerste fasen van herstel is alle gedrag automatisch, bijvoorbeeld de mond openen bij het voelen van een lepel en in een latere fase bij het zien van eten. Het gedrag is verward en volledig prikkel- en impulsgestuurd. Van enig samenhangend denken *kan* geen sprake zijn, omdat voor denken samenhangend functioneren van hoger gelegen hersendelen nodig is en die hogere hersenorganisatie ontbreekt nog. Hierdoor is ook geen doelgericht gedrag mogelijk. Een trieste situatie waarvan de vooruitzichten slechter worden naarmate die toestand langer aanhoudt. De oorzaak van deze toestand speelt ook een grote rol. Bij zuurstoftekort bijvoorbeeld is iemands situatie veel eerder uitzichtloos dan na een ongeval. Maar in alle gevallen is er na een jaar geen reëel vooruitzicht op herstel meer. Een enkeling wordt na een jaar wakker, maar is dan zeer ernstig gehandicapt, heeft ernstige cognitieve stoornissen en is volledig zorgafhankelijk.

Belangrijk is dat aan de bovenkant van de hersenstam een groep kernen ligt die het brein van energie voorzien. Een soort batterij voor de hersenen. Beschadiging of verstoring daarvan veroorzaakt ernstige vermoeidheid. Ten slotte is belangrijk dat de hersenstam een belangrijke functie heeft in wat we arousal noemen. Onder invloed van hoger gelegen hersendelen (vooral limbisch systeem) produceert de hersenstam stoffen die ons lichaam in staat van paraatheid brengen. Als dit systeem ontremd is, ontstaat een hoge arousal (hyperarousal, overalertheid).

3.3.2 Middenhersenen

De middenhersenen zijn een schakelstation tussen hogere en lagere hersengebieden. Zo worden bijvoorbeeld visuele prikkels van hieruit naar bepaalde gebieden in de cortex (hersenschors) gestuurd. Motorische informatie, bijvoorbeeld over de stand van het lichaam of delen ervan, tactiele indrukken en visuele informatie verlopen ook via deze hersenlaag. Belangrijke hersengebieden in deze laag zijn de hypothalamus en de thalamus. De hypothalamus registreert en reguleert de interne stofwisseling, zoals van hormonen. De thalamus verwerkt alle externe prikkels, zoals licht en geluid. De thalamus heeft talloze verbindingen naar andere hersendelen, zoals het limbisch systeem en de hersenschors, en vormt het centrale schakelstation tussen lagere en hogere hersendelen. Het is belangrijk dat vanuit de middenhersenen, en de thalamus in het bijzonder, binnenkomende signalen naar de juiste hoger gelegen hersengebieden worden gestuurd om daar te worden verwerkt. Komen signalen in een verkeerd hersengebied aan, dan kunnen 'verkeerde', of beter gezegd niet passende reacties ontstaan, bijvoorbeeld huilen bij iets vrolijks of lachen bij iets treurigs. Vooral het laatste kan gênant zijn, bijvoorbeeld tijdens een begrafenis. Eigenlijk is dat dan een teken dat de persoon geëmotioneerd en mogelijk verdrietig is. Het brein is dan overmand door heftige emoties, waardoor de verwerking hiervan fout gaat en een tegengestelde reactie ontstaat. Huilen van blijdschap is maatschappelijk geaccepteerd, maar hersenkundig gezien hetzelfde verschijnsel in spiegelbeeld: een overload aan emotie die een tegengestelde uiting veroorzaakt. Bij beschadiging van de middenhersenen kunnen bepaalde prikkels standaard het verkeerde traject in schieten en 'bizarre' reacties veroorzaken.

3.3.3 Limbisch systeem

Het limbisch systeem delen we met andere zoogdieren. Het regelt de basale emotionele reacties op omgevingsprikkels met de motorische reacties erop. Bij schrik duiken we in elkaar, weren we af, of blijven we stokstijf staan. Het limbisch systeem speelt ook een rol bij 'eenvoudig' sociaal gedrag, zoals zorgen voor je kind, emoties in de spontane en sociale omgang met anderen. Ander primitief gedrag wordt ook van hieruit opgestart, zoals de omgeving verkennen en zoeken naar eten, agressie, domineren en seksueel gedrag. Het limbisch systeem bestaat uit diverse hersenkernen, waarvan de amygdala en hippocampus de belangrijkste zijn. De beide amandelkernen (één in de rechter hersenhelft en één in de linker) maken basisemoties mogelijk, zoals angst, woede, geluk. Als dit systeem ontregelt raakt, kunnen heftige emoties ontstaan en kan zich via verbindingen met de hersenstamregio een hyperarousal vormen (zie boven). Heftige emoties kunnen ook ontstaan als de rem uit de voorste hersendelen vermindert. De hippocampus vormt de toegangspoort tot het geheugen. De amygdala en hippocampus zijn nauw met elkaar verbonden. Hierdoor worden gebeurtenissen die door de amygdala van een heftig emotioneel stempel worden voorzien beter onthouden. De hippocampus is ook belangrijk voor de context (plaats, omstandigheden) waarin gebeurtenissen plaatsvonden. Bij aanhoudende heftige stress vermindert de functie van de hippocampus. Een langdurig hoge spiegel cortisol (stresshormoon) vermindert het aantal uitlopers van nieuwe hippocampuscellen (de hippocampuscellen vernieuwen zich het hele leven!), waardoor deze minder goed functioneert en wij dingen gaan vergeten. Als de stress verdwijnt, neemt het aantal uitlopers van nieuwe cellen daar weer toe.

Een aantal wetenschappers rekent de cingulaire schors ook tot het limbisch systeem, anderen rekenen dit hersendeel bij de cortex (hersenschors). De cingulaire schors verwerkt en integreert belangrijke emoties. Het heeft veel verbindingen met diverse hersendelen, onder meer met de voorste hersendelen die voor emoties dus ook belangrijk zijn.

3.3.4 Cortex

De cortex of hersenschors is in de evolutie het laatst ontwikkeld. De structuur is rimpelig en geplooid; de zogeheten hersenwindingen. Door de plooien is de totale oppervlakte groter, dat maakt hoog complexe verwerking van prikkels mogelijk. Het aantal verbindingen tussen zenuwcellen is hier het grootst voor de complexe functies. Hogere aapsoorten, walvissen en dolfijnen hebben ook een grote en gerimpelde cortex, maar bij mensen is dit verhoudingsgewijs uitgebreider. De cortex is het pakhuis van kennis over de wereld, vooral opgedaan via zien, horen en tast. Daarnaast zijn schoolse vaardigheden als rekenen, taal en schrijven vanuit de hersenschors mogelijk. Evenals bijvoorbeeld het leren van namen, herkennen van gezichten en voorwerpen, herkennen en onthouden van routes, uitvoeren van handelingen, bedenken van concepten en begrijpen van non-verbale signalen zoals gezichtsuitdrukkingen, intonaties.

Frontale cortex

Het verschil tussen mens en zoogdier is het meest uitgesproken in het voorste deel van de cortex, de frontale cortex. Dit hersengebied (frontaalkwab) speelt een belangrijke rol in heel complexe cognitieve en emotionele vaardigheden, zoals het gebruik van taal, aansturing en doseren van sociale emoties (bewondering, jaloezie, empathie), afremmen van impulsen en zich sociaal gepast uiten, (zelf)reflectie, initiatief nemen, zich een beeld van de toekomst kunnen maken, het eigen gedrag beoordelen en weloverwogen keuzes maken. Het frontale brein is een belangrijke regulerende schakel in allerlei hersenprocessen. Emotionele impulsen bijvoorbeeld, komen vanuit het limbisch systeem. Het frontale brein zorgt ervoor dat deze impulsen niet ongebreideld naar buiten komen, maar afgestemd en gedoseerd worden op de situatie. Het frontale brein maakt dat wij situaties van allerlei kanten kunnen bekijken. 'Hoe kan ik me hier nu het best opstellen?' 'Waarom zou deze persoon dit zó zeggen?' Het frontale brein is nodig om afwegingen als deze te maken. 'Waarom voel ik me nu angstig?' 'Is deze persoon wel pluis? Waarom dan niet?' 'Wat kan ik nu het beste doen?' 'Is dit moreel juist?' 'Hoe voorkom ik dat ik nu in paniek raak?' De frontale cortex stelt ons in staat het hoofd koel te houden bij dreiging en dan te onderhandelen, of iets creatiefs te bedenken om het vege lijf te redden. Voor ingewikkelde vaardigheden zoals empathie en zelfreflectie is de frontale cortex ook nodig. Een ander belangrijke taak is dat we een hoofddoel voor ogen houden terwijl we deeltaken uitvoeren. Voor dit laatste zijn vooral de polen links en rechts van de frontaalkwab belangrijk.

Samenvattend is de frontale cortex de dirigent van ons brein. Het zet aan tot reageren, remt af, vergelijkt en zoekt verbanden, voelt mee en voelt aan, houdt een doel voor ogen en selecteert wat in bepaalde situaties belangrijk kan zijn.

Links is rechts en omgekeerd

De cortex bestaat uit een linker en een rechter deel (hemisfeer), verbonden door de hersenbalk (het corpus callosum). Hierdoor wordt over en weer informatie uitgewisseld. Zo wordt activiteit in de ene hersenhelft soms geremd door activiteit vanuit de andere hersenhelft. Een voorbeeld is vertellen van verhalen. De activering hiervan komt vooral vanuit de linker hersenhelft, de rem hierop vanuit de rechter hersenhelft. Bij beschadiging van de rechter hersenhelft kan breedsprakigheid ontstaan: de rem op verhalen vertellen is weg (waarbij ook de lijn in verhalen vaak vermindert; de lijn aanbrengen is vooral een rechter hersenhelftfunctie). Zo zijn er meer voorbeelden. Belangrijk is om te zien dat veranderd gedrag kan ontstaan door een veranderde samenwerking tussen, in dit voorbeeld, links en rechts. De beide hersenhelften sturen verschillende functies aan. Daarom verschillen hersenhelften in soorten cellen, soorten verbindingen. De rechter hersenhelft heeft bijvoorbeeld meer lange afstandverbindingen dan de linker, waardoor deze helft meer controlefuncties heeft. Ook zijn er verschillen in de hoeveelheid aanwezige hormonen en neurotransmitters. Een bekend voorbeeld van gespecialiseerde aansturing van complexe vaardigheden is de taal. De belangrijke aansturende gebieden voor taal (centrum van Broca en Wernicke) bevinden zich in de *taaldominante hemisfeer*; bij ongeveer 95 % van de mensen de linkerhemisfeer. Doordat de zenuwbanen dieper in het brein kruisen, stuurt de linkerhersenhelft de rechterkant van het lichaam aan en omgekeerd. Zintuiglijke informatie van ogen en oren gaat ook naar de tegenoverliggende hemisfeer. Er zijn aanwijzingen dat de taaldominante hersenhelft verantwoordelijk is voor exact, logisch en ruimtelijk denken, en de niet-taaldominante voor intuïtief, creatief denken en begrip van beeldspraak.

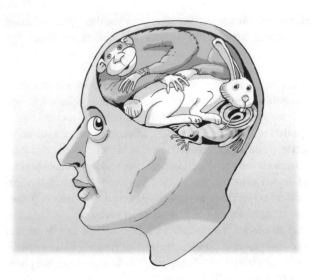

◘ **Figuur 3.3**   Reptiel, zoogdier en mens onder één schedeldak.

3.3.5   Kleine hersenen

De kleine hersenen (cerebellum) regelen de *finetuning het brein*, dus van beweging, denken en emoties. In veel leerboeken staat nog dat de kleine hersenen alleen de fijne motoriek regelen, maar de werking is breder. Ze zijn verantwoordelijk voor de totale fijnafstemming, dus ook van denken en emoties. Schade of verstoring van de kleine hersenen betekent problemen met fijne motoriek, minder genuanceerd denken en wat minder genuanceerde emoties.

❯ 'The difference in mind between man and the higher animals, great as it is, certainly is one of degree and not of kind.'
   Charles Darwin in Descent of Man, 1871.

3.4   Reptiel, zoogdier & mens onder één schedeldak

Wijlen hoogleraar psychologie Piet Vroon (Vroon 1976, 1989) betoogde dat ons brein met zichzelf in conflict is (◘ fig. 3.3). We zijn er zowel heer over, als knecht van. Onze hersenen maken ons vrij en controlerend, én machteloos en beperkt. Het stelt ons in staat tot compassie, kunst en wetenschap, en tegelijk tot het afslachten van complete volken en het vervuilen van de wereld. We menen rationeel te zijn en de touwtjes in handen te hebben, terwijl ons doen en laten vaak irrationeel is en averechtse gevolgen heeft. De menselijke hersenen zijn hun dierlijke oorsprong niet ontstegen: primitieve gedragswetten zijn vaak sterker dan de hogere methodische en logische regels. Een voorbeeld wat Vroon aanhaalt, is het verplicht stellen van autogordels, antiblokkeersystemen (ABS) en het beter verlichten van wegen. Deze ontwikkelingen leidden ertoe dat harder werd gereden, met meer ongelukken en slachtoffers tot gevolg. Het brein zoekt naar een zeker spanningsniveau en dit is bij alle veiligheidsmaatregelen alleen bereikbaar door harder te rijden. Piet Vroon (Vroon 1976, 1989) knoopte eveneens aan bij de gelaagd-

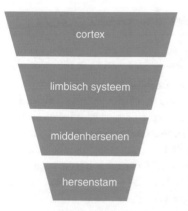

intentioneel gedrag
abstract denken
doelgericht gedrag
concreet denken
spontaan sociaal gedrag
emotioneel reageren
seksueel gedrag
motorische regulering
prikkelselectie
eetlust, verzadiging
slaap
bloeddruk
hartritme
lichaamstemperatuur

◘ **Figuur 3.4** Gelaagdheid hersenen met de daarbij behorende functies. (Ontleend aan Bruce Perry, bewerking van Hans van Dam & Ronald Geelen).

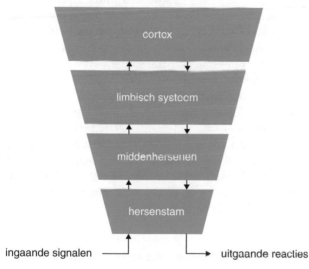

ingaande signalen ⎯⎯⎯⎯ ⎯⎯⎯→ uitgaande reacties

◘ **Figuur 3.5** Gelaagdheid hersenen met binnenkomende signalen die de cortex bereiken en resulteren in uitgaande reacties.

heid van de hersenen. Hij deelde het brein op in drie plateaus. Eerst was er de oude en vroege hersenstructuur van de hersenstam (ofwel het reptielenbrein), voor basale lichaamsfuncties als ademhalen en eten. Daarop volgde het limbisch systeem, het zoogdierenbrein (emoties en primitief sociaal gedrag). Om in de evolutie (veel later) te worden gevolgd door de cortex, ofwel het primatenbrein dat in staat stelt tot ingewikkelder sociaal en weloverwogen gedrag. Deze hersenlagen zijn volgens Vroon in de evolutie te snel 'op elkaar gestapeld' en onvoldoende geïntegreerd. Dat maakt menselijk gedrag vaak onlogisch, inconsequent en daarmee onvoorspelbaar: we doen iets anders dan we zeggen wat we doen, en doen iets anders wat we denken te zullen doen. Bij het (adviseren over en uitleggen van) gedragingen van kwetsbare mensen is dit inzicht nog meer van belang. Het helpt absolute interpretaties van gedrag te nuanceren, zoals 'Zij wéét wat ze doet, doet het expres'. Zo'n opvatting is meestal niet waar en sowieso niet helpend (◘ fig. 3.4, 3.5).

3.5   Eigenschappen van de hersenlagen

3.5.1   Verticale & horizontale verbindingen

Hersencellen zijn verbonden met nabijgelegen cellen en met celgroepen in de omgeving. Er zijn ook verbindingen tussen de hersenlagen. Deze verbindingen lopen van links naar rechts, en omgekeerd (horizontale verbindingen) en van hoog naar laag en omgekeerd (verticale verbindingen). De remming in het brein is vooral mogelijk door verbindingen van hoog naar laag, de verticale as. Door lange afstandsverbindingen kunnen de hersenen verschillende gebieden goed laten samenwerken en activeringen op elkaar afstemmen. Het zorgt er bijvoorbeeld voor dat we bij boosheid niet meteen letterlijk en figuurlijk doorslaan. Bij schade aan deze verbindingen vermindert die samenwerking en ook de remming. Als bij dementie vooral de frontale cortex is beschadigd (frontotemporale dementie), neemt de remmende invloed naar de onderste hersendelen af. Hierdoor ontstaat meer ontremd, impulsief en minder doelgericht gedrag. Er kan ook verminderd initiatief zijn, zodat apathisch gedrag de overhand krijgt. Bij een derde variant is er een afwisseling tussen perioden van impulsief en apathisch gedrag. Andersom kan bij verval van diepere hersendelen, zoals bij subcorticale dementie, de activering naar de hogere hersendelen afnemen, waardoor het denken vertraagt en de psychische spankracht afneemt.

In het volgende hoofdstuk worden de verschillende vormen van dementie uitgewerkt. Die vormen zijn gekoppeld aan hersendelen waar een bepaalde vorm van dementie begint, en de problemen het meest uitgesproken zijn. Elementaire kennis van de hersenen zoals in dit hoofdstuk uiteengezet helpt om de kenmerkende gedragingen van een bepaalde vorm van dementie te begrijpen. Het door Perry Bruce gepresenteerde hersenmodel is ook beschreven bij de ziekte van Alzheimer door Verbraeck en van der Plaats (2008). Om misverstanden te voorkomen: de verschijnselen beginnen in bepaalde hersendelen, maar beperken zich daar uiteindelijk niet toe. Behalve dat de ziekte zich uitbreidt, is het ook zo dat verval van een bepaald hersendeel consequenties heeft voor een aantal andere gebieden. Dat komt doordat vanuit het getroffen hersendeel verbindingen naar die andere gebieden lopen en die verbindingen verzwakken. Gesproken wordt wel van indirecte schade, of schade op afstand.

3.5.2   Gelaagd brein in actie: van automatisch tot bewust gedrag

Hoe ziet de gelaagdheid van de hersenen er uit in actie, dus in gedrag? Hier ligt een direct verband met de complexiteit van de verschillende lagen. Die complexiteit bouwt zich op gedurende de hersenontwikkeling, vanaf de regulering van de relatief eenvoudige structuren in de hersenstam tot uiteindelijk bijzonder complexe structuren (de cortex en vooral de prefrontale cortex). De onderste lagen genereren vooral geautomatiseerde gedragingen, die vrij stereotiep en daarmee voorspelbaar zijn. Ze staan niet of minder onder bewuste controle. Voorbeelden zijn functies van de hersenstam zoals lichaamstemperatuur, hartslag en slaap/waakritme.

De laag gelegen, primitieve lagen hebben geen of weinig bewust leervermogen. Wel ondergaan zij veranderingen door invloeden uit de omgeving en toestanden in het eigen lichaam, ook als ongeboren kind en in de eerste levensjaren. Drugsgebruik van de zwangere vrouw of hoge stress veroorzaken bepaalde chemische reactiepatronen, ook in het ongeboren kind. De hersenstam en middenhersenen kunnen dan veranderen, ofwel een 'geheugen' ontwikkelen voor deze situaties en ook in het latere leven op basis van dit 'geheugen' reacties sturen. Voorbeelden hiervan zijn bij geringe stress meteen hyperalert raken, heftig reageren op 'lichte' tegenslag of met agressief gedrag bij benadering door onbekenden (of juist van bekenden, namelijk als het brein leerde dat bekenden je kwaad doen!).

Gedrag ontwikkelt zich van onder naar boven in het brein (bottom-up). Via reflexen naar instincten, klassiek conditioneren (onbewust leren door gelijktijdigheid van prikkels), operant leren (in de cortex: leren via gevolgen van gedrag), tot intelligent gedrag via de frontale cortex, zoals redeneren en conclusies trekken, nadenken over jezelf en de wereld om je heen, en intentioneel gedrag. Kortom, onze hersenen zijn een hiërarchisch systeem: van eenvoudig naar ingewikkeld, met samenwerking als sleutelbegrip.

3.5.3 De laag van verwerking kan variëren

Op welke hersenlaag de prikkelverwerking plaatsvindt en hoe (on)geremd of bewust de erop volgende reactie kan zijn, hangt af van de mogelijkheden én staat van het brein. Het hoogste hersenniveau is alleen onder gunstige omstandigheden bereikbaar. Onder belastende omstandigheden als vermoeidheid, pijn en spanning is het hoogste hersenniveau maar beperkt haalbaar en zullen wij anders (bijvoorbeeld ongeremder) reageren of fouten maken. De hogere hersendelen slagen er (even) niet in regulerend op te treden. We hebben die hogere hersendelen nog wel, maar ze zijn voor het brein als het ware onbereikbaar. Een toestand waarin dit bij cliënten tijdelijk het geval kan zijn, is *sundowning*. Daarbij is de persoon in de ochtend in balans en in staat tot een behoorlijk gesprek, maar raakt 's middags in de war en prikkelbaar, angstig, achterdochtig en onrustig. Dit wordt veroorzaakt door niet optimale bioritmen. Bij gezonde mensen zien we die wel eens terug in het 'cup a soup' effect, ofwel de late middagdip, overigens vaak door een gebrek aan suiker! De vermoeidheid is dan de belangrijkste ongunstige omstandigheid. Teveel spanning kan ook een factor zijn. Bij mensen met hersenbeschadiging is de uitwerking van zulke invloeden sterker. Het hoge brein functioneerde al mondjesmaat en dan hoeft er weinig te gebeuren, of het brein haalt het niveau niet meer om, in dit voorbeeld, de emotieregulering adequaat te regelen, waardoor iemand bijvoorbeeld prikkelbaar wordt. Deze mensen zijn dus in de namiddag niet vervelend, maar hun brein is niet meer in staat gedrag en emotie goed te reguleren.

Laag van verwerking is eerder laag dan hoog

Elke hersenlaag in het brein heeft een eigen in- en uitgang. Prikkels komen op de ene laag binnen, worden daar verwerkt overeenkomstig wat die hersenlaag mogelijk maakt en gaan dan naar een hoger niveau. De hoogste hersenniveaus maken regulering van denken en doen mogelijk, ofwel eerst denken en dan doen. Maar niet altijd zijn hogere hersenniveaus bereikbaar door hetzij hersenschade, hetzij negatieve stemming of stress, hetzij een combinatie daarvan. In dat geval genereren lagere niveaus de reacties. Hoe lager het maximale niveau is, hoe 'primitiever' de reactie. Immers: als de hogere delen het laten afweten, zijn doordachte, afgewogen, op maat gesneden gedragingen niet meer mogelijk. Bij diffuse hersenschade (diffuus is verspreid over het brein) is er veel risico op het wegvallen van de invloed van bovenaf, omdat de hogere hersenniveaus het meeste van het brein vragen en dus het eerst dienst weigeren. Iemand met dementie die bij de zorg de zorgverlener ongewenst intiem betast, vertoont meestal géén zelfgekozen gedrag. Hij is niet in staat zichzelf af te remmen bij een bepaalde prikkel (de nabijheid van vrouwelijk schoon). Hoewel je dit gedrag natuurlijk mag en moet begrenzen, is het niet juist het op voorhand als intentioneel op te vatten, in de zin van 'hij wéét wat hij doet, grijpt me bewust naar mijn intieme delen'. Als je dit denkt, ben je nog maar een kleine stap verwijderd om hem aan te klagen, of als 'vieze man' neer te zetten. Een meer passende interpretatie is: 'hij is ontremd, kan zichzelf niet blokkeren om onwelvoeglijke zaken te doen of te zeggen als daartoe een impuls opkomt'. Natuurlijk is dan de volgende stap om te bezien hoe dit gedrag te voorkomen valt, maar dat zal dan via de omgeving of begeleiding moeten gaan. Stel dat je cliënt bij de ochtendzorg al gaat gillen, nog voor je hem aanraakt. In plaats van 'hij is kinderachtig, gilt het al uit voor ik hem vastpak' is een passender gedachtegang 'in zijn brein gaan blijkbaar meteen alle sirenes af, hij is niet meer in staat zich hierin te controleren en schakelt meteen naar de hoogste alarmfase'. Op dit niveau (het limbisch systeem) kun je hem of haar niet vragen het eigen gedrag te veranderen ('Doe eens rustig, meneer Jansen'), laat staan te laten reflecteren over de ervaring van een situatie ('Wat maakt dat u nu...'). Hij kan ook niet aan de opdracht voldoen om zich anders te voelen. Overigens is dat sowieso veel gevraagd: mensen zijn onrustig omdat ze niet rustig *kunnen* zijn en dan is het verzoek 'doe nu eens rustig' een *Mission Impossible*. Het is in zowel je privérelatie als je functie van zorgverlener, behandelaar of begeleider juist om niet meer van de ander te verlangen dan erin zit. Dit geldt ook voor het vermogen om zich in jou of een ander te verplaatsen. Oordeel niet over een cliënt in de zin van 'ze is alleen maar met zichzelf bezig, denkt nooit aan een ander'. Vergelijk deze persoonsgerichte kritiek met de volgende uitspraak: 'Door de hersenschade, in combinatie met spanningen, zijn haar hoogste hersenniveaus niet meer beschikbaar en is empathie dus niet meer mogelijk, kan zij geen ingewikkelde redeneringen meer aan en niet meer (tijdig) nadenken over haar eigen gedrag.' De laatste beschrijving is meer juist, precies, accepterend en helpend, voor beide partijen.

Nog twee voorbeelden. Bij lichamelijke reacties als verhoogde bloeddruk, versnelde ademhaling en adrenaline in het bloed is de hersenstam betrokken. Als die 'op hol slaat' in een stressreactie, en de persoon gaat hyperventileren, helpt het niet om te zeggen dat er niets is om bang voor te zijn. Dan spreek je immers de cortex aan, terwijl iemand in angst op een lager hersenniveau functioneert. Helpen met normaliseren van de ademhaling helpt wel, omdat die maatregel aangrijpt op het hersenniveau waar het probleem zit (middenhersenen, hersenstam). Het andere voorbeeld: als een pijnprikkel (via de middenhersenen) het limbisch systeem activeert, is het binnen deze laag mogelijk dat de cliënt een kreet slaakt, gaat huilen, of een primitieve afwerende reactie geeft. Als je dan gaat uitleggen dat sommige dingen nu eenmaal pijn doen en jij daar ook niets aan kunt veranderen, geef je een reactie gericht op het hoogste (denkende) hersenniveau en overstijg je ver het niveau waarop de ander dan functioneert. Dat helpt dus niet en *vragen* of iemand een paracetamol wil kan een brug te ver zijn. Begrip dat er pijn is, dat je dat beiden vervelend vindt en even stoppen of vertragen bijvoorbeeld, geeft dan meer succeskansen. Je legt dan niet uit (cortex), maar grijpt aan op belevings- of prikkelniveau (tussenhersenen, limbisch systeem), precies de laag die in die toestand bereikbaar is.

Deze voorbeelden zijn uit het alledaagse zorgleven gegrepen. In het algemeen worden veel mensen met hersenbeschadiging te hoog ingeschat. Wij hebben duidelijk willen maken dat de ingewikkelde hersenfuncties fraaie mogelijkheden bieden zolang het brein niet is beschadigd. Bij hersenschade zijn diezelfde fantastische mogelijkheden enorm kwetsbaar. In de taal van dit hoofdstuk: dan zakt het hersenfunctioneren snel naar lagere organisatieniveaus. Gedrag wordt impulsiever. Denken en overdenken zijn niet of slechts zeer beperkt haalbaar. Wat in die toestand gekozen of bedacht lijkt, is vaak gevormd door ervaring met iets of iemand. De voorkeur van een persoon met dementie voor bepaalde verzorgenden bijvoorbeeld, is niet ingegeven doordat iemand heeft nagedacht over de persoonlijkheid van die verzorgenden. Het is geboren uit ervaring met hen (het beschadigde brein leert vaak nog wel van ervaring!), of het komt voort uit associatie: iemand had met mensen goede ervaringen, die op een aantal punten gelijkenis hebben met deze verzorgende. De cliënt zelf heeft daar geen idee van, maar het brein 'weet' dat nog. Het resultaat is in dit voorbeeld dat iemand sterke voorkeuren heeft. Niet over de boeg van denken, maar over de hoog van associatie of ervaring met een type persoon of bepaald gedrag. Aangezien bij de teloorgang van hogere hersendelen flexibiliteit in reageren en overzicht vermindert, ontstaan bij de persoon in kwestie gevoelens van onbehagen, onveiligheid en verminderde controle. Als deze toestand intensiever wordt, belemmert ze het benutten van eventueel nog aanwezige restfuncties. Een ingang is dan te helpen via het aanhouden van vertrouwde ritmes, het bieden van voorspelbaarheid, uit te zoeken welke stressoren er precies zijn om vervolgens te zoeken naar wegen om deze te mijden en spanning te verminderen. En vooral om zelf geduldig, kalm en zeker over te komen.

De moraal van dit verhaal: het hersenniveau is bij omvangrijke schade zoals bij dementie eerder laag dan hoog, overschat mensen daarom niet.

3.5.4 Moeilijker filteren

Stel je volgt een les, met achtergrondruis van bijvoorbeeld de beamer. Op een gegeven moment ben je je van de ruis niet meer bewust. Je brein heeft een 'programma' geactiveerd dat die ruis filtert. Dit filteren lukt mensen met dementie niet meer, waardoor betekenisloze prikkels (meer) mentale energie verbruiken en deze mensen permanent zijn afgeleid. Opvallend is ook het achterwege blijven van adequate pogingen om met dergelijke ruis om te gaan, zoals vragen of er geen stootstrippen op die telkens hard dichtslaande deuren kunnen. Met andere woorden: het probleemoplossend vermogen ontbreekt. Het verminderde filteren van de middenhersenen en het limbisch systeem is dagelijks te zien op psychogeriatrische afdelingen. De net te koude of anderszins ongerieflijke wasbeurt met het daarmee samengaand ongemak, roept elke dag spanning en afweer op. Het lukt iemand met hersenproblemen niet meer 'te leren' omgaan met deze ongemakken. In de middag geven de wisseling van de wacht en vertrekkend bezoek telkens onduidelijkheid, onzekerheid en spanning. 'Vanochtend kon ik haar nog geruststellen, maar nu luistert ze niet meer en wil ze almaar weg.' De plooibaarheid van het brein is minder door vermoeidheid en overbelasting. Hierdoor is het voor hem of haar hoogste haalbare hersenniveau onbereikbaar geworden en maken de rust en 'redelijkheid' van eerder op de dag plaats voor onrust, verzet of zelfs agitatie.

3.5.5 Prikkels zijn óók nodig

Prikkelarmoede is zo ongeveer een heilige koe in de zorg voor mensen met dementie, maar hersenen hebben óók prikkels nodig. Ontbreken die, dan gaan de hersenen prikkels zelf maken. Mensen die in een zintuiglijk monotone omgeving verkeren, kunnen stemmen gaan horen of dingen gaan zien die er niet zijn (hallucinaties). In andere te prikkelarme omstandigheden gaan hersenen zichzelf gedragsmatig stimuleren, bijvoorbeeld door dwangmatig te gaan rondlopen, trommelen of (hard) slaan op de tafel, of te roepen ('zuster!!'). Allemaal gedragingen als reactie op dat wat het brein niet verdraagt. Zelfhulp van het brein dus!

3.5.6 Brein onder stress

Het brein kan in een chronische stresstoestand raken door uiteenlopende oorzaken, zoals lichamelijke problemen, een hersenstoornis, onbegrip, overvragen of ondervragen, of verdwalen. Dan resteren twee alternatieven. Of de lus van stimulus/reactie wordt stopgezet: de persoon reageert niet meer op de omgeving, sluit bijvoorbeeld de ogen of lijkt onder een glazen stolp te verkeren. Een andere mogelijkheid is de overgevoelige variant: op kleinere prikkels zeer sterk reageren, bijvoorbeeld met roepen, gillen, of agressie. Soms is er bij dezelfde persoon ook een afwisseling van apathische en geprikkelde toestanden. Door de spanning te verminderen, neemt de kans toe dat de verwerking ook op hogere hersenlagen kan plaatsvinden, dus minder automatisch en minder primitief verloopt. Er komt dan ruimte voor meer aangepast reageren. Enkele mogelijkheden om het brein minder onder druk te zetten zijn geduld en tijd geven, betrokkenheid tonen en bevestiging geven voor het goede wat er is, ontspanning bieden, alert zijn op lichaamssignalen van de cliënt en die benoemen, kalm informeren over wat komen gaat. Stress is een belangrijk thema, omdat bij hersenschade het brein stressgevoeliger wordt. Dat heeft niets met zwakte van de persoon te maken; de biologische gevoeligheid voor stress en de regulering van stress verandert. Bij langdurige stress verzwakken de al wankele functies verder en raakt iemand in een vicieuze cirkel.

3.6   Conclusies

Op grond de besproken inzichten over het functioneren van de hersenen zijn conclusies te trekken over de kijk op stemming- en gedragsproblemen. We beschrijven er enkele.

3.6.1   Pas op voor 'blaming the victim'

Wees terughoudend met het persoonlijk verantwoordelijk stellen van de cliënt voor diens gedrag. Denk daarbij aan reacties als 'hij doet het expres', 'zij wéét heel goed wat ze doet', 'we worden tegen elkaar uitgespeeld'. Mensen met dementie worden gaandeweg hun ziekteproces meer gestuurd door impulsen, die op hun beurt reacties zijn op omgevingsprikkels. Gedrag is vrijwel altijd aanpassingsgedrag op toenemend onvermogen en heeft daarin dus vooral te maken met het zoeken naar veiligheid. Veel gedrag komt ook voort uit het zich moeilijker of niet meer kunnen aanpassen aan omgevingsprikkels. Iets aantrekkelijk maken of de ervaring hier en nu prettig maken, vergroot de kans om ander gedrag uit te lokken. Het is aan ons om prikkels die ongewenst gedrag uitlokken op te sporen en waar mogelijk te voorkomen of te beperken. Als een cliënt iets onwelvoeglijks zegt of doet en daarop wordt 'aangesproken', kan die daarop het gedrag stoppen of zelfs een excuus maken. De valkuil is dan dat we de ander overschatten. 'Toen ik haar erop aansprak maakte ze haar excuus, dus ze wéét wat ze doet!' In zo'n geval mag je het bijzonder waarderen dat deze dame zich excuseert. Mogelijk voelt zij aan dat ze iets deed wat ze beter niet had kunnen doen, maar zelfs dat is misschien nog teveel verondersteld. Het kan goed zijn dat haar brein 'slechts' voelt dat er een nare situatie is ontstaan, waarbij het excuus een bijna automatische reactie is (misschien een vroeger gedragspatroon om erger te voorkomen). Een eerste vraag is of het excuus voortvloeit uit inzicht en overzicht. Dat zal bij dementie veelal niet meer het geval kunnen zijn, zoals we eerder schreven. De volgende vraag is uit welk hersenniveau het gedrag dan wel voortkomt. We moeten het antwoord zoeken in de hersenlagen die gedomineerd worden door emotie, ervaring of associaties. Een belangrijke kwestie is uit te zoeken of iemand na een 'excuus' zich later in vergelijkbare omstandigheden wél zal kunnen beheersen. Meestal zal dat niet kunnen. Hoe lager in niveau de verwerking en reactie gebeurt, des te minder speelruimte het brein toelaat in gedragsmogelijkheden. Alleen *andere* omstandigheden of prikkels zullen ander gedrag genereren. Het zoveelste bewijs dat hoe meer het brein beschadigd is hoe meer het afhankelijk wordt van de omgeving.

Vaak wordt gezegd dat mensen met dementie 'egocentrischer' worden, dus zich minder goed kunnen verplaatsen in de ander. Het is inderdaad waar dat het vermogen tot nadenken over en zich verplaatsen in de ander snel vermindert bij hersenproblemen. Sterker nog: inlevingsvermogen is één van de moeilijkste, meest complexe hersenfuncties en daarmee ook het meest kwetsbaar. Voor inlevingsvermogen zijn veel hersengebieden nodig en niet al die gebieden zijn meer beschikbaar. Gevolg: vermindering van inlevingsvermogen en dat leidt in de praktijk tot egocentrischer gedrag. Het gaat bij teruglopend inlevingsvermogen dus *niet* om een bewuste keuze, maar om *onvermogen*. Hier komt bij dat het vermogen tot *zelf*reflectie net zo complex is en dus gelijktijdig afneemt. Gevolg: mensen met dementie krijgen meer moeite om na te denken over vragen als 'Waarom doe ik wat ik doe?', 'Hoe voel ik me nu precies en waarmee heeft dat te maken?' 'Hoe is het gesteld met mijn gezondheid?' Kortom: iemand kan zich niet alleen minder verplaatsen in de ander, maar ook niet meer in zichzelf.

3.6.2 Één keer kunnen betekent niet: er altijd toe in staat zijn

Omstandigheden zijn erg bepalend voor welk hersenniveau bereikbaar en daarmee voor wat iemand wel en niet kan. Iets wat vandaag lukt, kan later vandaag of morgen onmogelijk zijn. De reden ligt in veranderde omstandigheden. Andere interne omstandigheden (andere suikerspiegel, vermoeidheid, pijn, andere emotionele staat), of andere externe omstandigheden (storende of afleidende prikkels, wie er wel of niet is, recente bejegening). Gunstige omstandigheden verhogen het prestatieniveau, ongunstige omstandigheden verlagen dat.

3.6.3 Hoe ouder, des te meer één ding tegelijk

Zelfs bij ouderen met een intact brein gebeurt het dat ze stoppen met lopen als iemand een tot nadenken stemmende vraag stelt. Blijkbaar is de combinatie van het automatische lopen en het bewust denken te veel van het goede. Twee dynamische prikkels, zoals geluid en bewegen (een tv-programma), kan voor iemand met dementie teveel zijn. Dan ontstaat stress en resteren gedragingen en reacties vanuit het emotionele onderbrein, bijvoorbeeld onrust, agitatie/agressie, of juist zich afsluiten en terugtrekken. Deze dynamiek in het brein wordt zichtbaar in het dagelijks leven, bijvoorbeeld in de begeleiding bij het wassen en kleden. Liever niets uitleggen terwijl je handelt, maar alleen direct ervoor, als handelingen aanstaande zijn maar nog niet ingezet.

3.6.4 'In de beperking...'

Steek niet zonder meer in op een hoge hersenlaag bij iemand met hersenschade. Zo'n appèl is er bijvoorbeeld door iemand te vragen *waarom* hij iets doet of zich zo voelt, of door gedragsverandering te beogen via een beroep op motivatie, planning of inzicht. Deze interventies veronderstellen een intacte cortex, en dan ook nog van de frontale gebieden. Precies die gebieden zijn bij dementie gehavend of uitgevallen. Hiermee samenhangend: verbeteren en corrigeren heeft doorgaans geen langetermijneffect, in die zin dat iemand een volgend keer in vergelijkbare omstandigheden anders zal doen. Goed bedoelde adviezen zullen vaak slecht worden begrepen, bijvoorbeeld: 'het is gezien uw omstandigheden goed om regelmatig te bewegen'. Zo'n raadgeving doet een beroep op inzicht in de eigen situatie en daaruit een logische gevolgtrekking kunnen maken. Daarmee wordt een beroep gedaan op het hoogste hersenniveau, wat er dus niet meer is. Bewegen voor iemand aanlokkelijk maken, en wel zo dat iemand daar direct een voordeel aan ontleent (zoals voorstellen te gaan lopen en dan iets lekkers te gaan eten in het restaurant), geeft meer kans om de ander in beweging te krijgen. In deze laatste benadering doe je een beroep op het nog intacte emotionele brein. Zo zijn er meer voorbeelden in het alledaagse leven van iemand met dementie. Niet: 'eten is gezond' en al helemaal niet 'u moet wel eten hoor', maar bijvoorbeeld: 'ik heb iets lekkers gemaakt, kom maar even mee dan....' Je probeert prikkels toe te voegen die aankomen, begrepen worden, prettig zijn en als 'pluis' worden ervaren, en zo de ander in gang zetten. Je 'beperkt' je tot het op een postieve manier aanspreken van lagere, nog intacte hersenniveaus.

Literatuur

Perry, B. D. (2005). Maltreatment and the developing child: How early childhood experience shapes child and culture. The Margaret McCain Lecture Series.

Perry, B. D. (2009). Examining child maltreatment through a neurodevelopmental lens: Clinical applications of the neurosequential model of therapeutics. *Journal of Loss and Trauma, 14,* 240–255.

Verbraeck, B., & Plaats, A., van der (2008). *De wondere wereld van dementie.* Maarssen: Elsevier Gezondheidszorg.

Vroon, P. (1976). *Bewustzijn, hersenen en gedrag.* Baarn: Ambo.

Vroon, P. (1989). *Tranen van de krokodil.* Baarn: Ambo.

Websites
► www.cerebraal.nl. Informatie over niet aangeboren hersenletsel.
► www.hersenstichting.nl. Informatie over hersenen en hersenaandoeningen.

Van normale veroudering naar vormen van dementie

Samenvatting

Wie omgaat met ouderen, komt onduidelijkheden tegen. Het gaat om vragen die bij beantwoording niet alleen begrip geven voor wat de cliënt beweegt, maar ook het dagelijks begeleiden vooruit helpen. Denk aan de volgende vragen. Wat mag je verwachten bij 'normaal' ouder worden, wanneer wordt het zorgwekkend? Welke oorzaken zijn er voor de mentale achteruitgang, wat gebeurt dan in de hersenen? Mijn cliënt heeft de diagnose *Mild Cognitive Impairment* gekregen (MCI), wat betekent dat nu voor de toekomst? Waarin verschillen de dementievormen; wat kan ik verwachten als een bepaalde diagnose gesteld is? Hoe komt het dat mijn cliënt zo vlot praat en reageert maar op een ander moment de plank flink misslaat, terwijl een ander zo traag en stroperig lijkt te denken en ineens zo goed meekrijgt wat in diens omgeving gebeurt en daarop verrassend adequaat reageert? In dit hoofdstuk volgt informatie over deze en andere vragen.

4.1   Het verouderende brein – 42
4.1.1   Veranderingen in denken – 42
4.1.2   Veranderingen in emoties – 43
4.1.3   Tegenstrijdig? – 44
4.1.4   Milde achteruitgang: voorloper van dementie? – 44

4.2   Inleiding dementie – 45
4.2.1   Oorzaken en erfelijkheid – 45
4.2.2   Ervaring van dementie – 46

4.3   Alzheimer dementie – 47

4.4   Vasculaire dementie – 51

4.5   Subcorticale dementie – 55

4.6   Frontotemporale dementie – 60

         Literatuur – 64

R. Geelen, H. van Dam, *Dementie: van hersenlagen tot omgangsvragen*,
DOI 10.1007/978-90-368-1023-4_4, © 2016 Bohn Stafleu van Loghum, onderdeel van Springer Media BV

4.1   Het verouderende brein

Fijn of niet, met de tijd worden we ouder en de ouderdom wordt ons fataal. Elkaar versterkende ondermijnende factoren zetten ons de voet dwars: herstelmechanismen gaan vertragen of haperen, waardoor falende systemen eerder en ingrijpender toeslaan. Lichaamsfuncties gaan falen, de neerwaartse lijn zet onbarmhartig door. Rondom het zeventigste levensjaar komt er gemiddeld een knik en wordt in luttele tijd – bij de meeste mensen in minder dan twintig jaar – afgebroken wat ooit is opgebouwd en zich tientallen jaren heeft weten te handhaven. De biologische mechanismen die veroudering veroorzaken, zijn al jaren onderwerp van intensief onderzoek (Behl, 2007; Sinjan, 2013). Duidelijk is dat slijtage van het DNA een motor is[1]. Dus dat wat aan de basis van het leven ligt, draagt de dood al in zich. Hiernaast is het verbrandingssysteem in ons lichaam debet aan veroudering. Een belangrijke rol is daarbij weggelegd voor het zogeheten insulinesysteem. In dit systeem speelt het verwerken van bloedsuikers een hoofdrol, maar ook andere stoffen zijn betrokken. Naarmate dit systeem langer en harder moet werken, raakt het uitgeput. Caloriebeperking (zonder zichzelf te verhongeren!) ontziet het systeem en draagt bij aan langer leven, zo is het sterke vermoeden. Een tweede punt: bij verbranding komen als reactie zuurstofverbindingen vrij (zogeheten vrije radicalen), die in hoge concentratie schadelijk zijn omdat ze dan cellen aantasten en vernietigen. Gesproken wordt van oxidatieve stress, zeg maar zuurstofstress. De hersenen hebben het extra zwaar bij die vrije radicalen, omdat vooral zenuwcellen daarvoor extra gevoelig zijn. Hierbij komt nog dat deze zuurstofverbindingen hun pijlen vooral richten op onverzadigde vetzuren; de hersencellen zijn voor een belangrijk deel daaruit opgebouwd (omega-3, bijvoorbeeld). Kortom, hersencellen krijgen het bij veroudering extra te verduren. Het is daarom niet vreemd dat veroudering al relatief vroeg in hersenfuncties tot uiting komt. Als het brein op ongeveer 25-jarige leeftijd is uitgerijpt, begint vrij kort daarna de neergang al. Dat merken we aan bepaalde vormen van het geheugen en leervaardigheden. Op ons veertigste gaat leren en onthouden gemiddeld al slechter dan op ons twintigste. Ook in het onthouden van details zijn jongeren beter en het verschil blijkt ook al vrij snel. Tussen het zestigste en zeventigste levensjaar gaan deze functies gemiddeld duidelijk sneller bergafwaarts.

4.1.1   Veranderingen in denken

In de periode tusen het zestigste en zeventigste levensjaar ontstaat ook een duidelijke knik in een centraal kenmerk van verouderende hersenen: de denksnelheid. Net zoals we dan minder hard kunnen lopen, neemt ook het denktempo duidelijk af. Neuropsycholoog André Aleman noemt in zijn boek *Het seniorenbrein*, waar hij schrijft over het begin van de neerwaartse lijn, de denksnelheid zelfs 'de belangrijkste mentale vaardigheid die achteruit gaat' (Aleman, 2007). Hersenonderzoek heeft intussen duidelijk gemaakt hoe dit komt. Een belangrijk onderzoek van neurologe Susan Resnick (Baltimore Longitunidal Study of Aging, 2003) liet zien dat tussen 60 en 65 jaar de eerste vermindering van grijze stof (hersencellen) en witte stof (verbindingen tussen hersencellen en hersendelen) op de MRI-scan is te zien. Opvallend daarbij is dat de vermindering van grijze stof zich 'beperkt' tot bepaalde hersengebieden (frontale hersenen

---

1   Bij elke celdeling worden de uiteinden (telomeren) van een chromosoom iets korter. Zodra die uiteinden te kort worden, kan een cel niet meer delen en sterft die. Stamcellen bevatten een enzym (telomerase) dat de uiteinden op lengte houdt, waardoor deze cellen oneindig kunnen blijven delen. Als dit enzym in gewone cellen komt, gaat die cel zich onbeperkt delen en ontaarden die cellen in kankercellen.

en delen van de wandkwab), terwijl de teloorgang van verbindingen het hele brein betreft. Verbindingen zijn verantwoordelijk voor de snelheid en kwaliteit van de prikkelgeleiding in de hersenen en daarmee ook voor de snelheid van denken. Denken is een zeer ingewikkelde hersenfunctie en dus afhankelijk van voldoende, goed werkende bekabeling, daarom is afname van aantal en kwaliteit van verbindingen al snel merkbaar.

4.1.2 Veranderingen in emoties

Er is in de hersenen geen absolute scheiding tussen het regelen van beweging, denken en emoties. Dus verandert bij veroudering naast het denken ook de emotionele huishouding. Wat daarvan te merken is ligt wel een slag ingewikkelder, omdat emoties ook van veel externe factoren afhankelijk zijn. Eerst de gevolgen van hersenveranderingen. Die zijn niet alleen ongunstig. Sterker nog, ze zijn óók relatief gunstig. Zo wordt in het algemeen het brein door de hersenveranderingen minder gevoelig voor negatieve ervaringen en gevoeliger voor positieve. Twee hersenveranderingen die elkaar in positieve zin beïnvloeden zijn hiervoor verantwoordelijk. Ten eerste neemt bij veroudering de heftigheid waarmee de amandelkernen reageren af. Die kernen zijn belangrijk voor onze basisemoties, vooral de negatieve (angst, woede). Tegelijkertijd neemt bij negatieve emotionele gebeurtenissen de activiteit van de voorste hersendelen (frontale hersenen) iets toe. Deze hersendelen zetten een rem op de diep gelegen amandelkernen. Deze twee veranderingen versterken elkaar: minder heftige eerste reacties bij iets negatiefs en grotere remming op deze emoties als die toch doorbreken. De verhoogde activiteit van de voorste hersendelen is bij negatieve emoties duidelijk sterker dan bij positieve emoties. De laatste krijgen dus meer ruimte. Deze veranderingen bij elkaar verklaren dat de reactie op negatieve gebeurtenissen vaak meevalt en ouderen tegelijk meer openstaan voor positieve gebeurtenissen. Bijkomend effect is dat door de verhoogde werking van de frontale hersendelen het denken over wat gebeurt (reflectie) toeneemt, waardoor reacties meer weloverwogen zijn. De vertraging in denken werkt op dit punt positief: mensen reageren minder impulsief en daarmee minder heftig. Elk nadeel heeft z'n voordeel, zo blijkt hier maar weer.

De hersenveranderingen sec en directe gevolgen hiervan zijn echter niet het hele verhaal. Zoals gezegd zijn er bij emotieregulering meer invloeden van buitenaf dan bij denken. Die invloeden betreffen een combinatie van levenservaringen en sociale steun en kunnen gunstig of ongunstig zijn, afhankelijk van een complex van factoren (aanleg, ervaringen, huidige situatie, perspectieven). Eerst de gunstige. Nare situaties kunnen ouderen minder uit het lood slaan, omdat ze bij herhaling eerder narigheid hebben meegemaakt, ze vaak minder toekomstgericht zijn, minder drang voelen om zich te bewijzen, de lat voor presteren minder hoog leggen, hebben ontdekt waar het wel en niet om gaat in het leven en waar men een slag gelukkiger van wordt, en sommige ouderen hebben rustgevende sociale steun. Je kunt zeggen dat deze ervaringen de positieve effecten van hersenveranderingen bij veroudering versterken. Maar in de praktijk zien we ook dat ouderen juist erg somber kunnen worden. In Europa heeft ongeveer twaalf procent van de mensen rond de zeventig last van sombere gevoelens, drie procent meer dan mensen van middelbare leeftijd. Dat lijkt niet te rijmen met wat hierboven staat over hersenveranderingen en gunstige effecten op emoties, maar onze hersenen zijn ook erg afhankelijk van invloeden van buitenaf. Treurige levenservaringen, die zich op hoge leeftijd ook nog vaak opstapelen, spelen een rol, zoals verlieservaringen, lichamelijke kwalen, teleurstelling over het geleide leven, voorbije kansen die nooit weerkeren, vereenzaming, beginnende dementie en wegvallende sociale steun.

De grondslagen van emotionele veranderingen die met veroudering samenhangen, zijn dus divers en brengen daardoor een ingewikkelde dynamiek teweeg. De hersenveranderingen hebben een relatief gunstig effect, zeker in combinatie met gunstige omstandigheden en erva-ringen, maar opstapeling van belastende gebeurtenissen en ervaringen werken dat effect tegen en doen dat soms zelfs volledig teniet.

4.1.3 Tegenstrijdig?

De oplettende lezer heeft misschien een tegenstrijdigheid ontdekt. De afname van hersen-cellen (grijze stof) is in eerste instantie plaatselijk en daarbij zijn de voorste hersendelen als belangrijke plek van onheil genoemd. Bij de hersenveranderingen die met emotieregeling sa-menhangen echter, staat dat de activiteit van die hersendelen juist toeneemt bij veroudering en het beschreven gunstige effect van rem op angst en woede heeft. Ogenschijnlijk spreken deze gegevens elkaar tegen. Toch is dat niet zo. Een bekend verschijnsel is dat hersengebieden die bijna verloren gaan, verhoogde activiteit laten zien. Anders gezegd: een hersendeel dat door teloorgang in structuur (cellen en verbindingen) gaat wankelen, toont nog een soort stuiptrek-kende activiteit. Alsof het betreffende weefsel alles doet om zichzelf te redden; tevergeefs. Bij normale veroudering kraken bepaalde hersengebieden wel maar zijn nog niet kapot, met als gunstig effect de verhoogde reactiviteit: meer controle op dieper liggende hersendelen, waar-door minder negatieve emoties en meer openstaan voor positieve emoties. Dus een nadeel (verhoogde activiteit hangt samen met verval!) dat een (helaas tijdelijk) voordeel geeft. In een latere fase van hersenafbraak zien we deze verhoogde activiteit verdwijnen en gaan mensen juist wel impulsiever reageren. Bij het hier beschreven 'positieve' effect gaat het dus om een *tijdelijk* effect.

4.1.4 Milde achteruitgang: voorloper van dementie?

Veel ouderen kampen met een lichte, maar merkbare achteruitgang in het geheugen, denken en de emotieregulering. Deze is niet zo uitgesproken dat de diagnose dementie op z'n plaats is. In vakkringen spreekt men van 'milde cognitieve stoornis' (cognitie is denken), meestal afgekort als MCI (*Mild Cognitive Impairment*). Het is onvoorzichtig om hier te spreken van een voorbode van dementie. De huidige cijfers leren dat MCI in vijftig procent van de gevallen een voorbode van dementie is, dus in de helft van de gevallen niet. De verschijnselen zetten wel op het been van beginnende dementie: vermindering van geheugen, toenemende vertra-ging in denken, moeilijker kunnen kiezen, vermindering van oordeelsvermogen, moeilijker de rode draad in gesprekken vasthouden, soms meer moeite om de weg te vinden in een bekende omgeving, emotioneel vlakker of juist impulsiever, verandering in stemming (somber, angstig, korter lontje). Op zichzelf zijn deze verschijnselen te verklaren uit het hierboven beschreven patroon bij veroudering: het eerst is er afname van grijze stof in de voorste hersendelen en in de wandkwab. Het probleem is dat de ernst van de verschijnselen bij MCI meer uitgesproken is dan bij normale veroudering. In gevallen waar MCI geen voorbode blijkt van dementie – de tijd leert of MCI een voorbode is of niet – kan het beeld zijn veroorzaakt door tijdelijke functiever-mindering bovenop de veroudering van de hersenen, en dan nemen de verschijnselen tijdelijk toe (en kunnen dan dus de indruk geven van beginnende dementie). Die functievermindering kan ontstaan door bijvoorbeeld uitputting, sluipend vitaminetekort door weinig of erg een-zijdig eten, niet onderkende diabetes, schildklierproblemen, bijwerkingen van medicijnen, of langdurige stress, bijvoorbeeld door verlieservaringen of vereenzaming. Het ingewikkelde is wel dat deze verklaringen op hun beurt ook beginnende dementie kunnen maskeren. Kortom, het is vaak onduidelijk en onmogelijk om altijd onmiddellijk helder te zijn over de betekenis van verschijnselen en dus van de vooruitzichten. Breed kijken en mensen nauwkeurig volgen is hier het devies. Hersenonderzoek helpt wel in de zin dat het aanknopingspunten kan geven bij de vraag of MCI een voorbode is van dementie of niet: bij sterke afname van grijze stof in de hippocampus en vooral in de directe omgeving van de hippocampus, en een abnormale vorm van de hippocampus, ontwikkelde tachtig procent van de mensen met MCI binnen een jaar de ziekte van Alzheimer.

4.2 Inleiding dementie

Lichte achteruitgang kan zoals hierboven besproken beperkt blijven tot een minimale cognitieve stoornis, maar in de helft van de gevallen ontwikkelt zich de ziekte van Alzheimer. Bij deze groep zijn de vorm en celdichtheid van de hippocampus sterk afwijkend. Gaandeweg komen ook de typische hersenkenmerken van de ziekte van Alzheimer naar voren: een duidelijke vermindering van het aantal uitlopers van hersencellen (witte stof) en een sterke toename van zogeheten plaques en tangles. Deze ontstaan door ziekelijke eiwitophopingen die plateaus (plaques) en strengen (tangles) vormen en de functie van hersencellen en verbindingen ernstig benadelen. Daarbij blijkt ook dat de plaques en tangles de ingewikkelde schadelijke zuurstof-verbindingen die bij verbranding ontstaan (oxidatieve of zuurstofstress) versterken. Een derde schadelijke factor is dat er bij Alzheimer ook ontstekingsreacties in de hersenen zijn. Recent onderzoek, onder meer van de Nederlandse hersenonderzoekster Elly Hol, verbonden aan het Nederlands Herseninstituut en de Universiteit van Amsterdam, maakt dit duidelijk. Door die ontstekingsreacties komen cellen niet meer toe aan hun centrale taak: verwerking van informatie en daardoor verminderen de hersenfuncties. Kortom, bij de ziekte van Alzheimer worden hersencellen en -verbindingen onmogelijk gemaakt door eiwitwoekering, versterkte schadelijke zuurstofverbindingen én ontstekingsreacties.

Bij dementie is er duidelijk vaststelbare achteruitgang op meer dan één mentale functie (dementie: *de* = minder worden, vergelijk *mentie* met *mentale* vermogens). Voorbeelden van mentale vermogens zijn aandacht, herinneren, oriënteren, waarnemen, spreken en luisteren, redeneren, bewuste en aangeleerde bewegingen uitvoeren. Belangrijk in dit verband is dat dementie een paraplubegrip is (Geelen, 2009). Er vallen uiteenlopende vormen met verschillende oorzaken onder. Veelvoorkomende vormen van dementie zijn de ziekte van Alzheimer, vasculaire dementie, subcorticale dementie en frontotemporale dementie.

4.2.1 Oorzaken en erfelijkheid

Voor de overgrote meerderheid vormt (hoge) leeftijd de grootste risicofactor op dementie. Het aantal mensen met dementie neemt sterk toe bij hoge leeftijd, zonder een duidelijk verschil tussen mannen en vrouwen. Rondom de leeftijd van 65 jaar is het risico op dementie ongeveer één procent, rondom tachtigjarige leeftijd vijf procent, vanaf negentig jaar stijgt het risico snel naar veertig procent. Hersenweefsel is naast ingewikkeld ook teer en kwetsbaar. Biologische aanslagen op het brein vergroten de kwetsbaarheid en daarmee de kans op dementie. Denk daarbij aan klappen op het hoofd (herhaalde hersenschuddingen zoals bij boksen, of, een slag ernstiger, hersenkneuzingen), alcohol, drugsgebruik, medicijnverslaving, ondervoeding, vitaminegebrek, suikerziekte (vooral een lage suikerspiegel is gevaarlijk voor hersenweefsel), hart-, vaat- en longproblemen, operaties onder volledige narcose en slaapontregeling (bijvoorbeeld werk in ploegendienst). Epilepsie belast het brein ook: het gaat hierbij om plotselinge, tijdelijke verstoringen van de elektrische prikkeloverdracht in de hersenen. Bij de ziekte van Huntington[2] is er een direct erfelijke oorzaak. Huntington neemt hiermee een bijzondere plaats in, want deze ziekte wordt veroorzaakt door één genafwijking en wie die afwijking heeft, wordt altijd ziek (dominant erfelijk). Kinderen van een drager lopen 50 % risico ook zelf drager te zijn en als ze drager zijn, weten ze zeker dat ze later deze vreselijke ziekte krijgen. Mensen met het syndroom van Down hebben eveneens met hun erfelijke aanleg een sterk verhoogd risico op dementie. Zij krijgen vaak vroeger dan mensen met gemiddelde mentale vermogens dementie, bijvoorbeeld tussen de veertig en vijftig jaar.

4.2.2   Ervaring van dementie

Een alomvattende typering van de ervaring van dement-zijn is niet te geven. Mensen verschillen onderling al zoveel in gezondheid en beleving daarvan, laat staan in mentaal beschadigd functioneren. De reactie op eigen onvermogen loopt ook uiteen, van onbekommerdheid en onbegrip, tot een gevoel van bedreigd zijn, achterdocht en reageren vanuit frustratie-agressie, tot paniek en radeloosheid. Weinig is zo moeilijk als je inleven in een ander, laat staan in iemand met dementie. Stel dat je moeite hebt met spreken, handelen en waarnemen, maar dit nog goed opmerkt en onthoudt. Dan werkt dit anders op je uit dan wanneer het geheugen zo slecht is dat je vergeet dát je dingen vergeet. In tijden dat alles meezit, voel je je misschien onbekommerd als vanouds. Tot je onverhoeds met je onbegrip of onvermogen wordt geconfronteerd, en hiervan in paniek raakt. Even later lijkt er weer niets aan de hand en is de vorige ervaring weggespoeld. Ernstige cognitieve problemen kunnen echter ook een aanhoudende toestand oproepen van perplex zijn, onbegrip en onzekerheid. Dan staat het leven constant onder hoogspanning, met alle gevolgen voor emotie en gedrag en een permanent risico op uitputting. Mensen die heel ordelijk en precies zijn, kunnen gevoeliger reageren op hun achteruitgang en hier meer onder lijden. Er is een minderheid die, terwijl ze altijd zwaar op de hand waren, in hun dementie zorgelozer raakt: met geheugenverlies vervagen ook de zorgen en daarmee de last van zorgen.

In de beginfase kan iemand vaak z'n eigen ervaring beschrijven, maar al snel wordt het moeilijker om naar zichzelf te kijken en afstand te nemen. De afname van deze vermogens hangt direct samen met de functievermindering van de hersenen; voor deze functies is nodig dat veel hersengebieden onderling nauw en efficiënt samenwerken en precies dat is bij dementie vanaf het begin het probleem. Niet alleen zelfinzicht wordt lastiger, ook het dagelijks leven wordt geleidelijk een labyrint waarin de eigen plek onduidelijk wordt ('Wie ben ik en waar bevind ik me?'), inclusief de af te leggen route ('Waar moet ik heen, hoe moet ik iets doen, bereiken?'). Stel je voor dat op een feestje iemand op je afkomt en je amicaal aanspreekt. Hij blijkt je persoonlijk te kennen en van alles over je te weten. Je laat hem maar praten, maar ondertussen vraag je jezelf af wie die persoon in hemelsnaam is en wat hier allemaal speelt! Één keer zoiets meemaken is vervelend, maar stel dat zulke ervaringen dagelijks aan de orde zijn. Hoe voelt dát dan? Hoe ga je er dan mee om? Terugtrekken en contact mijden? De schone schijn ophouden? Boos uitvallen? De keus tussen deze mogelijkheden was in het gewone leven al zo beperkt en is dat dus zeker bij beginnende dementie.

---

2   Een erfelijke hersenziekte die gemiddeld rondom het veertigste levensjaar ontstaat en ernstige degeneratie van de hersenen veroorzaakt, waardoor ook een dementieel beeld ontstaat.

Bij vorderende dementie gaan missers en eigen onvermogen meer aan je voorbij. Door opgeroepen angst en onzekerheid kan iemand de partner of begeleider als een schaduw gaan volgen. Zo groot is de onzekerheid, dat iemand zich vastklampt aan de naaste. Naarmate de dementie vordert, neemt de stabiliteit verder af en daarmee de mogelijkheid om eigen gedrag te controleren. Uiteindelijk verdwijnt elke grip op de realiteit en smelt elk gevoel voor betekenis, tijd en plaats weg. Soms reageert iemand hierop door eindeloos uitspraken of gedragingen te herhalen. Dat gedrag kan door een hersenverstoring komen (perseveratie: blijven hangen in gedachte, gevoel, of handeling), maar ook worden gevoed vanuit spanning, of om zichzelf van een stimulans te voorzien in een als vacuüm ervaren omgeving. Bij enkelen zijn de angst en paniek grenzeloos. Het brein mist elk vermogen tot remmen en switchen. Daarnaast gebeurt het tegendeel: mensen krijgen een wezenloze, matte blik en vervallen tot apathie. Hier geldt eveneens dat er meer oorzaken zijn. Het brein kan elk vermogen tot initiatief verliezen, maar ook de buitenwereld kan haar betekenis totaal verliezen. Waarom dan nog daarnaar haken?

4.3 Alzheimer dementie

'En ze ziet er nog zo goed uit!'

Haar man en kinderen reageerden gelaten toen de diagnose Alzheimerdementie werd gesteld. Het was een bevestiging van wat ze al dachten. Geleidelijk aan, misschien al drie jaar geleden, nam de kleefkracht van moeders kortetermijngeheugen af. Ze herhaalde soms binnen een kwartier anekdotes uit het verleden en vroeg steeds naar de voor haar weer onbekende weg. Verder was ze in zoveel afhankelijk geraakt van haar man. Het viel niet op dat hij de administratie, de boodschappen en het regelen van bezoek op zijn conto nam. Er gingen wel bellen rinkelen toen ze de verjaardagen van haar kinderen en kleinkinderen vergat en zelfs haar eigen verjaardagsfeest bleek te zijn vergeten, ze dacht dat dit nog in het verschiet lag. In het begin wist ze daar nog wel een punt aan te draaien met een smoes. Later werd ze vooral boos, de laatste maanden volgde bij missers alleen maar 'O ja', of deed ze er het zwijgen toe. Pijnlijk voor haar man is als buren en vrienden benadrukken dat ze er zo goed uit ziet en nog best veel weet. Misschien is dat bedoeld als troost of opsteker, maar hij voelt zich dan als overdrijver van de problemen weggezet. Bovendien valt zijn vrouw in gezelschap van anderen ook minder door de mand. Zij reageert scherper en beter dan gewoon, houdt zich afzijdig en als ze iets zegt doet ze dat vooral vanuit vroege ervaringen. Dat lukt nog wel, maar alleen kortdurend: als het bezoek vertrekt, is ze doodop en slaat de verwardheid hard toe. Ze zegt dan dwingend dat ze naar huis moet om voor de kinderen te zorgen, terwijl zij nota bene thuis is en de kinderen naast haar zitten. In haar geest zijn de kinderen dan weer klein en afhankelijk, ze kunnen niet degenen zijn die naast haar zitten.

Bij de ziekte van Alzheimer gaat het netwerk van zenuwcellen in de cortex slechter functioneren (◘ fig. 4.1). Eerst verdwijnen verbindingen en krimpen de hersencellen, daarna sterven de cellen af. De knopen en verbindingen van het netwerk worden zwakker en verdwijnen, zoals bij een verwassen gebreide trui waar gaatjes in komen. Dit verlies van verbindingen verklaart voor een belangrijk deel de sterke vertraging en dalende kwaliteit van denken, waardoor bijvoorbeeld abstract denken al snel moeilijk wordt. Kenmerkend in de hersenen van iemand met de ziekte van Alzheimer is de royale aanwezigheid van zogeheten plaques en tangles in de hersenen. Plaques zijn verharde ophopingen van eiwit, tangles zijn kluwvormige draden van

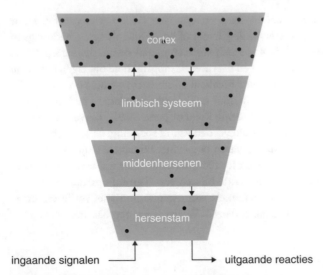

ingaande signalen ──────────┘   └──────▶ uitgaande reacties

◩ Figuur 4.1   Alzheimerdementie in beeld gebracht.

niet-functionerende eiwitten. Die draden slingeren door het hersenweefsel. Deze plaques en tangles vinden we ook bij normale veroudering en bij MCI. Deze neurobiologische gegevens bespraken we hierboven al.

Het dementieproces begint sluipend. Klassiek is om bij het begin nogal eenzijdig aandacht te hebben voor geheugenproblemen. Die zijn er inderdaad, maar hiernaast en vaak eerder (!) gaan ingewikkelde hersenfuncties verloren die door de frontale hersenen worden aangestuurd. We zien onder meer besluiteloosheid, vermindering van invoelingsvermogen (opmerkingen worden meer clichématig), het toenemend afgaan op anderen in het maken van keuzes (omgevingsafhankelijkheid), of juist meer 'eigenwijs' vasthouden aan keuzes, terwijl de omstandigheden om verandering vragen (verminderde flexibiliteit van de hersenen). 'Voor mij geen thuiszorg, ik kan nog alles zelf!' Traditioneel wordt de ziekte van Alzheimer meestal gekoppeld aan teloorgang van in eerste instantie de hersenschors, en dan vooral de slaap- en wandkwabben. Hierdoor is er nauwelijks aandacht voor de frontale hersendelen, terwijl deze ook achteruitgaan. De frontale hersendelen zijn zo nauwgezet georganiseerd, dat veranderingen vaak al in een erg vroeg stadium merkbaar zijn, zij het subtiel. Onderkennen van deze verschijnselen als een mogelijke opmaat naar de ziekte van Alzheimer is van groot belang. Nog te vaak worden deze verschijnselen toegeschreven aan allerlei psychologische factoren of (beginnende) depressie. Vanzelfsprekend kunnen deze symptomen op andere oorzaken dan dementie wijzen, maar vaak blijft dementie als mogelijke oorzaak te lang buiten beeld. De ziekte van Alzheimer begint sluipend, maar gaat wel gestaag door. Er kunnen perioden van relatieve stabiliteit zijn (plateaus). Die ogenschijnlijke stilstand van het proces komt doordat het brein de geleidelijke afbraak tijdelijk kan compenseren, bijvoorbeeld doordat enkele gebieden vanzelf harder gaan werken. De cortex is de zetel van alle geleerde kennis en feiten, en we zien in eerste instantie vooral daarin duidelijke problemen ontstaan. Het herinneren van wat net is gezegd of gebeurd, blijkt vaak opvallend snel aangedaan. Vaak nemen de problemen in herinneren, begrijpen, taal en andere psychische functies toe. Het spreektempo blijft lang normaal, maar de inhoud en later de zinsbouw en woordenschat verarmen. Soms nemen vooral onbekenden dit waar. Die zijn met de eerste, subtiele achteruitgang niet meegegroeid en hen valt dus een verschil op. In het spontane spreken zijn er eerder lege woorden als 'iets', 'dinges', en wordt minder concrete informatie gegeven. De partner of kinderen weten het bedoelde en vullen dit van hieruit automatisch in. Het begin van dementie is zoals gezegd sluipend, maar lijkt soms plotseling door een gebeurtenis op gang te komen, bijvoorbeeld bij ontregeling door ziekte, het wegvallen van de partner, een verhuizing, vakantie of andere omstandigheid. Bij gericht doorvragen blijkt dan wel dat er daarvoor ook al achteruitgang was, zij het in lichte mate.

Eenvoudige motorische vaardigheden (lopen, iets pakken) blijven langer intact, pas in een gevorderd stadium ontstaan hierin problemen. De grote lijn is: het voortschrijden van de ziekte leidt tot toenemende uitval van functies en daarmee tot steeds meer afhankelijkheid van anderen en van zorg. De emotionele gevolgen verschillen per persoon en kunnen bovendien in het verloop van de ziekte veranderen: onzekerheid en achterdocht, angst en gedeprimeerdheid, agitatie en onrust, apathie.

Er zijn geen medicijnen die de achteruitgang door de ziekte van Alzheimer vertragen. Enkele jaren terug was die gedachte er wel. De zogeheten cholinesteraseremmers zouden de achteruitgang kunnen remmen. Het bekendste middel van deze groep is Exelon. Wetenschappelijk onderzoek heeft aangetoond dat die rem op het dementieproces er niet is. Exelon heeft wel invloed op bepaalde gedragsverstoringen en wordt om die reden wel eens gegeven, maar het proces tegenhouden of vertragen kan nog niet.

Algemene adviezen voor de begeleiding bij Alzheimerdementie

— Zorg voor een kalme en positieve lichaamstaal. Benadruk het positieve. Benoem wat iemand goed doet, geef waardering voor initiatief in de gewenste richting. Herhaal wat wél klopt in wat wordt gezegd of gedaan.

— Blijf ook vriendelijk en in contact als iemand 'faalt'. Het gevaar van uitsluitend positief benaderen als iemand 'gewenst' gedrag vertoont, is dat de lat onbewust hoog wordt gelegd. Onbewust kan de persoon met dementie bang zijn het verwachte niet te halen en daardoor minder ontvankelijk zijn voor contact, dat immers in zijn brein onbewust is verbonden met goed presteren en precies dat is moeilijk en wordt steeds moeilijker.

— Houd wat je zegt eenvoudig en kort, zonder te overdrijven. Praat in kalm tempo, over wat hier en nu zichtbaar is, óf wat sowieso voor de persoon zelf gemakkelijk bereikbaar is. Kortom, organiseer succeservaringen. Denk hierbij aan stokpaardjes en specifieke interessegebieden, onderwerpen uit iemands levensloop. Vraag minder en zeg meer vanuit jezelf, dat vermindert de kans op 'falen'. Laat het bedoelde eventueel zien, doe een gevraagde handeling voor. Leg het onderwerp bijvoorbeeld in de week door er wat over te vertellen, vóór je erop doorgaat of er iets over vraagt. De informatieverwerking is vertraagd, vandaar.

— Wanneer iemand nog in bed ligt, is het verzoek 'Kom maar rechtop zitten', duidelijker dan 'Werk eens mee', of 'Het is zo tijd voor het ontbijt.' In die laatste uitspraken zitten concepten, gedachtesprongen en aannames, die iemand niet meer kan begrijpen. De faalkans neemt af door het benoemen van concrete dingen of handelingen, door aan te sluiten op het bekende, op gewoonten en op al aanwezige vaardigheden (geen nieuwe dingen aanleren).

— Vraag iets pas als het hier en nu aan de orde is. Loop dus niet op zaken vooruit, dat vraagt denken in tijd en dat is een moeilijker hersenfunctie dan menigeen denkt. Wij zijn zo gewend om in toen en straks te denken, maar daar zijn toch vrij ingewikkelde hersensystemen voor nodig. Vooral de linker hersenhelft is hiervoor belangrijk en die gaat bij de ziekte van Alzheimer al snel achteruit, vandaar dat tijdsbeleving al zo vroeg in het proces een probleem wordt.

4

- Blijf iemand betrekken in wat je doet, leg het eenvoudig en concreet uit en vraag wat iemand vindt van wat je zegt of voorstelt. Dit lijkt in tegenspraak met wat hierboven staat, namelijk dat ingewikkelde hersenfuncties zoals denken en kunnen beoordelen minder worden. Het ligt echter een slag ingewikkelder. Vragen wat iemand vindt, is levenslang gebeurd. Dus daaraan is iemand gewend. Dat nalaten, bijvoorbeeld uit de objectieve vaststelling dat iemand niet meer tot beoordelen in staat is, kan heftige reacties uitlokken omdat mensen zich als een kind behandeld voelen. Het gaat hier om gewoontegedrag: het is altijd gebeurd. Om te voorkomen dat open vragen ook verzet oproepen, kun je half open vragen stellen, vragen waarin eigenlijk al een antwoord ligt: 'Is dit oké, meneer Jansen?' Belangrijk bij dit alles: het gaat er om *dat* je zo'n soort vraag stelt, niet om de juistheid van het antwoord. Het gevoel betrokken te worden in keuzes, hoe onmogelijk dat feitelijk ook kan zijn, is wat wij hier schrijven: een gevoel. Op inhoud hoeft dit geen betekenis te hebben, zolang deze basale behoeften maar op gevoelsniveau worden vervuld.
- Vermijd veranderingen in regelmaat, tenzij er een goede reden voor is. Ieders brein is in positieve zin gevoelig voor regelmaat, ritme, voorspelbaarheid, duidelijkheid. Dit alles geeft rust in het brein. Maak het tot op zekere hoogte dus saai.
- Houd pauzes aan, controleer of je begrepen bent. Ga ervan uit dat je de boodschap soms moet herhalen of in andere woorden moet brengen. En vooral: neem tijd. Zoals gezegd, de informatieverwerking is vertraagd.
- Wees terughoudend met directe vragen. Die kunnen bedreigend voelen en vanuit de teloorgang van frontale functies heftige reacties oproepen.
- Vermijd vragen waarop het wellicht moeilijk antwoorden is (zoals meerkeuzevragen, vragen over het recente verleden, of globale open vragen).
- Mijd vragen met beroep op inzicht zoals in '*Waarom* heb je ….?' Deze vragen doen een beroep op het denkende brein en dat is bij dementie ernstig verzwakt en op den duur afwezig. Soms kan de persoon zich 'beledigd' voelen als je niet naar motieven vraagt. Dan is het verstandig om de 'waarom vraag' juist wel stellen, omdat die zoals hierboven een gewoontevraag is, die voor iemand kennelijk belangrijk is om zich serieus genomen te voelen. Voor de 'waarom vraag' geldt dan: het stellen van de vraag is belangrijk, het antwoord niet. Bevrediging op gevoelsniveau!
- Bedenk dat het niet uitvoeren van een verzoek kan komen door het niet horen, door onbegrip van wat je vraagt, of uit onzekerheid of faalangst.
- Vermijd als het even kan falen en ga 'zacht' om met vergissingen. Corrigeer een handeling zo, dat het minder zwaar valt of niet opvalt. Wanneer een vrouw twee jurken over elkaar heeft aangetrokken, zeg dan niet 'Wat heeft u nú gedaan!', maar bijvoorbeeld: 'O, u was al begonnen?! Dat is prima, maar dit lijkt me wel érg warm voor vandaag. Wacht, mag ik even helpen om ….'. In veel opleidingen wordt geleerd om in situaties als deze niet in 'we' vorm te praten. De bekende grap is dan dat de iemand als reactie op 'zullen we gaan douchen' zegt: 'Oké, kleed jij je alvast uit?' Het argument van de docent is dan: 'we' gaan niet samen onder de douche. Hoe grappig en serieus bedoeld ook, inhoudelijk slaat de docent de plank mis. Nee, je gaat niet letterlijk mee onder de douche, maar daar gaat het niet om. Het woordje 'we' schept contact, een band, dat wat een aantal personen met dementie (onbewust) zo enorm mist en zo sturend kan zijn in 'naar' gedrag. Bij de twee jurken over elkaar zeggen: 'Zullen we kijken of die blauwe jurk genoeg is' werkt bij een aantal mensen heel goed, omdat je met dat woordje 'we' contact maakt. Je maakt ook hier op gevoelsniveau verbinding, dat voelen deze mensen en stelt dus

gerust. Wie dit scherp ziet, zal bij een aantal mensen zonder risico en zelfs met prima resultaat kunnen zeggen: 'Zullen we gaan douchen?' Bij een aantal mensen werkt dat bijzonder gunstig. Niet omdat ze denken dat je letterlijk meegaat onder de douche, maar omdat je in de verbinding stapt en dat kan veilig voelen!

- Frustratie door onvermogen of fouten is te verlichten door de fout ruiterlijk bij jezelf te leggen: 'vervelend, … ik had ook moeten opletten….' Degene met dementie voelt immers onderhuids al zo vaak dat zij faalt. Vermijd verwijzing hiernaar en neem nuchter de 'schuld' op je.
- Vermijd welles-nietes discussies, die zijn totaal vruchteloos. Ze doen een beroep op denken, redeneren, beoordelen: allemaal het denkende brein dat zo ernstig is verzwakt of al verloren is gegaan. Beter is 'vervelend, dat moeten we anders gaan aanpakken.'

4.4 Vasculaire dementie

'Ze denken dat ik niet meer kan autorijden '

'Hij leefde altijd gezond: veel bewegen, niet roken en matig met alcohol. Toch kreeg hij beroertes. Het zit ook wel in de familie, zijn moeder overleed vroeg aan een hartkwaal, zijn vader had slechte vaten, zijn broer meerdere omleidingen. Aanvankelijk ging het redelijk met hem en maakte ik me nog geen zorgen. Tot hij vorig jaar onverwacht, als een dief in de nacht, een beroerte kreeg. In het ziekenhuis werd hij met spoed opgenomen en kreeg hij bloedverdunners. Hij had krachtverlies aan de rechterkant en kon daardoor nauwelijks nog lopen. Hij had moeite met praten (afasie), ook later, vooral als hij wat vermoeid of emotioneel werd. Heel frustrerend: kon hij niet op een woord komen, dan raakte hij geprikkeld, waardoor zijn spreken verder verbrokkelde tot lettergrepen, alsof zijn taal door de blender ging. Van zijn bord bleef vaak aan de rechterkant wat voedsel liggen. Hij stootte zich aan deurposten of tegen meubels. Later bleek dat hij aan die kant gezichtsvelduitval had, een ander gevolg van zijn beroerte. Dit trok iets bij; ik begreep dat herstel soms maanden in beslag kan nemen en dat hoe eerder dit inzet, des te gunstiger de vooruitzichten zijn. Maar het wordt nooit meer zoals het was en dat is erg. Ik merkte ook dat de problemen aan het einde van de dag vaak toenemen, als de vermoeidheid toeslaat, als alles nog meer moeite gaat kosten. Al lukte het dus soms nog wel, de functie was kwetsbaarder geraakt. Het gebruik van de scootmobiel werd onmogelijk. Hij botste tegen van alles aan, negeerde niet alleen wat van rechts kwam, maar verloor ook het overzicht. Hij bleef te lang wachten bij zijwegen en kruispunten, of reed juist onbesuisd door. Moeilijk was dat hij ervan overtuigd bleef te kunnen autorijden. Dan pushte hij dat hij de sleutels kreeg en dat ik hem in de auto hielp. Ik hield dan voet bij stuk, weigerde dit, en dan werd hij laaiend op mij. Vaak was ik dan bang dat hij zou uithalen.'

Vroeger werden voor vasculaire dementie andere termen gebruikt, zoals multi-infarctdementie (MID) of aderverkalking. Vasculaire dementie ontstaat door een opeenvolging van kleine 'beroertes', verspreid in de hersenen. Het gaat om een serie kleine CVA's. Voor het goede begrip eerst kort iets over CVA. Een CVA is, net als dementie, een koepelbegrip. Letterlijk betekent CVA een vaatprobleem in de hersenen. Er zijn diverse mogelijkheden. Een bloedvat kan scheuren (bloeding of bloedig CVA), vernauwen, of afgesloten raken door bijvoorbeeld een embolie of stolsel (onbloedig CVA). Bij een bloeding loopt er bloed uit een bloedvat en drukt hersenweefsel kapot. Door het bloed dat in de hersenen terecht komt, loopt ook de druk in de hersenen op. Dat kan in de acute fase levensgevaarlijk zijn. Een hersenbloeding kan ook door een klap of val ontstaan. Dit kunnen bloedingen zijn tussen de hersenvliezen (die liggen onder het schedeldak, om de hersenen dus), of in de hersenen zelf. Bij een bloeding ten gevolge van een val kan de druk op of in de hersenen in korte tijd hoog oplopen en de dood veroorzaken. Bij een sterke vernauwing of afsluiting van een bloedvat komt er geen bloed en dus geen zuurstof in het hersendeel achter de verstopping. We spreken dan van een herseninfarct. In de volksmond wordt zowel bij bloedingen als een herseninfarct gesproken over een beroerte (Engelstalig: *stroke*). Risicofactoren voor een CVA zijn hoge bloeddruk, hoog cholesterol, roken, hart- en vaatziekten, diabetes, overgewicht en langdurige stress. Soms wordt een onbloedig CVA voorafgegaan door een zogeheten TIA (transient ischaemic attack). Een TIA is een voorbijgaande doorbloedingsstoornis. Er is dan een tijdelijk probleem in de doorbloeding in een van de hersenvaten. De uitvalverschijnselen zijn dan ook tijdelijk (enkele minuten of enkele uren). Wat de verschijnselen precies zijn, is afhankelijk van het getroffen hersengebied. Vaak voorkomend zijn onder meer een scheef gezicht, een verlamming aan arm en/of been, tijdelijk niet goed uit je woorden kunnen komen, tijdelijk niet goed kunnen zien. Een criterium voor een TIA is dat de uitvalverschijnselen binnen ongeveer 24 uur verdwenen moeten zijn[3]. Hoewel er geen blijvende motorische schade is, blijft bij een TIA altijd onderzoek naar de oorzaak en behandeling nodig. Duurt de uitval langer, dan is sprake van een beroerte. Tegenwoordig wordt een lichte maar langer durende uitval ten onrechte vaak ook een TIA genoemd. Oprekking van de betekenis leidt tot verwarring over de blijvende problemen die samenhangen met een beroerte (ernstiger en langduriger uitvalsverschijnselen met blijvende gevolgen).

Bij het vermoeden op een CVA is snelle medische hulp van belang, omdat het herstel soms kan worden bevorderd met bijvoorbeeld bloedverdunners of stolseloplossende enzymen (trombolyse). In de begeleiding wordt rekening gehouden met de uitvalsverschijnselen die vooraf goed onderzocht en bekend dienen te zijn. Daarnaast kunnen ook de al besproken adviezen bij de ziekte van Alzheimer van toepassing zijn.

Hier beperken we ons tot de herseninfarcten, omdat die ten grondslag liggen aan multi-infarctdementie. De gevolgen van een herseninfarct verschillen al naar gelang de lagen en plaatsen waar het hersenweefsel is beschadigd. Een infarct in de hersenstam is levensbedreigend, omdat hierin de basale levensfuncties worden geregeld (bewustzijn, ademhaling, circulatie, temperatuur). Gelukkig zijn beroertes in dat gebied vrij zeldzaam. Veel vaker komen beroertes voor in de slaap- of wandkwabben en bij vasculaire dementie ook in de frontale hersenen. Dan ontstaan onder meer problemen met het uiten en begrijpen van taal (diverse gebieden in de cortex), met de waarneming (achterste ofwel occipitale gebieden van de cortex), emotionele vlakheid of juist emotionele labiliteit (frontale gebieden of limbisch systeem), vinden van routes (rechter wandkwab), of verlammingen (motorische schorsgebieden). Voor alle duidelijkheid: iemand met een doorgemaakt CVA hoeft niet dement te zijn of te worden! Bepalend is de soort en frequentie van de beschadigingen en de aangedane mentale functies. Het gaat bij vasculaire dementie om verspreide kleine beroertes waardoor diverse mentale functies verstoord raken. Er is een relatie tussen een of meer doorgemaakte beroertes en gevolgen op lichamelijk, psychisch en functioneel vlak. Kenmerkend voor multi-infarct dementie is plotselinge, stapsgewijze achteruitgang. In ongeveer 10–20 % van de dementievormen gaat het om vasculaire

---

3   De ervaring leert wel dat er enige mentale verschijnselen kunnen blijven, bijvoorbeeld iets tragere informatieverwerking, wat initiatiefproblemen, enige toename van apathie en vermoeidheid. Allemaal niet grotesk, maar in het dagelijks leven wel merkbaar.

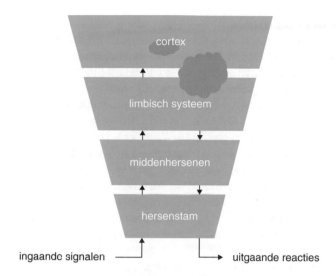

ingaande signalen ────┐   ┌──▶ uitgaande reacties

◩ **Figuur 4.2**   Vasculaire dementie in beeld gebracht.

dementie (◩ fig. 4.2). Bij eenzelfde percentage is er een duidelijke combinatie van Alzheimer-dementie mét vasculaire problemen (dan wordt gesproken van een mengbeeld). Bij hersen-onderzoek na de dood blijkt overigens dat de mengvorm vrijwel regel is. Dus mensen met de ziekte van Alzheimer hebben vrijwel altijd ook kenmerken van vasculaire dementie, maar dan overheersen de afwijkingen die de ziekte van Alzheimer veroorzaken; andersom hebben mensen met vasculaire dementie vrijwel altijd ook kenmerken van de ziekte van Alzheimer, echter hier zie je vooral de hersenkenmerken van vasculaire dementie. Het is dus 'en-en', waarbij het beeld wordt bepaald door wat overheersend is, de vasculaire of Alzheimercomponent.

Het merkbare begin van vasculaire dementie kan acuut zijn, van de ene op de andere dag. Dat is te verklaren uit de kleine beroerte die optreedt. In de dagen of weken erna kan er (gedeeltelijk) herstel zijn, uiterlijk tot een aantal maanden. Het functioneren kan sterk fluctueren, bijvoorbeeld door omstandigheden als vermoeidheid of stress. De effecten van vasculaire problemen verschillen sterk tussen mensen en hangen samen met de hoeveelheid schade en de geraakte hersengebieden. Belangrijk is dat stemming en emoties vaak veranderen: somberheid, apathie, gebrekkige regulering van emoties, emotionele labiliteit, plotse huilbuien die soms spontaan of na enige afleiding wegebben, dit alles komt voor. Bij elk nieuw accident kunnen zich, afhankelijk van de beschadigde plek, nieuwe uitvalsverschijnselen aandienen. Tot die tijd kan iemand stabiel blijven. Kenmerkend voor vasculaire dementie is daarom de vrij schoksgewijze achteruitgang. Opeens levert iemand weer in, dan is er weer een tijdelijke stabiliteit, dan weer achteruitgang, enzovoort. Dit is een vuistregel, waarop ook uitzonderingen zijn. Er kan voor en na de vrij plotselinge achteruitgang een trage maar wel gestage achteruitgang zijn. Bij vasculaire dementie vormen de vaatproblemen de hoofdoorzaak. Er is vaak een algeheel vaatlijden, waardoor ook geleidelijke achteruitgang voorkomt. Die kan er dus zijn samen met de schoksgewijze achteruitgang door afsluiting van vaatjes.

De acute afsluiting van hersenvaatjes kan ook epileptische verschijnselen veroorzaken. Dit zijn elektrische ontregelingen (kortsluitingen) met gevolgen als een tijdelijke bewustzijnsdaling of -verlies, spiertrekkingen, urineverlies. Vaak zijn deze aanvallen 'lokaal'; samenhangend met de plaats van beschadiging. Iemand trekt bijvoorbeeld met één arm of been. Deze plaatselijke overprikkeling van hersenweefsel kan zich ook verspreid over grotere delen voordoen, of zelfs over de hele hersenen. In het laatste geval spreken we van 'secundaire generalisatie' van de epilepsie: in tweede instantie raakt het hele brein overprikkeld. Soms gaat dat zo snel, dat de plaatselijke verschijnselen niet of nauwelijks opvallen. Die 'grote' epileptische aanvallen worden ook wel 'grand-mal aanvallen' of 'tonisch-clonisch insult' genoemd. Kenmerkend hiervoor zijn plotseling neervallen, acuut bewustzijnsverlies, incontinentie, krachtig strekken van alle lede-maten, gevolgd door schudden van ledematen. In een aantal gevallen treedt ook de zogeheten tongbeet op: de kaakspieren trekken ongeremd (!) samen en dat resulteert tot hard op de tong bijten. Dat geeft veel bloederig slijm en is een akelig gezicht (de tongbeet is pijnlijk, maar her-stelt altijd binnen enkele dagen). Belangrijk bij zo'n aanval is dat iemand zo ligt dat hij zich niet kan verwonden en gelijk na de aanval het hoofd opzij heeft zodat er geen verstikkingsgevaar is. Verder is het advies de persoon zo weinig mogelijk aan te raken, omdat elke aanraking de her-senen prikkelt. De aanval kan dan langer duren of gaat over in een tweede aanval waardoor een levensgevaarlijke situatie kan ontstaan. Vaak hebben epileptische aanvallen een negatief effect op de toch al beschadigde hersenen. Er zijn medicijnen die deze aanvallen helpen voorkomen. (anti-epileptica).

Sommige mensen met vasculaire accidenten krijgen vooral schade in dieper gelegen her-sendelen. Ze hebben kenmerken van subcorticale dementie (zie verderop in dit hoofdstuk). In dat geval is er overlap in kenmerken en aandachtspunten voor de omgang. Bij beide vormen is er een grote variatie in kenmerken en in niveau van functioneren.

Verdere aandachtspunten bij vasculaire dementie

- Het zich bewust zijn van eigen onvermogen kan bij vasculaire dementie lang aanwezig zijn. Dit geeft lijdensdruk. Hoe langer dit inzicht bestaat, hoe groter de lijdensdruk, want hoe meer 'falen' wordt opgemerkt. Begrip hiervoor is van groot belang. Wat je zegt, luistert nauw. Belangrijke vuistregel is: troost bestaat niet uit verkleining van het probleem, bijvoorbeeld door te zeggen dat iets wel meevalt of niet erg is. Voor wie inzicht heeft, valt het niet mee en is tekortschieten wel erg. Je daarover kunnen uiten en begrip ontvangen, is wel helpend.
- Het besef van onvermogen verschilt per persoon en bij één persoon zelfs per onder-werp. Er kan inzicht bestaan over de noodzaak van hulp in het huishouden, terwijl de eigen verkeersveiligheid onterecht als goed wordt gezien. Er kan besef zijn van een onvermogen ('Die arm doet het niet meer'), zonder inzicht in de gevolgen hiervan en/ of een erbij passende beleving. Deze verschillen hangen direct samen met de plaatsen in het brein waar schade is ontstaan. Ze hebben dus niets te maken met waar iemand wel of geen zin in heeft of wat iemand wel of niet uitkomt, laat staan met uitproberen, uitspelen of meer van dit soort kwalificaties. Tot al die laatste vaardigheden zijn deze mensen al lang niet meer in staat – zie de uiteenzetting van de hersenlagen (▶ H. 3). Het besef van onvermogen kan tot slot óók wisselen, naar gelang het functioneren van de hersenen *op dat moment*. Hersenfuncties vertonen over de hele dag heen schom-melingen. Bij mensen met vasculaire problemen zijn de schommelingen soms groter dan bij personen met een intact brein, of gegeven de grotere kwetsbaarheid hebben de schommelingen meer invloed en veroorzaken daardoor meer variatie in functioneren.
- Het algemeen functioneren en de mogelijkheden variëren zonder dat de persoon daar-op zelf invloed heeft. Wat de ene dag of het ene dagdeel gemakkelijk ging, blijkt later onhaalbaar. In mindere tijden zul je de eisen terugschroeven, richting 'toedekkende' uitleg. 'U bent nu moe en niet op uw best. Daarom help ik nu. Een volgende keer kunt u het vast weer zelf.'

- Zeer kenmerkend is de vertraging in mentale processen. Begrijpen, denken en reageren kosten meer tijd en energie. Deze vertraging zien we ongeacht de plaats van hersenschade. Wel zien we deze vertraging en vermoeidheid extra bij schade diep in de hersenen. Praktisch betekent het dat wij tijd moeten nemen. Wij zijn al gauw te snel. In de flow van het werk kan tempo drukken lastig zijn, maar uiteindelijk winnen we tijd. Te snel betekent immers onrust en stress, en dat veroorzaakt allerlei gedrag dat weer onze aandacht vraagt. Dus als vuistregel, en zeker in perioden van verminderde draagkracht is het raadzaam om contact te doseren, tempo aan te passen en zoveel mogelijk zielerust te bieden.

- Er is vaak sprake van zogeheten typerend onvermogen: bepaalde mentale functies kunnen niet alleen wisselend verstoord zijn, maar ook heel specifiek. Het lukt bijvoorbeeld nog wel informatie te begrijpen en op te slaan, maar minder om dit weer op te halen. Het terughalen is dan meer verstoord dan het inprenten. Hints kunnen dan helpen, foto's in het bijzonder. Ander voorbeeld: iemand kan niet meer vloeiend spreken, maar bij boosheid volgen wel kraakheldere verwensingen in volzinnen. Boosheid activeert andere hersengebieden en 'grove' taal gaat via heel andere routes in het brein dan taal onder rustige omstandigheden. Of iemand spreekt vloeiend, maar gebruikt verkeerde of woorden of verkeerde klanken. Zo zijn er nog talloze voorbeelden. Belangrijk is dat wat nog goed gaat (onder welke omstandigheden) en wat niet, per persoon verschilt en is niet afhankelijk van wat iemand wil, maar van de aangedane hersengebieden.

4.5 Subcorticale dementie

'Stille wateren ...'

'Meneer Boeren zegt dat hij het zó jammer vindt dat zijn vrouw vandaag niet kan komen. Merkwaardig genoeg heeft hij hierbij een volkomen uitdrukkingsloos gezicht. Hij kijkt me niet aan en vertrekt letterlijk geen spier. Het probleem is dat zijn lichaamstaal en mimiek zijn stilgevallen door de ziekte van Parkinson. Hij kan uiterlijk niet meer meebewegen met zijn gevoel, zowel in gebaar als in gezicht. Dat hij je in een gesprek vaak niet aankijkt, is dus geen blijk van desinteresse; het spontane aankijken is voor zijn hersenen een te hoge drempel geworden. Soms doet hij dit nog wel in gesprek, maar dan zakt na ongeveer een minuutje zijn blik weer naar beneden. Het lastige is dat er meer emotie in hem lijkt te zitten dan eruit komt. Soms wil hij iets belangrijks zeggen, maar valt hij na twee goede zinnen stil. Ik moet dan denken aan mijn kampeervakantie, toen mijn bijna lege zaklantaarn een straal licht gaf zodat ik net een of twee zinnen kon lezen, waarna de duisternis weer regeerde. Hij lijkt niets mee te krijgen van wat om hem heen gebeurt, maar soms horen we via bezoek dat wel degelijk een en ander bij hem is binnengekomen. Hij vertelt stukken van onze conversatie aan hen. In andere gevallen is het vertelde of wat gebeurde langs hem heen gegaan. Hij is een stil water geworden, met – soms – diepe gronden.'

Bij subcorticale dementie zijn er problemen in de dieper gelegen hersendelen, onder meer het limbisch systeem en de middenhersenen (subcorticaal = onder de hersenschors). Deze delen hebben intensieve verbindingen met de frontale hersendelen. Hierdoor hebben beschadigingen

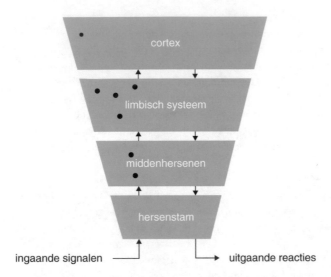

ingaande signalen ——————┐ └——→ uitgaande reacties

⬛ **Figuur 4.3**   Subcorticale dementie in beeld gebracht.

of veranderingen in deze diepere hersendelen altijd gevolgen voor het functioneren van hoger gelegen hersendelen en daarmee voor het mentaal functioneren (⬛ fig. 4.3).

Wat is kenmerkend aan subcorticale problemen? Sneller en langer moe, ontremming of juist stilvallen in reageren, problemen met filteren van ruis en selecteren van betekenisvolle signalen en bij een aantal mensen sterke vertraging in motoriek en informatieverwerking. Dit laatste is bijvoorbeeld te merken aan het slecht functioneren in groepsgesprekken en in prikkelrijke omgevingen. In een veelheid aan prikkels verliest iemand de concentratie, kan gesprekken niet meer volgen en haakt dus af. Deze situatie zal menig begeleider bekend voorkomen. Er kan ook sprake zijn van onderprikkeling, vanuit de omgeving of doordat prikkels niet meer of vervormd aankomen. Aangezien onze hersenen niet zonder prikkels kunnen, gaat het brein bij onderprikkeling zelf prikkels maken. Iemand gaat dan bijvoorbeeld op tafel trommelen of roepen. Daarnaast raken vaak fantasie en realiteit verstoord, wat tot hallucinaties en waanachtige belevingen kan leiden. De motorische problemen variëren van een wat houteriger motoriek, moeite met eenvoudige bewegingen (soms met valgevaar), tot tijdelijk of langduriger blokkeren in bewegen. Soms is het moeilijker om bewegingen op verzoek uit te voeren (intentioneel: ofwel doelgericht en onder bewuste controle), terwijl diezelfde beweging later spontaan wel vloeiend verloopt (incidenteel, op geleide van emotie). Dit geeft het risico dat moeilijker bewegen op verzoek als onwil wordt opgevat, terwijl het echt om onvermogen gaat! Spontane gebaren en mimiek kunnen verminderd zijn. Het geheugen kan nog lang goed zijn, of op bepaalde momenten nog goed, afhankelijk van iemands gemoedsgesteldheid en gunstige (niet storende) omgevingsinvloeden (ook hier dreigt misinterpretatie, alsof iemand alleen onthoudt als het hem of haar uitkomt). Al deze verschijnselen zijn grotendeels te herleiden tot de problemen in de dieper gelegen hersendelen. De belangrijke verbindingen tussen de diepere hersendelen en de frontale hersenen gaan van zowel diep naar hoog als omgekeerd. De diepere hersendelen zenden dus signalen uit naar de hogere delen en andersom. Beschadiging van dieper gelegen delen heeft dus ook gevolgen voor functies die door hogere hersendelen worden geregeld. Hierdoor ontstaan bij subcorticale dementie ook onder meer aandachtsproblemen (vooral richten en vasthouden van aandacht), verminderd initiatief, plannings- en organisatieproblemen, verminderde empathie, verstoringen in de regulering van emoties en in initiatief.

Subcorticale dementie komt bij ongeveer 1 op de 20 mensen met dementie voor. Lewy-body-dementie richt ook subcorticaal schade aan. Bij Lewy-body-dementie zien we in de hersencellen inkapselingen van eiwit: de lewylichaampjes (*Lewy bodies*). Deze abnormale afzettingen ontstaan waarschijnlijk als gevolg van 'gevaar' voor aantasting van hersencellen, bijvoorbeeld bij vergiftiging van een hersencel. Voor alle duidelijkheid: het lichaam zelf raakt niet vergiftigd, dus de persoon in kwestie heeft geen vergiftigingsverschijnselen zoals dat het geval is bij het eten van bedorven voedsel. Mogelijk zijn de hersenen van sommige mensen gevoelig voor bepaalde stoffen, die dan dus een bedreiging vormen voor de hersenen en dan leiden tot deze abnormale afzettingen. Bij deze vorm van dementie bevinden de afwijkingen zich zowel in de hersenschors als in de dieper gelegen delen en dan vaak de delen die ook beschadigd zijn bij de ziekte van Parkinson (de zwarte kernen, in vaktaal substantia nigra). Kenmerkend voor Lewy-body-dementie is het sterk wisselende karakter van verschijnselen. Van dag tot dag, maar ook van uur tot uur en zelfs nog korter. In vergelijking met de ziekte van Alzheimer vallen de geheugenstoornissen aanvankelijk vaak nog mee. Voorop staan vooral stoornissen in aandacht, stoornissen in uitvoerende functies (onhandig, volgorde kwijt), moeite met planning en organisatie, vertraging in denken, geen lijn vasthouden in verhalen, of verdwalen in bekende omgevingen. Daarnaast zoals gezegd verschijnselen die we ook bij de ziekte van Parkinson zien. Lewy-body-dementie wordt overigens vaak ten onrechte Parkinsondementie genoemd. Bij Parkinson komt deze vorm van dementie wel vaak voor, maar er is geen één op één verband. Uit hersenonderzoek valt bijvoorbeeld op dat bij de combinatie van Parkinson- en Lewy-body-dementie, de lewylichaampjes veel meer beperkt blijven tot de gebieden van de zwarte kernen die de ziekte van Parkinson veroorzaken. Los van Parkinson zien we de lichaampjes veel verspreider over het brein. Op grond hiervan verschillen ook de verschijnselen. Zonder de ziekte van Parkinson zijn er veel meer symptomen ten gevolge van schade hoger in het brein, zoals aandacht- en concentratiestoornissen. Bij subcorticale dementievormen en Lewy-body-dementie zijn er verhoudingsgewijs vaker psychotische kenmerken dan bij andere vormen van dementie. Iemand kan verward raken en dingen zien of horen die er niet zijn (hallucinaties), of oncorrigeerbare onjuiste gedachten hebben (wanen). De verwardheid kan toenemen door medicijnen die worden gegeven om de motoriek soepeler te maken (zoals Sinemet, een middel tegen Parkinson). Bij het instellen op medicatie is bij deze mensen expertise en ervaring noodzakelijk. Een van de moeilijkheden hierbij is dat ook bij een aanvankelijk goed effect, later toch weer een verandering in dosis en middel nodig kan zijn, waardoor onverwachte effecten kunnen optreden. Kortom: het beschadigde brein reageert vaak kortdurend en wispelturig op medicatie.

Belangrijke aandachtspunten bij subcorticale dementie

- Besef van achteruitgang is vaak aanwezig, inzicht en overzicht zijn vaak verminderd. Dit heeft ingewikkelde psychologische gevolgen. Inzicht geeft houvast, ontbreken van inzicht vermindert de diepte van de beleving. Maar het besef geeft een vaag, en soms helder, gevoel dat er iets mis is, dat je faalt. Mensen kunnen dit falen door gebrek aan inzicht niet duiden. Dat maakt onzeker tot angstig. Achterdocht kan snel toenemen: wie zichzelf niet begrijpt maar wel aanvoelt dat er veel misgaat, kan de schuld bij de ander gaan leggen. Ons brein wil namelijk altijd een verhaal. Wie een oorzaak niet in zichzelf vindt, zoekt die elders. Dat gaat bij deze mensen niet bewust, maar het gebeurt wel.
- Vaak is er een beperkte psychische draagkracht. Dat is een ongelukkige combinatie met bovenstaand punt. Er is verminderd inzicht maar wel besef, wat onzeker en angstig maakt en waarbij de vermogens om dit te hanteren verminderd zijn! De reacties op

deze verminderde psychische spankracht lopen sterk uiteen. Agressie en woede, zich terugtrekken, verdwalen in chaotisch (zoek)gedrag; het kan allemaal.

- Wees alert op mentale vertraging, dus een tragere informatieverwerking en vertraagde reacties. Belangrijk zijn dan een kalme benadering, tijd geven om te reageren, zelf rustig blijven in afwachting van reactie, vermijden van drukte en veel prikkels (zet radio of televisie bijvoorbeeld uit). Een valkuil, hierboven al genoemd, is dat het doseren van prikkels zover wordt doorgevoerd dat er te weinig prikkeling is. Te weinig *dynamische* prikkeling, om precies te zijn. Onder dynamische prikkels valt alles wat beweegt of geluid teweegbrengt (televisie, muziek), in tegenstelling tot stilstaande (statische) prikkels (een schilderij). Bij het ontbreken van voldoende dynamische prikkels gaat iemands brein zelf prikkels maken, bijvoorbeeld door te roepen, schelden, schreeuwen, slaan, of in het ergste geval hallucineren, bijvoorbeeld stemmen horen.
- In de beperking toont zich de meester, ofwel doseer. Wees kort en helder in wat je zegt. Doe één ding tegelijk. Mijd dubbeltaken (zoals een intensief gesprek tijdens het lopen) en wissel niet vaak en niet snel af in taken en onderwerpen. Breng pauzes aan, geef gelegenheid tot rust bij opkomende vermoeidheid.
- Er zijn vaak grote schommelingen in functioneren, pieken en dalen dus, maar ook de duur van mindere en betere perioden kan sterk variëren. Dan zijn mensen bijvoorbeeld gedurende een langere periode rustig en daarna gedurende een langere periode weer onrustig. Soms zie je ook bij een vorderende dementie nog heldere perioden (soms zelfs zo opvallend dat de omgeving perplex is), deze worden in het verloop van de ziekte wel spaarzamer en meer kortdurend.
- De problemen in motoriek kunnen uiteenlopen: stijfheid (rigiditeit), voorovergebogen houding, schuifelpassen, traagheid en blokkeren, bevingen, spreken met zachte stem (dysfonie) en gestoorde articulatie (dysarthrie). Er kunnen problemen zijn om een beweging te starten, en/of om deze te stoppen. De speekselproductie kan verhoogd zijn terwijl het spontaan wegslikken ervan vermindert, zodat speekselvloed ontstaat (kwijlen). Deze kenmerken zijn een gevolg van verstoringen in de dieper gelegen hersendelen, om precies te zijn in het aansturen van de spieren (zoals de slikspieren). Verbaal aansporen en druk uitoefenen versterkt het blokkeren bij bewegen! Hoe bewuster de persoon de beweging wil maken en hoe meer hij zich daartoe onder druk zet, des te moeilijker het meestal gaat. Dat komt omdat de aansturing via de cognitieve route (dus via 'opdracht') voor de hersenen in toenemende mate een onbegaanbare weg is. Omgekeerd is de automatische route intact, dus vanzelf gaat het wel! Als later de bewuste wil er niet meer is, kan de handeling soms wél ineens spontaan en vloeiend verlopen. Het kan niet genoeg benadrukt worden dat het hierbij dus niet gaat om gebrekkige motivatie of onwil, maar om onvermogen. Soms gaat het bewegen makkelijker door bijvoorbeeld tijdens het lopen hardop te tellen, dit is een min of meer automatisch verlopend richtsnoer voor het bewegen.
- Voorkom ook onderschatten of ondervragen. De persoon geeft soms de indruk dat veel langs hem heengaat en niet meer boeit, bijvoorbeeld door verminderde mimiek en minder spontane gebaren (lichaamstaal), het minder knipperen met de ogen en minder maken van oogcontact. Hierdoor kan gemakkelijk de schijn van interesseloosheid of vergaand cognitief verval ontstaan, maar de lichaamstaal 'ligt stil' door de verminderde motorische aansturing ten gevolge van de hersenproblematiek, en dit zegt niets over de onderliggende motivatie. Dus ook al krijg je een andere indruk, jouw gesprek kan zeker op prijs worden gesteld. Het gevoelsleven is er nog wel degelijk en het begrijpen

kan nog meevallen. De non-verbale ondersteuning ontbreekt en die zet op het verkeerde been. Als iemand geen reactie geeft, of een antwoord niet weet, kan de schijn ontstaan dat de persoon de informatie kwijt is of niet heeft opgeslagen ('het komt niet binnen'), maar ook hier kan de schijn lelijk bedriegen. Ten eerste kan de vertraging enorm zijn, waardoor iemand het antwoord *nog* niet weet en meer tijd nodig heeft dan hij of zij van de omgeving krijgt. Ten tweede kan de opslag er zijn maar het aanwenden hiervan, het ophalen en weergeven, moeilijk verlopen. De input en output zijn verschillende trajecten in het brein en die kunnen in allerlei variaties verstoord zijn. Met hints, via herkenning, of later spontaan, als er geen druk meer is, komen de geheugeninhouden dan gemakkelijker naar boven. Opeens is de reactie er dan wel omdat de omstandigheden ervoor aanwezig zijn.

- De stemming kan negatiever worden. Bij aantasting van de zwarte kernen vermindert de dopamineproductie en daarmee het vermogen tot plezier hebben. Hierdoor wordt iemand somberder. Gebrek aan initiatief en apathie komen ook vaak voor. Hersenveranderingen zijn de oorzaak. Soms valt de negatievere stemming niet op door verminderde lichaamstaal (zie hierboven), verminderd initiatief om iets kenbaar te maken, of het schuilgaan onder prikkelbaar of gespannen zijn.
- Eventuele psychotische kenmerken zoals wanen en hallucinaties vragen zorgvuldige aandacht. Wees bij achterdocht niet al te indringend en direct, zit de persoon niet letterlijk en evenmin figuurlijk dicht op de huid. Bij het benaderen kun je bij elke fase kort toestemming vragen, zoals om binnen te komen, dichterbij te komen, te gaan zitten en zo verder. Spreek de wanen niet direct tegen. Ga er ook niet volledig in mee, maar vraag bijvoorbeeld concreet na hoe iemand zijn directe omgeving ervaart. Direct tegen de waanideeën ingaan versterkt de onderliggende gedachten en de negatieve emoties. Het contact kan gaandeweg kalm op de ervaring hier en nu worden gericht. Wat neemt hij waar, wat ziet hij precies, wat hoort hij, wat zeggen de stemmen? Bij enige twijfel over de eigen opvatting kan die wel voorzichtig worden geuit, maar blijf voorzichtig met de hallucinatie of waan te elimineren. Zeg bijvoorbeeld: 'Weet u helemaal zeker dat…', 'Kan het ook zijn dat…', of nog iets gewaagder: 'Het is dat u het zegt, maar ik vind uw verklaring moeilijk te geloven. Zou er ook nog een andere verklaring voor kunnen zijn…?'. Ervaringen van de ander wegzetten als onmogelijk is 'dodelijk'. Daarmee stap je uit het contact en voelt de ander zich onbegrepen, wat de stress verhoogt en daarmee de symptomen verergert. Het onderliggende gevoel benoemen is vaak een veiliger weg. 'Als ik … zou zien, zou ik gespannen zijn. Hoe is het voor u?' Het werkt soms om op een zeker moment (niet te snel!) over te schakelen op andere, niet emotioneel belaste onderwerpen, zoals de dagelijkse dingen die plaatsvinden, de gebeurtenissen om hem heen, onderwerpen waarin hij goed thuis is. Dit afleiden helpt. Het is effectief omdat iemand vastzit in zijn eigen waarneming en zelf niet kan wisselen. Die wisseling moet van buitenaf komen. Maar niet nadat contact is gemaakt en dus niet nadat je belangstellend naar zijn ervaringen en gevoelens bent geweest!
- Onderbreek iemand niet als hij of zij praat of met iets bezig is, althans doe dat niet snel. Bij het niet kunnen stoppen met bewegen of praten kan onderbreken nodig zijn, maar dat abrupt doen geeft mogelijk weerstand. Vermijd ook het snel achter elkaar stellen van vragen. Niet opjagen dus. Luister zonder commentaar én zonder het nadrukkelijk beamen van niet kloppende gedachten en ervaringen. Neem een houding aan van 'welwillende neutraliteit' en vooral van belangstelling. Blijf zelf kalm en vermijd bij jezelf heftig of emotioneel reageren. Spreek niet luid en evenmin snel. Doel van al deze

adviezen: contact maken of proberen te houden, de belevingswereld van de ander naderen om zijn of haar eenzaamheid iets te verminderen. Beïnvloeding kan alleen in contact.

4.6   Frontotemporale dementie

Consternatie bij de HEMA

Ze is 62 jaar, maar als je mevrouw Klaassen ziet schat je haar jonger. Slank, soepel bewegend, scherpe blik. Haar man wilde haar thuis houden, maar een opname bleek onvermijdelijk. Mevrouw Klaassen kreeg meermalen per week de geest en pakte dan de fiets om naar het stadscentrum te gaan. Ze liet zich dan door niets en niemand van haar voornemen afhouden. Als ze dan weg was, had haar man geen rust. Wat zou er nu weer gebeuren? Hij wist dat ze in het verkeer onveilig was, overstak zonder vaart te minderen, of het licht nu op rood, oranje of groen stond, en of er nu wel of niet ander verkeer haar pad kruiste. Eenmaal in de stad aangekomen, kwamen er weer andere risico's. Bij de Hema was ze al vaker opgepakt door de politie, omdat ze zich bij de wc het kleingeld van het schoteltje toe-eigende. Het maakte daarbij niet uit of de toiletjuffrouw er zat of niet, mevrouw Klaassen pakte dat geld gewoon. Als ze dan weer eens met de politie mee moest, bleek ze daarvan op dat moment wel onder de indruk, maar ze begreep alle commotie niet. Ze kon een volgende keer weer precies zo in de fout gaan, of op een andere manier voor problemen zorgen. Eerder ging haar man wel eens mee met haar naar de stad. Hij zag dan pijnlijke taferelen. Bij mensen die een frietje zaten te eten zag hij haar ongevraagd aanschuiven, vroeg of ze er óók een mocht om zonder het antwoord af te wachten van hun bord te gaan eten.

Bij een minderheid van mensen met dementie (minder dan 10%), starten de hersenproblemen in de voorste (frontale) hersengebieden (◻ fig. 4.4). We spreken dan van frontotemporale dementie (FTD). Het woord frontaal slaat dan op de voorste hersendelen, temporaal is het hieraan grenzende deel naar onderen, richting midden, de slaapkwab. Bij deze dementievormen spelen erfelijke factoren een grotere rol. Soms is de oorzaak onbekend. Deze dementie treedt vrij vaak op 'jongere' leeftijd op (soms al vanaf het veertigste jaar), met een piek tussen het vijftigste en zestigste levensjaar. Kenmerkend is het begin met veranderingen in gedrag en persoonlijkheid. Als die veranderingen subtiel zijn of – ook door de jongere leeftijd – worden opgevat als psychiatrische of relationele problemen. Het kan lang duren voor aan dementie wordt gedacht en deze wordt vastgesteld. Een bijkomende moeilijkheid is dat op hersenscans de ziekte doorgaans niet snel is vastgesteld (Rosso & van Swieten, 2000).

Er zijn opvallende veranderingen in persoonlijkheid en gedrag. Die kunnen zich uiten in initiatiefloosheid, onverschilligheid, maar ook ontremd en impulsief gedrag en decorumverlies. Decorumverlies is het zich minder gedragen naar de eisen van omgeving en gezelschap. Hoe wij ons dienen te gedragen in wisselende sociale omstandigheden, weten we op grond van ons sociale geheugen. Deze vorm van geheugen wordt aangestuurd door onze frontale hersenen en die raken bij FTD het eerst in verval. Dwangmatig gedrag, het vasthouden aan bepaalde volgordes en rituelen, komen ook veel voor. De voorste hersendelen zijn belangrijk om gedrag te doseren en te wisselen van gedrag, dit alles wordt moeilijker. Bovendien lukt het deze mensen niet meer om de gevolgen van gedragingen en reacties te overzien, te leren van eigen fouten

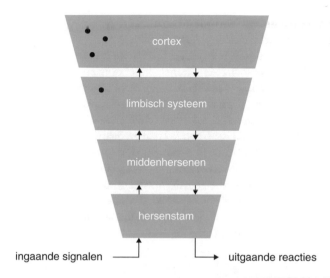

□ **Figuur 4.4**   Frontotemporale dementie in beeld gebracht.

en zich te houden aan afspraken. Iemand kan niet meer vooruitzien en plannen, automatische handelingen worden in de verkeerde context getoond. De wandelschoenen gaan bijvoorbeeld in het tuinhuis uit, ook als daar geen andere schoenen staan en iemand met sokken aan over een nat tuingedeelte moet lopen. Soms – maar niet altijd! – zijn er al vroeg in het ziekteverloop geheugenproblemen. Egocentrie gaat vaak al gauw het beeld kleuren. Dat komt door verlies van vermogen om met anderen rekening te houden. Dit is een vaardigheid die afhankelijk is van een uitgebreid netwerk van hersendelen, onder regie van de frontale hersenen. Egocentrie werkt dan bijvoorbeeld door in geheugen: mensen onthouden alleen wat direct(!) in hun belang is. Vaak wordt dan gezegd dat deze mensen egoïstisch zijn, maar dat is dus niet zo. Ze hebben een groeiend onvermogen om met hun omgeving en naasten rekening te houden. Het dieper over zichzelf nadenken (zelfreflectie) schiet er vaak al snel bij in; niet toevallig een even complexe en vergelijkbare competentie. Meestal is er verarming van taal, soms al in een vroeg stadium. Spontaan wordt bijvoorbeeld minder gezegd, gesproken zinnen worden korter en de woordenschat verarmt. Wat wordt gezegd kan beperkt blijven tot standaarduitdrukkingen of nazeggen. In het eindstadium is er overigens soms geheel geen spraak meer.

Wat deze mensen in beweging zet, is sterk bepaald door persoonlijk belang ('Even kijken waar mijn vrouw mijn rookwaar nu verstopt!'), terwijl andere, belangrijker zaken niet meer in iemands systeem zijn of aankomen. Iemand kan dan passief worden, of juist doelloos herhalend gedrag vertonen. Dat laatste, ondoelmatig herhalend gedrag, kan zich in het latere beloop ook uiten in een drang om alles wat iemand ziet aan te raken. Soms wordt dat als vervelingsgedrag geduid, maar bij frontotemporale dementie ontstaat dit door frontaal verval. Onze diepere hersendelen hebben de neiging om alles aan te raken, onze hogere hersendelen beperken dit tot aanraken wat nodig is. Een vork zullen wij alleen pakken als we iets willen eten. Het frontale brein selecteert het gebruik en dus het aanraken. Bij frontotemporale dementie kan deze selectiefunctie verloren gaan. Het gevolg is dat iemand alles wat hij ziet gaat aanraken of vastpakken, vaak zonder te weten wat hiermee te doen. Dat aanraken kan ook mensen betreffen. Dan kan het dichtbij komen en liggen misinterpretaties op de loer (seksueel ontremd bijvoorbeeld). Het is een soort loze drang tot aanraken, zonder ook maar enige intentie. Juist de intentie is afwezig, omdat het frontale brein intenties stuurt. Inzicht hierin voorkomt misinterpretaties en vormt de juiste houding van hulpverleners en stuurt daarmee ook interventies.

Deze vorm van dementie heeft kortom al in een vroeg stadium grote impact op het dagelijks leven en het leven met elkaar. Juist de sociaal-emotionele functies laten het afweten. Vermindering van meeleven, niet meer weten hoe je je in gezelschap dient te gedragen, steeds sterkere gerichtheid op uitsluitend eigen belangen en voordeel, en alleen daarvoor nog uit de stoel komen, het kan allemaal overkomen als asociaal, lui, onverschillig. Terwijl al deze verschijnselen te herleiden zijn tot een teloorgang van het frontale brein en daarmee een tragisch gevolg zijn van een verschrikkelijke hersenziekte. In de loop van het ziekteproces zijn er vaak ernstige emotionele ontregelingen. Door het verval van het frontale brein gaan de remsystemen op primaire emoties falen en kan ernstige emotionele ontsporing ontstaan, bijvoorbeeld heftige woede-uitvallen, van schelden tot fysiek geweld (zonder dat de persoon in kwestie oog heeft voor de gevolgen voor de ander). In een gevorderd stadium kan ook het tegendeel ontstaan: ernstige apathie. Iemand komt dan tot weinig meer, waarbij denken en emoties uitdoven.

Belangrijke aandachtspunten bij frontotemporale dementie

- Je kunt de indruk krijgen dat de persoon beter kan dan deze feitelijk laat zien. Onder meer doordat iemand iets wel onthoudt, maar zich daar niet naar gedraagt. Dat is geen kwestie van onwil of jou de voet dwars willen zetten, maar een probleem om van weten naar doen te komen. Het uitvoeren van handelingen kan lastig worden doordat de planning ervan onoverkomelijk is. Het kan moeilijk te accepteren zijn als de persoon jou of anderen schoffeert, zonder enige consideratie of berouw. Realiseer je dat het daarbij om een ontremde primaire emotie gaat, het ontbreken van consideratie komt voort uit verval van het frontale brein. Zoals apathie ('Hij doet niks') ook voortkomt uit verval van het frontale brein. Het is dus géén bewuste keuze om iets maar te laten, laat staan dat het onverschilligheid is zoals wij dat kennen. Algemene aansporingen tot meer verantwoordelijk gedrag hebben dus geen zin. Hier en nu corrigeren van ontoelaatbaar gedrag en sturen tot gewenst gedrag kán wel effectief zijn, maar altijd voor de korte termijn. De personen in de directe omgeving zullen zijn gedrag moeten (blijven) regelen, ofwel het stuur moeten overnemen. Het afremmen van impulsen en het zelf reguleren van denken en doen, kunnen verstoord zijn. Dan is het nodig dat de omgeving de rem is. Kortom, afhankelijk van het beeld dat iemand vertoont, moeten wij afremmen of gas geven.
- De koppeling tussen taal en denken kan verbroken zijn. Bij de vraag om te gaan staan zegt de persoon 'Ja', maar blijft zitten, om vervolgens bij een uitgestoken hand als vanzelf omhoog te komen. Kennelijk moet er een zichtbare uitnodiging zijn. Bij ongewenst gedrag (zoals roken waar het niet mag) kan bij navraag een provocerend overkomend antwoord volgen: 'Ja dat weet ik, maar ik heb zin in een sigaret.' Maar dit betekent nog niet dat hij lak heeft aan regels, eigenwijs is, 'expres' en welbewust rookt, laat staan je uitdaagt of treitert. Hier speelt onvermogen en geen onwil. Het zelf regelen van denken en doen is aangedaan. Iemand heeft wel een verhaal bij zijn of haar gedrag en dat komt over als een smoesje hebben of altijd een verhaal hebben. Dat laatste, altijd een verhaal hebben, is wel waar, maar berust niet op een keus. Het brein zelf hoest een verhaal op. Het is een onbewuste reactie.
- Het denken zal op steeds concreter niveau verlopen. Voor abstract denken is het frontale brein een absolute voorwaarde en die vermindert snel bij deze vorm van dementie. Subtiliteiten in de communicatie worden gemist. Stel dat de begeleider tijdens het eten

vraagt of de bewoner naar de keuken wil gaan om te kijken of er nog melk is. Dan kan het gebeuren dat de persoon dit doet, zonder melk terugkomt, en doorgaat met de maaltijd. Op de vraag 'Waarom heeft u geen melk meegenomen?' volgt geen antwoord en een verbaasde blik. De vraag was toch om te *kijken* of er nog melk was? Hij kan ook bij aankomst in de keuken de vraag al zijn vergeten. Snel afgeleid zijn is aan de orde van de dag. Het frontale brein zorgt ervoor dat wij afleidende prikkels kunnen wegzetten. Lukt dat niet meer, dan wordt iemand door van alles afgeleid. In het voorbeeld van zonet kan het dus ook gebeuren dat iemand met iets heel anders terugkomt, waar dan zijn oog op is gevallen. Of hij is onderweg door zoveel afgeleid dat hij niet meer weet wat hij ging halen. Dus naast de geheugenproblemen kunnen andere mentale problemen meespelen, zoals alles letterlijk nemen en verhoogde afleidbaarheid.

- Eenvoud en regelmaat zijn belangrijk. Verblijf tussen meer 'tolerante' bewoners kan kalmerend uitwerken op stemming en gedrag. Regelmaat en een weekprogramma bieden houvast, maar regelmaat kan ook vanuit de cliënt een hinderlijk dwingend ritueel worden. Vooral als de structurering op grond van tijd gebeurt, dus alles op vooraf vastgelegde tijdstippen. Vijf minuten te laat kan dan al paniek of onrust veroorzaken. Wie geen grip meer heeft en heeft 'geleerd' dat iets om vijf uur gebeurt en het gebeurt dan niet, kan zomaar in paniek raken. Met het frontale brein in ernstig verval is de rem gebrekkig en breekt de hel los. Vaak werkt daarom structureren op taak of gebeurtenis veel beter. 'Na de koffie gaan we gitaar spelen', in plaats van 'tussen tien en half elf drinken we koffie en om half elf gaan we gitaar spelen'. Het is prima het dag- en weekprogramma zichtbaar weg te leggen of op te hangen. Bij activiteiten en bezigheden is het goed uit te wijken naar taken die uit weinig stappen bestaan. Feit is wel dat ieders brein floreert bij ritme. Zeker ook het beschadigde brein, omdat dat minder kan aanpassen en zelf kan plannen. De kunst is om van het ritme geen harnas te (laten) maken en goed te bepalen welke ijkpunten in ritme en structuur rust geven.
- Omgevingskenmerken lokken vaak (probleem)gedrag uit. Zoals een deurklink kan uitnodigen om de deur te openen en weg te gaan, zo kunnen brandmelders (met daarop de tekst 'tik dit glas in') als vanzelfsprekend worden ingedrukt of geslagen. Dat laatste is dan geen baldadigheid of pesterij, maar het opvolgen van een instructie, ofwel uitnodigende prikkel. Het feit dat de instructie alleen bij brand aan de orde is, veronderstelt vergaand begrip dan nog aanwezig is. Het frontale brein regelt de selectie in toepassing, dus wanneer je instructies wel en niet moet volgen, en dat hersendeel laat het afweten. In het algemeen is het helpend als de omgeving overzichtelijk en niet druk is, geordend en voorspelbaar. Veranderingen in het team, maar ook in de verdere woonomgeving kunnen onrustig gedrag voeden.

Ten slotte is bij alle probleemgedrag, ongeacht de vorm van dementie, van essentieel belang dat naar mogelijk achterliggende factoren wordt gezocht. De veronderstelling dat sprake is van intentioneel gedrag, dus gedrag vanuit een vooropgezet plan, dient te worden losgelaten. Hersenkundig is dat bij deze ernstige aandoeningen niet meer mogelijk, hooguit in het beginstadium nog heel beperkt. Er is een dwingende reden tot gedrag en het is de uitdaging die te zoeken. De hersenveranderingen zijn hierboven uitvoerig besproken, steeds in relatie tot gedrag en gedragsveranderingen die zichtbaar zijn. De omgevingsinvloeden zijn hierin nog onderbelicht, in die zin dat de nadruk ligt op bejegening. We merken wel alvast op dat de inrichting van ruimten, dus ook bouw en architectuur, van groot belang is. Binnen het Breincollectief (▶ www.breincollectief.nl) is hierover veel kennis en ervaring beschikbaar. Verder speelt iemands persoonlijkheid mee, bijvoorbeeld hoe iemand voorheen reageerde op onbekendheid of bedreiging. Wel met deze kanttekening dat iemands persoonlijkheid door dementie ook ernstig vervormd of veranderd kan worden. Wie zich altijd goed kon beheersen (bijvoorbeeld bij belediging altijd tot tien of zelfs honderd kon tellen), kan dit vermogen bij problemen in de voorste hersendelen in een vroeg stadium verliezen en veranderen in een 'opgewonden standje', of iemand waarvan ongewoon veel blijkt af te glijden.

Literatuur

Aleman, A. (2012). *Het seniorenbrein*. Amsterdam: Contact.

Behl, C. (2007). De moleculen van Methusalem. *Psyche & Brein, 8.*

Geelen, R. (2009). *Dementie: verhalen & goede raad*. Houten: Bohn Stafleu van Loghum.

Rosso, S. M., & Swieten, J. C. van. (2000). Frontotemporale dementie. *Nederlands Tijdschrift voor Neurologie, 1,* 1–6.

Sinjan, M. (2013). Hersenonderzoekster Elly Hol: Afvalverwerking hersenen draait dol bij Alzheimer. *Psyche & Brein, 8.*

DVD

Ontregeld. Een drieluik over FTD. (2007). Wolswijk Videoproducties, Nijmegen.

Benaderwijzen

Samenvatting

Kennis van de hiërarchische organisatie van de hersenen (het hersenmodel) is behulpzaam voor de eigen beroepshouding, begeleiding, en het koesteren van reële verwachtingen naar iemand met dementie. En er is méér. De vele benaderwijzen die dementiezorg kent, zijn te plaatsen in een hersenmodel. De diversiteit van al die invalshoeken doet recht aan de uiteenlopende kanten van cliënten en diens omgeving, en sporen met de besproken systeemvisie. Van de benaderwijzen bespreken we achterliggende ideeën en geven we praktische voorbeelden.

5.1   Hersenlagen & benaderwijzen – 67

5.2   Socratische methode – 67
5.2.1   Socratisch bevragen – 70
5.2.2   Iemand met dementie socratisch bevragen? – 71

5.3   Rationeel emotief bespreken – 72

5.4   Realiteitsoriëntatie – 73

5.5   Herinneringsactivering en reminiscentie – 76

5.6   Belevingsgericht begeleiden – 77

5.7   Operant leren – 79

5.8   Model-leren & duozorg – 82
5.8.1   Het Rosenthal effect – 83
5.8.2   Duozorgen: teamleden leren van elkaar – 84
5.8.3   Nep of echt? – 85
5.8.4   Positief begeleiden in 5 stappen – 85

5.9   Muziekagogie – 87

5.10   Sensorische integratie – 87

5.11   Haptonomie – 88

R. Geelen, H. van Dam, *Dementie: van hersenlagen tot omgangsvragen,*
DOI 10.1007/978-90-368-1023-4_5, © 2016 Bohn Stafleu van Loghum, onderdeel van Springer Media BV

5.12   Klassiek conditioneren – 89

5.13   Primaire activering – 91

5.14   Passiviteiten van het dagelijks leven/comfortzorg – 92

5.15   Omgevingsinterventies – 94
5.15.1 Introductie nieuwkomer – 94
5.15.2 Vertrouwd & verdraaglijk – 95
5.15.3 Leefruimte – 95
5.15.4 De weg vinden – 96
5.15.5 Stoelen & tafels – 96
5.15.6 Spiegel aan de wand – 96
5.15.7 Licht & ramen – 97
5.15.8 Ruis en geluidsoverlast – 98
5.15.9 Temperatuur – 98
5.15.10 Geuren – 98

5.16   Psychofarmaca – 100
5.16.1 Speelt er een lichamelijk knelpunt? – 101
5.16.2 Is er pijn? – 101
5.16.3 Iets met het team/afdeling loos? – 101
5.16.4 Baat het niet, dan schaadt het mogelijk wél – 102
5.16.5 Heldere indicaties voor medicatie – 102

        Literatuur – 104

5.1 Hersenlagen & benaderwijzen

Er zijn veel invalshoeken om het wel en wee van mensen met dementie te helpen verbeteren. Deze plaatsen we in het hersenmodel (zie ◼ fig. 5.1). Ze staan afgebeeld naast de hersenlaag waarop zij in eerste instantie of voornamelijk betrekking hebben. Een aantal van de hieronder geschetste benaderwijzen grijpen hoger in het brein aan dan goed is voor iemand met dementie. Toch is bespreking nuttig voor het overzicht én om valkuilen te laten zien in de omgang. Bij andere hersenaandoeningen met lichte gevolgen kunnen zeker vruchtbaar zijn, maar soms ook (deels) bij mensen met dementie in concrete situaties of in optimale toestand. Daarnaast kan de benaderwijze geschikt zijn richting verwanten en zorgverleners; soms lichten we de betreffende benaderwijze toe vanuit de positie die naasten hebben.

De hersenlagen zijn onderling verbonden en beïnvloeden elkaar. Met de input van de beschreven benaderwijzen is het niet anders. Er is beïnvloeding richting andere hersenlagen. Hetzij naar hoger, hetzij naar lager gelegen niveaus. Zo kan gebrek aan blootstelling aan helder licht (onmisbaar voor het dag- en nachtritme en andere biologische ritmes) leiden tot huilerigheid (limbisch systeem) en negatieve gedachten (cortex). Er zijn ook positieve wisselwerkingen. Ontspannen in een warm bad kan opening geven tot menselijk contact (limbisch systeem) en meer positieve gedachten (cortex). Kortom, de beïnvloeding waaiert uit over het brein. De staat (van het brein) en mogelijkheden van beïnvloeding variëren bij eenzelfde persoon. Bij een beschonken (of heel gespannen) persoon is een coachende aanpak, waarin je iemand met socratische vragen tot eigen inzichten wil laten komen, ronduit onvruchtbaar. Je doet dan beroep op cognitie, een vermogen (hersenlaag) dat in die toestand onbereikbaar is.

5.2 Socratische methode

Bij de socratische methode is de insteek de ander met gerichte vragen zo aan het denken te zetten, dat iemand de situatie zelf gaat doorzien, daarin gaat wikken en wegen om de kwestie te aanvaarden of aan te pakken. Anders gezegd gaat het om vragenderwijs inzicht en vervolgens probleemoplossend vermogen te stimuleren (Appelo, 2011). De dragende gedachte hierachter is: de wijsheid zit in ieder mens en hoeft alleen (vragenderwijs) opgewekt en ontlokt te worden. De vragen zijn dusdanig dat ze de ander uit zijn vaste denkpatronen halen. Hiermee worden de impliciete aannames aan het wankelen gebracht. Je bent als de horzel die een rund maar niet met rust laat, en zo tot ander gedrag beweegt. Gegeven antwoorden ('Dat voel ik eenmaal zo', 'Zo denk ik erover') worden uitgevraagd. 'Dat begrijp ik, maar ís dat daarom ook zo?' 'Waarom ga je daarvan uit?' 'Hoe ben je daarachter gekomen?' 'Zijn er ook andere verklaringen?' Zoals de vroedvrouw de zwangere helpt om te baren, zo heeft ieder de nodige kennis in zich die alleen nog uit de spelonken 'verlost' moet worden. Hieruit is de Maieutische benadering voortgekomen. Maieutiek (maieutikê technê) is letterlijk de 'kunde van de vroedvrouw'. Bij de dialoog met de ander (elenchus) spreekt niets voor zich; elk detail kan reden zijn tot doorvragen. 'Is dit de enige verklaring voor wat u heeft gezien?' Een variant in de dialoog is de ironie (eirôneia), waarbij iemand eerst de redenering van de gesprekspartner volgt en vervolgens verder doortrekt, om zo te laten zien dat hij het niet met hem eens is. Nadenken over jezelf, de ander en de situatie waarin je verkeert, is een hoge mentale vaardigheid die vanuit de voorste delen van de cortex (de prefrontale cortex, PFC) wordt aangestuurd. Het is ook de meest kwetsbare functie, die bij hersenschade snel en wellicht zelfs het eerst, in het gedrang raakt. Dit gebeurt niet alleen bij hersenschade, maar ook bij vermoeidheid, onder stress, pijn of sterke emoties.

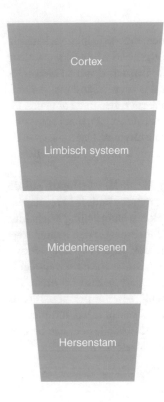

Socratische methode
('Is dat zo? Waarom denkt u dat? Is dit het allerbelangrijkst? Kunt u daar ook anders tegenaan kijken?')

Rationeel Emotieve Theorie
('U bent boos, die mevrouw zou dit niet mogen doen. Helpt u uzelf ermee zo boos te blijven? Wat zou u dan beter over haar kunnen denken?')

Realiteitsoriëntatie / psycho-educatie
('Goedemorgen mevrouw Jansen, Het is vrijdagochtend half negen. Ik ben Frans Deelen en verzorger. Ik kom u nu helpen met...')

Reminiscentie
('Vertel eens over uw mooiste herinnering aan uw dochter klazien.')

Belevingsgericht begeleiden
('Fijn dat ik u zie meneer Karelsen, kijk hier hangt een foto van u met uw kinderen en kleinkinderen. Stevige mensen, sterke handen net als die van u.')

Operant leren
('Ik dek de tafel kort voor het middagmaal, zo weten mijn cliënten dat er zo dadelijk eten komt en blijven ze zitten')

Model-leren
('Bij een conflict tussen tafelgenoten stel ik me kalm en correct op, zodat ik dit overbreng' 'Bij onrust in de groep zorg ik dat ik zelf extra kalm, zeker en geduldig omga met mijn bewoners')

Muziekagogie
(Met een muziekinstrument afstemmen – en vertrouwen op de ander. Door het luisteren naar en meezingen op mijn jeugdmuziek, voor even verwijlen in mijn pubertijd vol dromen en idealen)

Sensorische integratie / Stimulus discriminatie
(Gebruikmaken van het voorkeurszintuig; Voorkomen dat auditieve en visuele prikkels worden gecombineerd, omdat deze persoon dit niet verwerken kan. Voorkómen dat voorwerpen in het zicht van de persoon staan die afleidend kunnen werken)

Haptonomie
(Met open handen begeleiden, niet omklemd. Naast de persoon lopen, nabij. Met de volle hand aanraken, niet de vingertoppen)

Klassiek conditioneren
(Medicatie niet op zo'n moment toedienen, dat misselijkheid opkomt met de maaltijd. Dan kan de misselijkheid aan voedsel worden gekoppeld, en ligt later voedselweigering op de loer. Een nieuwe op comfortgerichte zorgroutine in een andere omgeving introduceren, waar de oude associaties aan ongemak hopelijk niet zullen opkomen)

Primaire activering
(In een prikkelarme, warm aandoende omgeving, iemand geselecteerde zintuiglijke indrukken laten opdoen die uitnodigen tot initiatief of ontspanning. Lappen stof van verschillende textuur laten 'onderzoeken')

PDL / Comfortzorg
(Via een uitgekiende methodiek en aangepaste kleding de verzorging zo min mogelijk belastend laten verlopen)

Omgevingsinterventies
Licht / warmte / ruisvermindering / aromatherapie
('Vóór het middagmaal zet ik mevrouw voor de lichtlamp. ze is dan alert, eet beter. Mevrouw heeft het snel koud, kan gaan rillen ook bij normale temperatuur. Via speciaal thermo-ondergoed blijft ze beter warm, en als ze koortsig is wordt het vocht beter van de huid afgevoerd')

◘ Figuur 5.1   Hersenlagen & benaderwijzen.

Bij de begeleiders van mensen met dementie kan socratisch motiveren effectief zijn, maar maar niet als zij uitgeput of afgebrand, dan wel overstuur zijn. Onder dezelfde voorwaarden kan het ook een insteek zijn voor de verwante en mantelzorger. Incidenteel zijn er in bepaalde situaties mogelijkheden bij cliënten, maar alleen in het beginstadium van dementie. Over zichzelf en anderen kunnen en willen nadenken en enige tolerantie voor frustratie, zijn bij deze benadering een randvoorwaarde en deze ontbreekt als dementie doorzet. Bij naasten of collega's werkt deze aanpak vaak wel. Stel dat een verwante of collega in een tunnelvisie is beland, bijvoorbeeld 'blind' doorwerkt ten koste van zichzelf en de ander. Eerst probeer je de ander dan te informeren en te adviseren. Als de ander vervolgens er niet toe komt te doen wat passend is, kan de neiging opkomen jezelf te herhalen, al of niet met een toon van ongeduld. Zo word je van adviseur, een advizeur. Dan kan een socratische aanpak vruchtbaar zijn. Je stelt je collega vragen die hem of haar tot nadenken aanzetten. Deze benadering kan ook een welhaast symbolische functie krijgen. Het gaat dan niet om de resultaten, maar om de aanpak waarin de ander betrokken wordt. De begeleider kan bijvoorbeeld een pas opgenomen cliënt haar verhaal laten doen, daarop dieper en verder doorvragen, om vervolgens terecht te komen bij de kwestie waarom zij meent opgenomen te zijn. De begeleider geeft dan niet meteen antwoord of vult in, en vermijdt zo een welles-nietes discussie. De cliënt kan zich dan gehoord voelen en de ervaring hebben dat er niet over haar wordt heengelopen. Nogmaals, dan heeft deze benadering niet zozeer inhoudelijk waarde, maar wel symbolisch en dus relationeel.

'Waarom ziet ze het nu niet in!'

Soms komt familie er maar niet toe om de knoop tot opname door te hakken. Dit is het geval bij de echtgenote van de man die in zijn dementie ernstige gedragsproblemen ontwikkelt, waardoor hij voor zichzelf en zijn omgeving bij tijd en wijle gevaarlijk wordt. Eerdere opnames zijn vlak voor, of enkele dagen erna door de echtgenote afgebroken, doordat zij hem na luttele dagen weer mee naar huis nam. Het is duidelijk dat verwijten daarover geen handig vertrekpunt zijn voor gesprek. Vragenderwijs de situatie verkennen geeft meer kans dat zijzelf kan gaan zien wat haar precies beweegt. Dan wordt in de regel duidelijk waar de knelpunten zitten. De maatschappelijk werkster steekt van wal. 'Vertelt u eens, u heeft uw man eerder laten opnemen – welke problemen waren er toen? Na enkele dagen nam u uw man weer mee terug naar huis … daarvoor had u redenen, denk ik. Vertel me daarover meer!' … 'Hoe ging het daarna thuis met hem?'… 'En met u?' Of, als variant hierop: 'Er is iets wat ik nog niet duidelijk heb. We hebben meerdere keren de noodzaak van opname besproken. U stemde daarin toe, maar nam uw man na een paar dagen snel mee naar huis. Blijkbaar heb ik iets over het hoofd gezien, of iets verkeerd gedaan. Kunt u me daarin op weg helpen? Hoe ziet u dit?' Uit haar antwoorden blijkt dat de echtgenote geen klachten richting hulpverlening heeft, maar andere kwesties benoemt. Deze belemmeringen worden niet met adviezen weggenomen, maar van gerichte vragen voorzien. 'U vertelt dat het voor uw kinderen wellicht zwaar is dat hun vader wordt opgenomen. Heeft u van hen daarover iets gehoord? Hoe is het voor uw kinderen zoals het nu thuis gaat? Ziet u mogelijkheden om hen te helpen bij het verwerken van het verdriet om de situatie van hun vader? Is het een idee om daarover eens met hen te praten?' 'U vertelt van uw vroegere belofte om altijd voor uw man te blijven zorgen, en u zegt: belofte maakt schuld. Wat ik u wil vragen: is dat wel zo? Ik bedoel: moeten beloftes altijd worden nagekomen?' 'Waarom?' … 'Hoe kijkt u aan tegen andere partners die hun man wel in het verpleeghuis laten opnemen?' … 'U begrijpt dat, zegt u. Oké, maar waarom bent u voor hen mild en voor uzelf streng? Leg het me eens uit, als u wilt?' … 'En wie bepaalt hoe hoog de prijs van thuis wonen mag zijn?' … 'Het is goed denkbaar dat thuis wonen ten koste gaat van u en uw man en zelfs misschien uw kinderen. Kan dat? Mag dat?' … 'Zijn er manieren om terug te komen op een belofte? Hoe kunt u dit dan doen?' … 'Is het een idee om daar samen naar te kijken?'

De begeleidster bewaakt het proces, stelt gerichte vragen en blijft doorvragen over de situatie, zonder te Oordelen, een Mening of Advies te geven (ofwel: 'Zij laat OMA thuis'). Hierdoor blijkt ook dat het steeds weer naar huis halen van haar man géén kwestie was van wispelturigheid, domheid, of 'kwaaie wil.' Na zijn opname kreeg zij ruimte tot nadenken over haar belofte en veronderstelde afwijzende reacties van haar kinderen. Mogelijk was dit een drijfveer om haar man uit het verpleeghuis te halen. Met deze inzichten kan de hulpverlener vragenderwijs verder om het denkproces te bevorderen. 'Blijkbaar zijn de problemen niet weg als uw man in het verpleeghuis is opgenomen. In de dagen daarna komt u tot nadenken en belast de situatie u. Ziet u een manier om hier iets aan te doen?' Of concreter maar minder socratisch en meer sturend: 'Helpt het als we elkaar de dagen na de opname zien?' Terug naar het socratisch vragen: 'Weten we nu absoluut zeker hoe uw kinderen zullen reageren op een opname? Nee? Hoe kunnen we daar dan achter komen? U houdt hen nu uit de wind en vertelt zo weinig mogelijk. Wat is het effect hiervan als het erom gaat dat zij de situatie en gevolgen van de dementie van uw man onder ogen zien?' 'U denkt dat uw man thuis beter af is. Kunt u dat toelichten? Is hij rustiger thuis? Uit zichzelf, of vooral doordat u er bent? Heeft u los van uw eigen ervaringen ook iets gelezen over verplaatsingseffecten bij mensen met dementie? Nee? Wat zou u dan kunnen helpen om hiervan een beter beeld te krijgen?' In plaats van stelligheden poneren en antwoorden voorschotelen, denkt de hulpverlener mee, stelt vragen, zet aan tot denken, onder meer over wat zij zelf kan gaan onderzoeken omtrent opname.

De hulpverlener kan moeite ervaren bij het socratisch bevragen, omdat het aanvoelt alsof zij de regie uit handen geeft. Er is minder zekerheid over wat ter tafel komt en waar je zult uitkomen. Tegelijkertijd neemt de kans toe op meer begrip voor de leefwereld van de ander. Deze ander is daarmee al enorm geholpen, het wordt vaak zo pijnlijk gemist. Daarnaast komt er wellicht beter zicht op passende interventies.

5.2.1   Socratisch bevragen

Voorbeelden bij ambivalentie ten aanzien van opname

mogelijkheden: bevragen	mijden
'Tot nu stemde u in met opname, en trok dit later in. U heeft daar uw eigen redenen voor. Waarschijnlijk heb ik in het contact met u op dit punt iets gemist. Kunt u me daarover iets zeggen?'	*preken* 'Als u geen opname accepteert, bent u verantwoordelijk voor de gevolgen als er ongelukken gebeuren. Ik wil met u afspreken dat u bij de volgende opname uw man niet voortijdig mag meenemen.'
'Vertel eens: hoe weten we nu zeker dat thuis wonen het beste voor hem is? Denkt u dat dit voor ieder altijd geldt?' 'Waarom?' 'Hoe zou u erachter kunnen komen of …' 'Wat zijn mogelijke redenen waarom uw man …' 'Hoe weet u of uw man er uiteindelijk gelukkiger mee is als …' (Bij een gegeven voorbeeld) 'O ja, dat kan een argument zijn. Weet u er nog meer?' … 'Zijn er ook tegenargumenten?' 'Moeilijk?' 'Wel, ik hoorde van het afdelingsteam bijvoorbeeld dat…'	*pleiten* 'Uw man is in het verpleeghuis beter af dan thuis. Ze hebben daar meer activiteiten, hij wordt goed verzorgd. U zult ook zien dat….'
'Laten we de voor- en nadelen van een opname op een rij zetten. Om te beginnen met de nadelen zoals u die ziet. Kunt u die opnoemen? Wat zouden u, uw man en kinderen verliezen met een opname?' 'Werkelijk? Is dat zo?' 'Vertel… '	*waarzeggen* 'Het is duidelijk dat het zo niet langer kan. U moet toestemming geven voor opname. Als het eenmaal zover is, zult u zelf ook zien dat dit beter is.'
'Welke gevolgen heeft het voor u als u hetzelfde blijft denken en doen?' 'Wat zijn de gevolgen voor uw partner? En voor uw kinderen?' 'Is dat het beste wat uit deze situatie te halen is voor u?'	*lesgeven* 'Ik zal u zeggen wat wetenschappelijk bekend is van de gevolgen als …'
'Is dat zo? …. Hoe weet u dat?' … (Na het aanhalen van een ervaring) 'Oké, dat voorbeeld is me duidelijk. Zijn er ook andere mogelijke uitkomsten?'	*dreigen* 'Als u de volgende keer uw man weer eerder ophaalt, is het de laatste keer geweest.'

mogelijkheden: bevragen	mijden
'Ja, u zegt: ik ben verantwoordelijk voor mijn man. Heeft u ook nog verantwoordelijkheden naar anderen?' ... 'Wat is ervoor nodig om die weer op te pakken?'	*gebieden* 'U moet ook aandacht geven aan uw kinderen, en voor uzelf zorgen.'
'Hoe wilt u voorkomen dat u te lang doorgaat?' 'Hoe merkt u dat dan?' 'Meent u dat? Heeft u ervaring op dit punt?' 'Gaat het dan ook zo? Altijd, of kunt u ook uitzonderingen bedenken?'	*voorspellen* 'Als u te lang doorgaat, dan valt u in een diep gat. Daarmee is niemand geholpen.'
'Waarover wilt u meer weten als het gaat om ...' 'Door wie of op welke manier kunnen we daarop antwoorden vinden?'	*verplichten* 'U zult uzelf goed op de hoogte moeten stellen van... Natuurlijk kunt u bij ons terecht, al heeft u in deze ook zelf een verantwoordelijkheid. Zo zit het leven nu eenmaal in elkaar.'

> 'Ik weet dat ik niets weet'
> 'Geef geen antwoorden, maar stel vragen'
> *Socrates, ca. 470 v. Chr. tot 399 v. Chr.*

5.2.2 Iemand met dementie socratisch bevragen?

Socrates ging ervan uit dat ieder zijn of haar eigen wijsheid in zich heeft, dat deze 'slechts' ontlokt hoeft te worden met gerichte vragen. Gaat dit ook op voor iemand met hersenletsel en dementie? Als deeltechniek zijn er wel mogelijkheden. Omgekeerd kan het een valkuil zijn om altijd maar zelf van alles te vragen, én te willen antwoorden op vragen van iemand met dementie. Denk bijvoorbeeld aan iemand die ervan overtuigd is dat zijn vrouw een ander heeft en hem vanuit eigenbelang heeft laten opnemen. De zorgverlener kan op op deze beschuldigingen reageren met socratische vragen die een symbolische waarde hebben, dus het contact dienen: 'U denkt dat uw vrouw een ander heeft en van u af wil?' Dan volgt vanzelfsprekend een bevestiging van de cliënt; hij weet het zeker! Dan: 'Als uw vrouw werkelijk van u af wil, waarom komt ze dan zo vaak langs? Dat is toch niet logisch?! En ze belt mij vaak bezorgd op om te vragen hoe het met u gaat. Wat denkt u, dat zal ze toch niet doen als ze niet om u geeft?' Hiermee lijkt de zorgverlener een beroep te doen op logica en dus cognitie. Strikt genomen is dat ook zo, maar zoals gezegd kan deze benadering bevredigend zijn omdat de persoon met dementie met deze vragen de ervaring krijgt serieus te worden genomen. De ervaring spreekt het hersenniveau aan dat intact is! Je kunt ook wagen om te vragen: 'Is dat het enige wat u hiervoor kan bedenken? Er kunnen toch heel andere redenen zijn dat u hier bent opgenomen?' Wie nog niet heel ver in de dementie is, of niet helemaal vastzit in de overtuiging die hij uitspreekt, kan hiermee tot 'nadenken' worden aangezet. We formuleren hier met opzet voorzichtig, want de mogelijkheden zijn breed. In zo'n situatie zetten de vragen de ander vooral stil. Daarmee nemen de heftigheid van de beschuldiging en het zich ongelukkig voelen hopelijk wat af. Ook al is dat voor een beperkte tijd, die winst is er dan in elk geval. Een oase in de woestijn van achterdocht en onrust.

Een ander voorbeeld: een persoon met dementie blijft zijn vrouw bij elk bezoek bevragen over de noodzaak van opname en blijft aandringen hem mee naar huis te nemen, waarbij beiden belanden in lange vruchteloze twisten. Mogelijke reacties van de echtgenote zijn: 'Ik vind het ook naar dat je hier bent, de dokter/rechter heeft besloten dat dit nodig is. Als je er meer over weten wil, kun je hem daar naar vragen.' Hierop kan weerwoord volgen: 'Die dokter, daar schiet ik ook niets mee op'. Daarop hoeft de echtgenote niet met een tevreden stellend antwoord te komen, want dat is er voor hem waarschijnlijk niet. Wat dan wel? Bijvoorbeeld dit: 'Daar zou je wel eens gelijk in kunnen hebben. Vraag er dan toch maar eens naar.' Bedenk dat het ongenoegen voor de cliënt zo niet wordt opgelost, voorkómen wordt alleen dat het ongenoegen ook de relatie met de verwante besmet. Het voordeel van socratisch bevragen is dat de regie bij de persoon zelf wordt gelegd, dat tenminste wordt gesuggereerd dat andere verklaringen mogelijk zijn. Door daarin niet de discussie aan te gaan worden vruchteloze welles/nietes discussies voorkómen. Door te bevragen in plaats van te overtuigen, ben je als begeleider in de ogen van de oudere geen partij in de kwesties die hij niet begrijpt en niet wil. Socratisch bevragen kan ook teveel gevraagd zijn. In de film 'Mist' zien we hoe de hoofdpersoon Lou in zijn dementie verandert. Opvallend is dat hij in het begin van de film (en zijn dementie) spontaan blijk geeft van een behoorlijk besef van zijn toestand ('Zonder mijn vrouw Wilma ben ik nergens'). Daarbij valt op dat wanneer reflectieve vragen worden gesteld, hij niet verder komt dan een herhaling van een eerdere uitspraak. Er is dan ook steeds een pauze na zo'n vraag waarin hij zwijgt, lijkt na te denken, maar niet tot inzicht of verdieping komt. Zo zal het vaak gaan.

5.3   Rationeel emotief bespreken

Bij de rationeel emotieve theorie (RET) wordt ook gebruikgemaakt van socratisch bevragen. De insteek is meer sturend en meer exclusief gericht op een concreet emotionerende situatie (Geelen, 2011). De 'wijsheid' zit bij RET niet per se in de persoon; onnodige problemen ontstaan juist door irrationele gedachten van mensen over situaties, zo is de idee. De begeleider helpt om de situatie nader onder de loep te nemen en eigen gedrag en emoties (blij, bang, boos of bedroefd) die hierin spelen te verhelderen, in het bijzonder welke opvattingen, interpretaties en aannames onder dit alles liggen. Met de ander wordt bekeken wat zij of hij had willen doen in die situatie (gewenst gedrag) en hoe deze zich zou willen voelen. Daarvoor is het nodig dat eigen gedachten en gevoelens op tafel komen en vragen als: in hoeverre zijn deze onomstotelijk waar, helpend, genuanceerd? Hierover worden vragen gesteld (socratisch), worden onderliggende aannames uitgedaagd en van meer reële varianten voorzien. Vervolgens worden bij het gewenste gedrag afspraken gemaakt over hoe daarin stappen te zetten (IJzermans, 2004). Immers: door nieuwe ervaringen gaan we ook weer anders denken over de situatie of de ander. 'U bent ervan overtuigd dat deze dame u niet mag. Stel nu dat u de komende week in plaats van ontlopen of boos doen, haar vriendelijk aankijkt en aardig tegen haar doet? Mocht zij toch een minder naar mens zijn dan u denkt, dan komen we daar wel achter.' … 'Waarom zou u het niet uitproberen?'

> 'Het zijn niet de dingen die in de wereld gebeuren waardoor mensen van slag raken, maar hun gedachten erover.'
> Epictetus, 60 jaar na Christus

Bevragen op aannames

Bij RET worden socratische vragen gebruikt om te bereiken dat iemand zich in een bepaalde situatie beter voelt en/of zich minder belastend gedraagt. Deze aanpak vraagt wederzijdse betrokkenheid en afstemming tussen cliënt en hulpverlener. Belangrijk is dat de persoon in kwestie merkt dat hij of zij als *persoon* wordt erkend en geaccepteerd, maar dat dit niet a priori geldt voor eigen aannames en gedachten. De voorbeeldvragen hieronder komen op de lezer mogelijk wat scherp over, maar bedenk dat ze zijn ingebed in een gesprek en in een contact waarin al vertrouwen is opgebouwd. Vanzelfsprekend wordt de manier van bevragen altijd afgestemd op de situatie en persoon.

'Is dit de enige manier waarop u kunt kijken naar het gedrag van mevrouw A? Zijn er nog andere mogelijkheden?'

'O, misschien heeft u helemaal gelijk om te denken dat … Maar wat schiet u daar nu in feite mee op? Voelt u hierdoor zich beter? Nee? Wat zou u dan beter kunnen denken? … Nou als u er nu niet op komt, laat mij dan een voorstel doen…''O dat vindt u geen goed idee? Dat kan. Waarom niet? Heeft u een beter voorstel?'

'Als u er zo over denkt, voelt u zich dan kalmer? Nee? Wat kunt u doen om minder last te hebben van …''Weet u het niet? Ik doe een voorstel. Als ik nu met u ga…'

'U vindt dat mevrouw X zich anders moet opstellen. Laten we daarop eens doorgaan. Hoe wilt u dit voor elkaar krijgen? O, daar is geen mogelijkheid voor? Welnu, we zien weliswaar nu geen manier om haar te veranderen. Dan is de vraag: wat zou u anders kunnen doen om van haar gedrag minder last te hebben?'

'U denkt dat … Welke reden heeft u om dat te denken? Heeft u *bewijs* is daarvoor?''Hoe weet u dat zo zeker? Toon dat eens aan?'

'Moet het onvermijdelijk altijd zo gaan, of zijn er ook wel *uitzonderingen?*''Gaat dat *altijd* zo?' (Elke uitzondering maakt de gedachte van de ander minder absoluut.)

Een pragmatische weg: 'Wat leverde het u tot nu toe op om hiervan uit te gaan?''Als u dit denkt, helpt dat u dan om u beter te voelen?'

De begeleider kan ingaan op iemands persoonlijke *absolute eisen*, zoals bij de cliënt die zichzelf kwalijk neemt dat zij bepaalde zaken niet meer aankan. Waarom legt ze de lat zo hoog voor zichzelf? Waarom minder hoog voor anderen? Helpt die gedachte haar hier en nu er het beste van te maken? Daarnaast kan de neiging tot het trekken van *verkeerde conclusies* aan bod komen, zoals bij het omzetten van gevoelens naar feiten: … 'Ik voel me waardeloos, dus ik bén waardeloos.' Er kunnen opdrachten worden gegeven. Zoals met steun van begeleiders extra vriendelijk zijn naar een tafelgenoot als toets of het 'werkelijk zo'n naar persoon is' die zich 'zo onhebbelijk' zal blijven gedragen. Of om tegen de neiging in toch deel te nemen aan activiteiten, om te toetsen of de stemming dan werkelijk onveranderd laag blijft. Nogmaals, zo op papier kan dit als zeer directief overkomen, maar het gebeurt in een bestaand contact waar vaak al diverse mogelijkheden zijn gepasseerd. Zowel het gedrag dat iemand vertoont als het gewenst gedrag kan worden beschreven, voorgedaan en via rollenspel ingeoefend.

5.4 Realiteitsoriëntatie

Meneer van Velden

Meneer van Velden was opziener bij de Sphinx, een fabriek voor sanitair en serviesgoed. Op een kleine afdeling zwaaide hij de scepter over ongeveer dertig mensen. Belangrijker dan de afwerking van de aardewerken producten was het opvoeren van de productie. Meneer Van Velden ging plichtsgetrouw onvermoeibaar daarin mee door het opjagen van zijn ploeg. Niet zonder reden kreeg hij nog lang na zijn pensionering scheldbrieven van oudgedienden, met termen als 'slavendrijver' en 'uitknijper.' Meneer van Velden was dus een gedreven man. Wanneer hij langs het lange kanaal naar zijn werk fietste, haalde hij de eerste boten met grondstoffen al in. Hij dacht ook aan later. Ondanks zijn schamel loon was het hem toch mooi gelukt regelmatig wat geld opzij te zetten; een appeltje voor de dorst. Zijn nu sterk gerimpelde huid is dof met grote poriën, hij heeft heldere en lichtgrijze ogen, zijn rug is recht en hij heeft pezige armen doorlopen met dikke aders. Vanwege zijn beginnende dementie bezoekt hij de dagbehandeling van het verpleeghuis, maar vertrouwd voelt hij zich er niet. Hij zit verkrampt op het puntje van de stoel, zijn leren tas omklemd. Op de schoot een trommel met flinke boterhammen, de warme maaltijd in het verpleeghuis slaat hij steevast af. 'Nee dank u vriendelijk, ik mag niet te lang pauzeren van de baas, ik heb eten bij me.' Met strakke blik kijkt hij naar de suffende mannen tegenover hem en mompelt soms: 'Die luiwammesen ... moeten eens flink aangepakt worden!' Kortom, hij is terug in de sferen van het opzienerswerk, een oude man in een voorbije tijd. Soms meent hij nog te moeten werken, met zweet op zijn voorhoofd smeekt hij bijna: 'U moet me echt laten gaan, zo kom ik te laat en dan halen we ons aantal niet!' Vervolgens klinkt het bars: 'Laat me door, ik heb de verantwoording!' Op andere momenten is hij verdwaald in de ruimte; raakt de weg kwijt op dagbehandeling, doolt rond. Of hij vraagt herhalend hoe laat het is, wanneer hij naar huis kan. Hij heeft geen besef van de tijd van de dag. Denkt soms om half tien 's ochtends dat hij al uren aanwezig is, of tegen het eind van de dag dat hij er pas net is.

De situatie van meneer Van Velden kan worden bekeken vanuit de realiteitsoriëntatie (RO), een methode uit de jaren vijftig van de vorige eeuw. Grondidee is de bouwstenen van informatie aan te leveren om mensen die de grip op hun leven kwijt raken weer meer grip te laten krijgen, zodat ze beter functioneren en dus meer rust ervaren. Daarbij helpt ook een vast dagritme en gebruikmaken van wat ze nog wél kunnen. Één manier om dit te bereiken is door een groepje ouderen op een schoolse manier, dus zeg maar klassikaal, bepaalde informatie stelselmatig te leren (zogeheten *formele* RO). Deze vorm wordt in de zorg nauwelijks nog toegepast en is, strikt toegepast, voor mensen met dementie ongeschikt. De tweede vorm, de *informele* RO (ofwel 24-uurs RO), wordt hier en daar wel toegepast. Hierbij voorziet ieder teamlid de persoon bij elk contact van informatie die helpt te begrijpen wie hij is, waar, met wie hij is en wat hij kan doen. Een voorbeeld: 'Goedemorgen meneer Van Velden, welkom op de dagbehandeling van Verpleeghuis Thebe te Breda. Ik ben Grietje en ik werk hier als verzorgende. Ik wil voor u nu ... Is dat goed?' De persoon krijgt door de dag bij elk contact informatie over de situatie waarin hij of zij zich bevindt, over diens leven en andere informatie die iemand helpt om het hier en nu beter te begrijpen. Het kan daarbij gaan om persoonlijke en onpersoonlijke feiten uit het verleden. Steeds met als doel zoveel mogelijk rust in iemand te brengen of te houden.

RO geeft ook aandacht aan de *omgeving*. Deze dient als prothese voor de vermindering in geheugen, oriëntatie en begrip. De omgeving wordt 'verrijkt', bijvoorbeeld met bewegwijzering, door gebruik te maken van kleuren, naamplaatjes, symbolen en het via voorwerpen onderscheiden en herkenbaar maken van ruimten. Aan *desoriëntatie in tijd is* op uiteenlopende manieren tegemoet te komen, zoals met een (analoge, want herkenbare) klok in het blikveld, eventueel met slagwerk zodat elk (half) uur op de tijd wordt geattendeerd. Op een soort schoolbord kan de huidige dag, maand en het jaar vermeld worden, eventueel met het dagprogramma. Misschien blijft iemand wat beter bij de tijd door hem actuele kranten en tijdschriften te laten lezen of voor te lezen, door met hem buiten te wandelen zodat hij de jaargetijden letterlijk aan den lijve voelt. Je kunt hem ook door de dag heen wijzen op de tijd, of meer algemeen herinneren aan aanstaande godsdienstige, landelijke, regionale en/of plaatselijke feestdagen. Een alternatief is iemand aan te zetten tot seizoensgebonden activiteiten, zoals fruit wekken, de grote schoonmaak, of seizoensgebonden gerechten laten verorberen. Daarnaast kunnen de feiten rond zijn of haar levensloop samen op een rij worden gezet, beginnend met werkverleden, kinderen, naar pensionering, tot de situatie hier en nu. Dit wordt dan met foto's geregeld doorgenomen. Bij *desoriëntatie in plaats* zijn er ook mogelijkheden, zoals de verlichting van ruimten aanpassen, verschillende ruimten met opvallende kleuren markeren, de routes naar belangrijke plaatsen (zoals de wc) met sommigen inoefenen door er regelmatig samen heen te gaan en onderweg de aandacht te vestigen op belangrijke details. Bij *desoriëntatie in persoon* kunnen regelmatig de voor iemand relevante namen aan tafel worden geoefend, bijvoorbeeld met behulp van foto's. Ieder stelt zich bij elk contact voor, bij vragen en aanspreken wordt steevast de eigen naam genoemd. Een andere optie is het (laten) dragen van naamkaartjes en de cliënt daarop attenderen ('Kijk hier staat mijn naam, Inge').

Bij alle interventies geldt: overdaad schaadt en in de beperking toont zich de meester. Door teveel hulpmiddelen tegelijk in te zetten, kan het overzicht verloren gaan. Selectie is ook nodig in *wat* je herhaald aanbiedt. Steeds is de kernvraag: wat is voor deze persoon belangrijk? Alleen de specifieke informatie die herhaald wordt aangeboden, heeft kans wat langer te beklijven. Feiten moeten specifiek zijn: namen van kleinkinderen blijven niet langer bereikbaar door namen van het koningshuis te oefenen, dus oefen alleen de namen van de kleinkinderen.

Aandachtspunten voor de basishouding van de begeleider zijn: antwoord meteen en duidelijk op vragen van de oudere. Blijf de persoon betrekken bij wat je doet en bij wat hier en nu gebeurt en bied voortdurend realistische informatie aan. Leg elke nieuwe handeling uit en geef duidelijke aanwijzingen. Leg uit wat je doet en waarom, vraag toestemming voor handelingen die je wilt doen voor of met de oudere en probeer hem of haar hierin ook een actieve rol te laten spelen. Zorg voor rust in de omgeving, vermijd zinloze en afleidende prikkels (is de televisie aan en kijkt niemand, zet deze dan uit). Attendeer op voor iemand relevante signalen. Houd een vaste en vertrouwde dagindeling aan, tenzij er goede redenen zijn om hiervan af te wijken. Spreek iemand aan op dat wat hij kan, maar leg de lat niet te hoog. Stel hem in staat zelf te doen waartoe hij nog in staat is. Complimenteer of beloon anderszins zelfredzaam gedrag, evenals pogingen in deze richting. Voorkom falen en mislukken. Vermijd stress en voorkom een examensfeer. Vaak is het beter om onderwerpen waarover je wilt praten tijdig in de week te leggen en zeker iemand niet overvallen met open vragen als: 'Waar bent u geboren?' Soms vallen beperkte(!) meerkeuzevragen beter ('Was u nu in Dordrecht of Amsterdam geboren?'). Vermijd druk. Ten slotte: realiseer je dat weerstand en ergernis bij de cliënt vaak verband houdt met faalangst en confrontatie met onvermogen. Op 'verwarde' uitlatingen kun je reageren met kalme en concrete uitleg of informatie. Geeft dit meer verwardheid of agitatie, dan kun je het beter over een andere boeg gooien. Je kunt bijvoorbeeld onderliggende gevoelens benoemen ('U bent gespannen', al of niet in vragende vorm), het spoor te verleggen ('Ik wil het nu hebben over ...'), afleiden ('Meneer Jansen, ik zie daar het karretje met koffie komen, laten we eerst wat drinken?') of niet reageren op de agitatie en met de persoon in kwestie iets anders gaan doen in de hoop dat in zijn hoofd andere gedachten en gevoelens komen. Met dit laatste negeren we dus niet! Negeren helpt nooit. Negeren laat iemand achter en dus alleen met zijn of haar gevoelens. Vandaar dat wij zojuist het 'niet reageren op' onmiddellijk verbonden met afleiding, met een alternatief. Dat laatste moet echt. Alleen kan iemand met dementie zichzelf niet aan de haren omhoogtrekken uit het moeras van heftige gevoelens en verwarrende gedachten. Hij zal daarin blijven hangen. Als je niet reageert op agitatie, zul je tegelijk een alternatief moeten aanreiken. Een ander punt is dat niet alles op elk moment gezegd kan worden, dat geeft overvragen en daarmee angst of onrust. Stelregel op dit punt is: alles wat je zegt moet waar zijn, maar niet alles wat waar is kan op elk moment worden gezegd.

5.5   Herinneringsactivering en reminiscentie

Bij herinneringsactivering is het doel het actief en 'levendig' houden van feitelijke herinneringen aan persoonlijke levensgebeurtenissen (Bloemendal en anderen, 1997). Dat kan door in een levensboek allerlei belangrijke feiten rondom iemands leven te inventariseren, liefst in combinatie met bekende foto's en ander materiaal. Een andere manier is om onpersoonlijke, algemene wetenswaardigheden van vroeger door te nemen (schoolkennis). Voorwaarde hierbij is natuurlijk wel dat iemand daarvoor ook belangstelling heeft. De inhoud van wat we aanreiken is afgestemd op iemands leven. Zoals bij meneer Van Velden: 'Wat kostte in 1950 een zak cement?' 'Wat waren de concurrenten van de Sphinx?' 'Wat was het maandsalaris van een arbeider?' 'Hoeveel kostte een brood?' Aandacht voor die 'onpersoonlijke', maatschappelijke, politieke feiten wordt soms minder belangrijk gevonden, maar bij geheugenverlies blijft dit soort informatie soms nog lang oproepbaar! In dat geval is hierover praten geruststellend: 'Dit gaat over iets wat ik nog weet!' Hij wordt immers al de dag door geconfronteerd met onzekerheden en onvermogen. Herinneringsactivering kan individueel en groepsgewijs plaatsvinden. Het doel is zo lang mogelijk herinneringen levend houden door die te helpen ophalen. Niet omdat dat moet, maar omdat dit een gunstig effect heeft: iemand blijft gespreksdeelnemer in plaats van zoekende of zelfs dolende. Hier geldt dus eveneens dat rust roest. Voorwaarde is dat de persoon het prettig vindt om op deze manier bezig te zijn.

Reminiscentie is gericht op wat hier en nu vanuit iemands beleving relevant is, waarover iemand wil vertellen en dus een klankbord nodig heeft. De begeleider is niet sturend of aanreikend zoals bij herinneringsactivering, maar helpt met korte, positieve reacties de persoon in diens verhaal te komen of te blijven. Reminisceren kan ook tijdens dagelijkse activiteiten, zoals onder het eten ('Hoe maakte u zo'n varkenslapje vroeger klaar?', al wijzend op het vlees), terloops tijdens de zorg, of tijdens een activiteit. Soms worden thema's in groepsverband uitgewerkt, bijvoorbeeld 'Hoe ging men vroeger op vakantie', waarbij allerlei anekdotes en foto's hierover kunnen worden verzameld en besproken. Er kan een levensboek worden gemaakt, waarbij met foto's, dia's, geboortekaartjes en verhelderende teksten voor de oudere zelf betekenisvolle aspecten van diens leven in verhaal en beeld worden gevangen. Bij het voorbeeld van meneer Van Velden kun je dan denken aan oude foto's van de Sphinx en zijn fietsroute daarheen (bijvoorbeeld met behulp van een foto van hem op de fiets), producten van zijn afdeling, beelden of planten van zijn dierbare tuin. Leidraad is wat iemand aanspreekt en waarover hij graag praat. Dat kunnen ook 'kleine' onderwerpen zijn zoals lievelingseten, standaardgrapjes, favoriete kleding, eigen prestaties, familiefoto's en -namen. Bij reminiscentie kunnen oude televisieprogramma's en documentaires worden gebruikt om sfeerbeelden van vroeger op te roepen, of kopieën van oude kranten, oude liedjes, bekende versjes, huishoudelijke spullen van toen en belangrijke persoonlijke voorwerpen. Het gaat niet om het trainen of langer laten behouden van herinneringen, dat is een (cognitief) te hoog doel. Nee, 'slechts' de ervaring van het moment telt. Als die ervaring positief is, dan is het doel bereikt. Wat de persoon vertelt hoeft niet precies te kloppen. Steeds geldt dat de focus ligt op de persoonlijke *ervaring* en plezierige gebeurtenissen. Pijnlijke ervaringen vermijden is belangrijk. De begeleider zal meneer Van Velden dus niet confronteren met de ontevredenheid en reacties van zijn vroegere ondergeschikten; dat is alleen onderwerp als hij er zelf over praat, en dan is na enig aanhoren en erkennen, ombuigen naar een ander onderwerp mogelijk.

Naast een levensboek kan een *logboek* zinvol zijn. Dit is een hulpmiddel om iemand dichtbij recente positieve ervaringen te houden. Ieder mens is immers ook méér dan diens verre verleden; het hier en nu telt ook. In een logboek worden naast de actuele situatie ook het recente verleden bijgehouden: de gezamenlijke maaltijden, evenementen in de instelling waar iemand geweest is, uitstapjes, foto's van de eigen zitplaats, slaapkamer, relevante begeleiders. Zo ontstaat een document dat wordt opgemaakt en bijgehouden, bijvoorbeeld vanaf de start van de zorg. Het logboek wordt een tastbaar 'bewijs' van het leven nu, een herinnering dat ook het recente leven hier en nu voldoening geeft, dat hier en nu ook plezierige en ontspannen momenten zijn. Dit kan via een fotoboek, maar ook in digitale vorm. Een *videobrief* is een derde mogelijkheid. Dit houdt een beeldopname in van een vertrouwenspersoon (partner, kind) die de huidige situatie barmhartig uitlegt, en/of troostende woorden zegt of informatie geeft die houvast en steun geven. Bij opkomende onrust kan deze opname worden getoond, desgewenst met ondersteuning van de begeleider.

5.6 Belevingsgericht begeleiden

Moeder Budden		

Moeder Budden, zoals ze binnen haar familie liefkozend heet, oogt in eerste instantie als een 'oermoeder'. Klein, bol postuur, rond gezicht met opengesperde ogen, een struik van zachte, bijna donzige haren. Bij nader inzien heeft ze ook iets kinderlijks: pruillipje, bevende kleine handen die om hulp smeken, angst in de ogen. Ze vraagt je van alles: of je haar naar huis wil brengen, de kinderen komen immers zo uit school en dan staan ze voor een gesloten deur. Als je haar vertelt dat haar kinderen al lang groot zijn en geëmigreerd als boer naar Australië, reageert ze verbijsterd en vervolgens afwijzend. 'Nu moet u me niet voor de gek houden!' Of ze hoort je maar half, en er ontstaat paniek. 'Wáát? Ontvoerd naar Australië?' Door haar dementie blijft de situatie onbegrijpelijk, de ontstane angst verbindt ze aan beelden die zij nog wél heeft uit de tijd waarin zij voor de kinderen zorgde. Het gevolg is verwarring alom, angst, boosheid, verzet. In de latere middag doet ze er vaak ook alles aan om in de nabijheid van een verzorgende te blijven, als een kuiken bij de moedereend. Enkele jaren later zien we bij moeder Budden weer heel ander gedrag. Ze gilt regelmatig, soms heeft ze ook zonder duidelijke aanleiding een intense huilbui. Als je haar dan wil troosten en vraagt wat er scheelt, komt ze niet verder dan een onsamenhangende zin, bijvoorbeeld 'Ze hebben de brei gegumd, alle kleine diertjes weg, die azen: weg gelddieven!' Alsof onafgedane zaken uit haar verleden als schimmen door haar hoofd spoken. Zo is het waarschijnlijk ook.

Onder de noemer belevingsgerichte benadering gaan uiteenlopende benaderwijzen schuil. Gemeenschappelijk is het willen aansluiten op wat in de cliënt omgaat. De hiervoor besproken reminiscentie is er onderdeel van, maar ook *validation* en *warme zorg*. Validation is in de jaren 1960 bedacht (in reactie op RO) door groepswerkster Naomi Feil. Het is eind jaren 1980 in Nederland geïntroduceerd. Valideren betekent waarderen, bevestigen, bekrachtigen. Centrale gedachte hierbij is dat alle gedrag en elke uitlating van iemand met dementie betekenis heeft, hoe schijnbaar verward ook. Dus is het zaak om het verwarde gedrag of verwarde uitspraken niet te toetsen op reële waarde en zeker niet te corrigeren. Centraal staat het *aanvoelen* wat iemand beweegt. Begrijpen wat in iemand omgaat, bevestigen wat iemand aanvoelt en laten merken dat deze gevoelens er mogen zijn. Valideren betekent *niet* simpelweg meepraten, of iemand maar gelijk geven in de hoop van de vragen af te zijn, maar communicatie vanuit de belevingswereld van de persoon met dementie. Een reactie als 'Mevrouw Budden, uw kinderen zijn volwassen en wonen in Australië' is volgens deze benadering niet passend. Afhankelijk van de situatie en wat mevrouw Budden beweegt, kunnen andere validerende reacties gepast zijn:

- 'Uw kinderen zijn heel belangrijk voor u, niet?'
- 'Ik wéét dat u een geweldige moeder was!'
- 'Wat gaf u uw kinderen als ze uit school kwamen? Wat vonden ze het lekkerst? Wat deed u met hen? Ze zijn er nu niet, maar wilt u dit nu eens voor mij doen? Dan heb ik het gevoel dat iemand om me geeft!'
- 'U bent héél bezorgd nu, merk ik. Was u wel eens nóg bezorgder? Hoe liep dat toen af? Wanneer voelde u zich helemaal rustig?'
- 'Wat deed u vroeger om tot rust te komen? Zullen we dat samen nu ook proberen?'

Welke van deze reacties aansluit, is vooraf vaak niet precies in te schatten. Het effect is sturend voor het vervolg. Wat geeft ze aan? Wat zijn haar behoeften? Als zij onlogische verhalen vertelt (bijvoorbeeld haar kind en zus door elkaar haalt), is het zaak dit niet te corrigeren. Je wilt haar bevestigen in de *betekenis* van wat ze zegt en in de onderliggende emoties. Van de onduidelijkheid over wie zij het precies heeft, maak je geen struikelblok. Die valkuil ontwijk je bijvoorbeeld door *niet* op de feiten, maar op het gevoel dat zij toont in te gaan: 'Nu u over *haar* praat, merk ik dat u *opgewekter* lijkt!' In deze benadering ontwijk je consequent het cognitieve bovenbrein en blijf je in het emotionele onderbrein, precies de hersenetage waar de persoon zich in de regel bevindt.

Mensen met dementie komen niet zelden met herhaling van vragen. Dat kán betekenen dat je in een eerdere reactie niet de kern raakte, dat de persoon je antwoord niet begreep, dat iemand niet het antwoord kreeg dat geruststelt, of dat de reactie wél goed was maar door de geheugentekorten weer vervaagt. Dit is een kwestie van aftasten en inleven. Breed kijken is een belangrijk geheim van passende bejegening en omgang. Afhankelijk van de mogelijkheden passen variaties op de hierboven aangeduide mogelijke reacties. De bij validation genoemde gesprekstechnieken verschillen naar gelang het stadium van dementie. Hieronder volgen ter illustratie enkele mogelijke reacties, geordend naar cliënten met beginnende dementie (1) tot vergevorderde dementie (4).

1. Onderzoek de feiten en vermijd het benoemen van gevoelens (tenzij de persoon er zelf over begint). Vermijd welles-nietes discussies, spreek geen oordelen of veroordelingen uit. Stel op belangstellende toon wie-wat-waar-wanneer-vragen. Herhaal hardop de belangrijkste woorden. Wees voorzichtig met 'waarom vragen' als je precieze beweegredenen wil achterhalen (dat is heel moeilijk, en niet alleen voor mensen met dementie). Zo'n waarom vraag kan weer beter als de toon er een is van de ander haar verhaal laten doen (dan gaat het niet om het antwoord, maar dat de ander zich gehoord voelt). Vraag naar herinneringen en vat samen wat iemand heeft gezegd. Nodig uit het tegenovergestelde voor te stellen van waarover hij praat ('Was die meneer ook wel eens heel vriendelijk naar u?'), vraag naar extremen ('Is dit nog wel eens erger geweest?', 'Zou dit ook heel goed kunnen uitpakken?').

2. Gebruik een heldere, lage, warme en tedere stem. Benoem de gevoelens die je ziet en sluit in je toon van spreken en manier van doen daarop aan. Dan sporen inhoud en vorm, ongeacht welke emotie aan de orde is. Gebruik vage, 'lege' aanduidingen als iemand niet meer concrete gebeurtenissen kan benoemen en jij het vertelde niet begrijpt. Vage woorden hebben geen betrekking op de concrete situatie en daarmee sluit je zeer waarschijnlijk beter aan op de persoon met dementie die niet meer in staat is om specifieke feiten te benoemen (of te bedenken). Mevrouw Jansen praat met woede over haar vroegere jaren

en haspelt allerlei personen en feiten door elkaar. De begeleider zegt: 'U had het vroeger soms heel moeilijk.' Hiermee geeft de verzorgende aan haar emotie te begrijpen, ze sluit daarbij aan en voorkomt zo verwarring door concrete feiten erbuiten te houden.

3. Raak de persoon veilig aan, onderhoud oprecht oogcontact, zeg hardop wat hij of zij voelt en spiegel de bewegingen van de ander. Noem geen namen van mensen die iemand niet meer (her)kent. Wees vaag waar de persoon begrippen en feiten mist, zeg hardop wat hij lijkt te ervaren. Herhaal de woorden die je wel begrijpt, communiceer met je mimiek en met lichamelijk contact. Een glimlach en aanraking zeggen soms meer dan vele woorden. Zing (samen) een lied dat bij iemands stemming van dat moment past.

4. Leg verband tussen het gedrag dat je opmerkt en (mogelijk) onvervulde behoeften die uit dit gedrag spreken. Gebruik muziek en melodieën, ritmische instrumenten en bied zo mogelijk snoezelactiviteiten aan. Beweeg mee met de ritmes van de persoon en spiegel bewegingen, bijvoorbeeld door mee te trommelen met iemand of door zijn gezichtsmimiek te imiteren. Dat kan een kort moment van contact geven (het brein spiegelt!). Gebruik creatieve methoden om de non-verbale communicatie te stimuleren.

Warme zorg heeft als centrale bedoeling dat de omgeving en begeleiding een zoveel mogelijk geruststellende uitwerking hebben. In de omgeving liggen bijvoorbeeld geen linoleum vloeren, maar is er zachte vloerbedekking, zijn er geen witte muren maar hebben deze warme, huiselijke tinten, zijn er geruststellende decors met afbeeldingen van tuinen, polderlandschappen, of zeegezichten. Aankleding en meubilair zijn afgestemd op iemands vroegere voorkeuren, bijvoorbeeld in Jordaanse stijl met dikke eiken meubels, crapauds, smyrnakleedjes, sanseveria's en porseleinen kitsch voor de ramen, en op de radio zo nu en dan een onvervalste smartlap. Voor een andere doelgroep: stijlvolle bloemstukken, zachtjes knapperende open haard, kranten als de NRC op tafel en licht klassieke muziek op de achtergrond. Zoveel mensen, zoveel zinnen. Als verblijfsafdelingen zulke verschillen bewust aanbrengen voor verschillende sociaaleconomische stijlen – én hun begeleiding daarop afstemmen! – dan spreken we van *differentiatie* (onderscheid maken) *naar leefstijl*. De begeleiding bij warme zorg wordt gekenmerkt door een intuïtieve, zorgende en moederlijke bejegening, nabijheid en beschikbaarheid. Zo kan iemand zich aan de begeleider hechten, zich geborgen en veilig voelen. Medewerkers dragen geen uniform en ondernemen met de oudere huiselijke bezigheden, bijvoorbeeld strijken, bakken, opruimen in de huiskamer, samen afwassen en de was vouwen.

5.7 Operant leren

Operant leren gaat over gedrag dat willekeurig is; dus niet reflexmatig of louter uitgelokt (Vink en Broek, 1998). Het gaat om gedrag dat wordt aan- of afgeleerd door de gevolgen ervan. Dit doet een beroep op hersengebieden en zenuwkernen die in de motorische hersenschors en onder de grote hersenen liggen (het striatum). Deze laatste, diep gelegen hersengebieden reguleren opstarten, doseren (versterken, bijsturen) en afremmen van de *motorische* activiteit, waarvan de aansturing vanuit de cortex en het limbisch systeem komt.

Er zijn twee soorten bekrachtigers en twee typen straf:

– *Positieve bekrachtiging*: het aanbieden van een positieve prikkel (bijvoorbeeld voedsel ontvangen, geven van speelgoed aan kind).

– *Negatieve bekrachtiging*: het achterwege blijven of ophouden van de negatieve prikkel (bijvoorbeeld stoppen van hard lawaai of van een stroomstootje).

— *Positieve straf*: het aanbieden van een negatieve prikkel (een klap bij het ongevraagd pakken van de tas van de buurvrouw).
— *Negatieve straf*: de afwezigheid of ophouden van de positieve prikkel (bijvoorbeeld onthouden van voedsel na bepaalde opmerkingen).

De Engelse onderzoeker Edmund Rolls koppelt menselijke emoties aan dit rijtje. Positieve bekrachtigers zijn verbonden met blijdschap, negatieve bekrachtigers met opluchting. Positieve straf met vrees, en negatieve straf met frustratie en woede. In een gedragsprogramma waarin wordt gestreefd naar welbevinden, komt dan ook de nadruk te liggen op positieve en negatieve bekrachtigers. Niet op straf, want dat maakt meer kapot dan je lief is.

Menselijk gedrag is altijd vanuit verschillende kaders te zien. Populair gezegd: je kunt er met verschillende brillen naar kijken. Van belang is dat bij de operante aanpak vooral wordt gekeken naar de relaties tussen omgevingsinvloeden, uitlokkers en gevolgen van gedrag. Op bais van (vermoedens van) de relaties daartussen wordt de aanpak gebaseerd, nauwkeurig gevolgd en bijgesteld. Hoe concreter, hoe beter.

Het gedrag van meneer Sterren

Meneer Sterren is een hoogbejaarde, gewezen luitenant-generaal. Van tijd tot tijd wekt hij flinke commotie. Wie in de koffiezaal op zijn stoel gaat zitten, krijgt een scheldkanonnade over zich heen. Niet met platvloerse krachttermen, maar beslist imponerend. Verzorgenden krijgen soms ook de volle laag. Als hij op zijn kamer om hulp vraagt, klinkt dat als een dwingend commando. Wie daarvan iets zegt wijst hij op hoge toon terecht. Teamleden en bewoners zijn bang en mijden hem als het even kan.

Wat te denken van dit gedrag? Is meneer Sterren een dwangmatige, vervelende man? Is hij iemand met moeilijk karakter, een dwarse, onvoorspelbare dwingeland? Van familie horen we dat hij, zoals het hoge officieren betaamt, sterk vanuit hiërarchie dacht en gewend was vanuit heldere beleidslijnen duidelijke instructies te geven. Schipperen was niet aan de orde, tegenspreken uit den boze. Hij leidde zelf ook een geordend leven, precies en punctueel, tot voorbij het gangbare. Hij kon er bijvoorbeeld niet tegen als op zijn bureau iets van zijn schrijfgerei anders lag dan hij het had achtergelaten. Dan bulderde hij door het huis. Uitstapjes met het gezin werden vooraf gepland als een militaire operatie met routebeschrijving, tijden van aankomst en vertrek, inclusief invulling van de dag. Binnen die vaste structuren was hij een goede echtgenoot en vader, die ook anderen steunde. Het gedrag van meneer Sterren is binnen het team vaak onderwerp van gesprek. Omgang met hem valt bepaald niet mee. In overleg wordt besloten om zijn gedrag en situaties waarin dat plaatsvindt, nauwkeurig in kaart te brengen. Nadat teamleden hun registraties rondom zijn gedrag hebben afgerond, worden regelmatig voorkomende probleemsituaties geanalyseerd. Hieruit komen aandachtspunten en verbeterpunten naar voren.

— Voor de incidenten blijken de volgende 'triggers' belangrijk: feest- en andere bijzondere dagen die drukte met zich meebrengen en een verstoring geven van de voor hem normale gang van zaken, zoals het verschuiven van zijn stoel in de koffiezaal. Voorlopige adviezen zijn: hierop alert zijn, op dagen met afwijkend ritme hem vooraf informeren over wat hem te wachten staat, hem onderweg naar de koffiezaal vertellen dat de verzorgster eventuele moeilijkheden zal oplossen (zoals wanneer iemand op 'zijn' plaats zit). Diverse afspraken worden gemaakt die tegemoet komen aan zijn behoefte aan houvast en grip.
— Uit de ervaringen van begeleiders blijkt dat hij weinig gevoelig is voor 'psychosociale' reacties op zijn commando's (zoals in: 'Wat u nu zegt komt op mij dwingend over'). Er

wordt een andere lijn ingezet: zijn manier van spreken laten voor wat die is en ingaan op de feitelijke boodschap. Dus de inhoud ver boven de vorm en gesprekstoon zetten. In situaties waarin hij wil tornen aan wat in de organisatie is afgesproken, wordt 'in de hiërarchische lijn' met hem gecommuniceerd. Dus: 'U vraagt mij om … Ik mag dat helaas niet doen want de baas wil het zus of zo.' Zo blijft de begeleider in zijn vertrouwde wereld en kan hij contact houden. Ander punt is om duidelijke afspraken te maken over wanneer je bij hem komt *en je daaraan te houden* (dit bleek voor hem een belangrijk terugkerend punt in zijn klachten bij de directeur!). Ten slotte is afgesproken om woorden en zinnen te vermijden die zijn afhankelijkheid beklemtonen (zoals in: 'Ik kom u even *helpen*').

Aangezien teamleden ertoe neigden hem te mijden, resteerden uiteindelijk alleen contacten bij een incident. Er heerste een negatief beeld van deze man en dat voelt hij (het emotionele onderbrein zet de toon als het cognitieve bovenbrein faalt). Als experiment gaat het team regelmatig ongevraagd, terloops korte contacten met hem aan. Niet te joviaal, maar respectvol; met als onderwerp/binnenkomer alledaagse ervaringen van henzelf of zijn stokpaardjes. Belangrijk is dat zij uitdrukken het 'gewoon fijn te vinden om even aan te lopen'. Zo stralen zij een gevoel uit dat hij de moeite waard is, dat hij erbij hoort, gezien wordt. Dit laatste kan alleen als de achtergronden van het gedrag van meneer Sterren goed worden begrepen. Dat betekent: loskomen van het oordeel dat dit een vervelende man is, maar iemand die met zijn al wat rigide persoonlijkheid nu óók wordt geplaagd door een valse hersenaandoening die zijn flexibiliteit steeds verder vermindert. Deze uitleg en verheldering van de achtergronden van zijn gedrag dienen aan de basis te liggen van elke interventie. Zonder uitleg en bespreking van de achtergronden van zijn gedrag, is er geen draagvlak voor een andere aanpak.

Deze afspraken zijn de eerste aanzet, na evaluatie zullen de acties verder worden verfijnd en nader afgestemd. Het gaat om een constructieve, positief gerichte methodische cyclus, die meermaals wordt doorlopen.

Uit de kast komen

Twintig jaar terug belandde een ver familielid na enkele beroertes in het verpleeghuis. Merendeels blind, halfzijdig verlamd, niet meer in staat tot communiceren, gedeprimeerd en aan een rolstoel gekluisterd. Op een gegeven moment weigerde ze steeds vaker om te eten. Vriendelijke aanmoedigingen en nadrukkelijke aansporingen brachten geen verbetering. Bezoek stelde na binnenkomst verbaasd vast dat (o)ma niet in de groep en niet op haar kamer was, zagen begeleiders onrustig en gespannen lopen, om er even later achter te komen dat zij in een donkere kleine ruimte was gezet, alleen en angstig – als straf omdat ze niet wilde eten.

Wat hierover te zeggen? Allereerst zal voor deze mevrouw de relatie tussen het separeren en haar onvoldoende eten onduidelijk zijn. Ze voelt zich (misschien) al ongelukkig, en wordt dan óók nog onverwacht alleen in een donkere en stille ruimte gezet! Dit heet ook wel beboetende straf, maar het verband tussen straf en aanleiding ontbreekt. De daarvoor noodzakelijke cognitieve vermogens ontbreken namelijk! Er zijn allerlei achtergronden van haar gedrag denkbaar. Mogelijk ontbreekt bij haar de lust tot eten, mogelijk herkent ze de maaltijd niet meer als zodanig. Misschien is voedselweigering nog een van de weinige mogelijkheden om zelf een daad te stellen, een op *onbewust* niveau nog reiken naar de laatste resten van haar afbrokkelende autonomie. Het is een trieste vaststelling, maar haar afzonderen vergroot haar ellende en daarmee waarschijnlijk haar 'probleemgedrag'. Kortom, hier is geen sprake van pedagogische straf of behandeling, maar van mishandeling. Een zwaar woord, we weten het, maar iets anders is het niet. Extra vervelend hierbij is dat het om een soloactie bleek te gaan, dus zonder overleg met collega's, de leiding, familie en zonder contact vooraf met de dame in kwestie. De reden was, zo bleek, dat de begeleider de verantwoording van haar daad uit de weg was gegaan en tot haar actie was gekomen omdat zij vol frustratie zat over het aanhoudende weigergedrag van deze vrouw. Één vuistregel is daarmee helder: als je iets doet waarover je geen rekenschap wilt of durft te geven, zit je waarschijnlijk fout.

Gedragstherapeutische technieken kunnen verkeerd worden toegepast, bijvoorbeeld door roepgedrag te bestraffen of te corrigeren, of benaderafspraken te maken zonder inzicht in de (mogelijke) achtergronden van het gedrag. Professioneel uitgevoerde gedragstherapie neemt de beleving, emoties en de sociale en fysieke omgeving als uitgangspunt en rode draad in de verkenning en interventies. We noemen er enkele. *Uitdoven* is het geleidelijk afnemen van gedrag dat niet meer wordt beloond. Bij *partiële of intermitterende bekrachtiging* wordt het gewenste gedrag niet altijd beloond, maar soms wel en soms niet. Dit wordt gedaan om gewenning te voorkomen. Altijd belonen neemt de prikkel soms weg. Belangrijk is dat teamleden goed begrijpen waarom intermitterende bekrachtiging plaatsvindt. En dus niet dit pas af en toe weer verlaten. Bij een inconsequent toegepast gedragsprogramma is er feitelijk ook sprake van wisselende bekrachtiging, waardoor probleemgedrag ook in stand kan blijven. Één of enkele teamleden kunnen daarmee de door collega's bereikte resultaten teniet doen. Door het consequent uitvoeren van de benaderwijze wordt de omgeving meer voorspelbaar en 'veiliger'. Dat brengt vaak veel rust. Het heeft weinig zin om probleemgedrag 'weg te verklaren' als puur gevolg van de dementie of iemands persoonlijkheid. Het gaat erom waardoor het gedrag hier en nu wordt bepaald en welke invloed eventueel mogelijk is. Een valkuil is om snel en permanent effect te verwachten. Gedragsverandering vraagt in de regel tijd, waarbij het probleemgedrag zo nu en dan de kop weer kan opsteken, ook bij een succesvolle aanpak. Van belang is de ernst en frequentie van het gedrag te registreren, de interventies consequent toe te blijven passen en bij opnieuw opduiken van ongewenst gedrag de mogelijke oorzaken evan steeds goed in kaart te brengen.

5.8   Model-leren & duozorg

Bij het bespreken van probleemgedrag wordt vaak de aandacht gericht op de beweegredenen van de cliënt. Daarmee is niets mis, maar er is nog een andere manier van beïnvloeden: model-leren, ofwel leren en navolgen van andermans gedrag. Voorwaarden om gedrag over te nemen van een ander zijn onder meer: het kunnen zien van die persoon (zintuiglijk, aandacht), het herkennen van een overeenkomst tussen de ander en zichzelf, het beeld kunnen vasthouden en kunnen nadoen, ervoor gemotiveerd zijn, het zien van een positief resultaat en merken dat meer mensen het zo uitvoeren. Model-leren vindt voor een belangrijk deel plaats op een diepere hersenlaag: het limbisch systeem, waarbij ook hier natuurlijk weer verbindingen bestaan met andere lagen. In zijn meest simpele vorm hebben we het hier over kopiegedrag. Dat is voor de hersenen niet heel moeilijk. Hieronder volgen verschillende voorbeelden van model-leren.

Tussen cliënten doet goed voorbeeld volgen…

Bij het uitdelen van medicijnen aan tafel, start Vera met de tafelgenoten die dit zonder bezwaar innemen. Zij weet dat alleen dan mevrouw Karelse geen punt maakt van het innemen van haar medicijnen. Zo nodigt Vera ook eerst de tafelgenoten uit voor een uitstapje die blij opveren en meegaan. Mevrouw Karelse gaat in die situatie ook mee; immers als één schaap over de dam is... Toen Vera in het verleden mevrouw Karelse als eerste vroeg, kwam het voor dat zij niet alleen resoluut weigerde maar ook haar tafelgenoten overhaalde niet mee te gaan. Een slecht voorbeeld doet ook volgen.

Vera werkte het idee van modelleren ook anders uit. Een bewoner kan zelfs een goed voorbeeld voor zichzelf zijn! Dat kan zo: Vera maakte beelden van momenten waarop haar cliënten met plezier deelnamen aan de activiteit en liet die vervolgens vóór haar uitnodiging zien. Ze attendeerde elke persoon op relevante beelden: 'Kijk eens hoe u lacht terwijl u bezig bent met….' Zo worden zij geprepareerd op wat komen gaat en dat verlaagt de drempel tot meegaan. 'Wat u nu ziet, gaan we zo ook doen.'

… maar onderschat de invloed van de begeleider niet!
Vera merkte verder dat zodra een bewoonster herhalend gedrag vertoonde ('Mag ik naar de wc!') en collega's daarover in de huiskamer hun frustraties onderling uitwisselden, dit voor sommige medebewoners net dat zetje was om die onrustige bewoner ongegeneerd van kritiek te voorzien. 'Doe het maar in je broek, trut!' Met een kalme en geduldige uitleg naar iedere aanwezige was het gedrag evenmin verholpen, maar werd dat wel beter verdragen.

Vera merkte dat als er door personeelsgebrek maar één teamlid aanwezig was, de sfeer in de huiskamer óf top, óf flop bleek. Doorslaggevend was wat het betreffende teamlid uitstraalde: kalmte en rust, of juist spanning en ongenoegen. Vera zegt daarover: 'Mijn afdeling zie ik als een theater. Ik laat er juist wat nadrukkelijker een positieve stemming en kalmte zien, in de hoop dat mijn mensen dat overnemen. Dat lukt vaak. Als kwetsbare mensen de dag door begeleiders met gejaagde blik zien snelwandelen, is het niet vreemd dat zij zich óók onveilig gaan voelen en de benen willen nemen.'

5.8.1   Het Rosenthal effect

Het effect van Rosenthal (naam van sociaalpsychologisch onderzoeker) houdt in dat hoe gunstiger de verwachtingen zijn naar medewerkers, kinderen of studenten, des te beter zij presteren. Het gaat hierbij om een *self-fulfilling prophecy*: een verwachting die zichzelf waarmaakt. Mensen maken zich de positieve etiketten die ze toebedeeld krijgen dus eigen, en gedragen zich meer in overeenstemming ermee. Robert Rosenthal deed samen met Lenore Jacobson een onderzoek (1968) naar verwachtingen van leerkrachten over hun leerlingen. Daarbij bleek dat wanneer leraren na een IQ-onderzoek hoorden dat bepaalde leerlingen het komend jaar een spurt zouden maken in hun leerprestaties, dit daarna ook vaak gebeurde. Bijzonder was daarbij dat de leerkrachten geen feitelijke resultaten kregen teruggekoppeld, maar verzonnen voorspellingen. Waarschijnlijk gaven de leerkrachten onbewust extra aandacht en positieve signalen af naar de 'beloftevolle' leerlingen, en gingen deze daardoor harder werken en/of meer in zichzelf geloven. Daarmee lieten de onderzoekers zien dat verwachtingen van de leerkracht, het leerlingsucces meebepaalden. Dat kan voordelig uitwerken, maar ook negatief namelijk als die verwachtingen laag zijn. Omgekeerd bleek tien jaar later dat de verwachting van leerlingen over de docent op eenzelfde manier óók het docentgedrag beïnvloedde: het zogeheten 'observer-expectancy effect.' De relevantie van dit soort onderzoeken is moeilijk te onderschatten. Neem het voorbeeld van de fysiotherapeut die eigenlijk weinig meer verwacht van vooruitgang bij een bepaalde cliënt. Misschien zijn daar medische redenen voor, maar het gaat erom wat de cliënt hiervan merkt en hoe dit doorwerkt. Bejegeningoverleg en intervisie van medewerkers kunnen dan veel brengen.

5.8.2   Duozorgen: teamleden leren van elkaar

Soms is een benaderwijze moeilijk op te brengen, bijvoorbeeld als jij of je collega al met dusdanige spanning of twijfel naar iemand gaat dat het contact vastloopt. De begeleiding kan dan door twee zorgverleners worden uitgevoerd, waarbij A degene is met de grootste succeskans en B de zorgverlener die met deze persoon de meeste moeite heeft. Begeleider A neemt dan het voortouw, waarbij B zowel de benadering kan afkijken, als eigen spanning bij deze cliënt kan leren hanteren. Dat laatste kan omdat de omstandigheden gunstig zijn: hij of zij vaart namelijk mee in het kielzog van haar collega. Mettertijd kan die collega haar de cliënt op onderdelen laten begeleiden.

Duozorgen kan ook andere doelen hebben en verschillende vormen aannemen, zoals bij iemand die snel angstig wordt en voor wie de zorg al gauw onoverzichtelijk en angstaanjagend wordt. Eén zorgverlener kan dan het contact onderhouden en steevast kalmerende uitleg geven, waarbij de ander de hoognodige zorg efficiënt uitvoert. Een cliënt die ongewenst intiem gedrag kan vertonen, kan daartoe een hogere drempel ervaren bij twee personen. Misschien wordt deze cliënt door twee zorgverleners niet afgeremd, maar is in diens ongewenste initiatieven wel beter te begrenzen als één van de zorgverleners de veiligheid van de ander op zich neemt. Zo zijn er veel toepassingsmogelijkheden. Belangrijk is dat duozorg geen machtszorg is, maar de situatie voor de persoon gunstiger maakt en zo gedrag gunstig beïnvloedt. De behandelaar heeft in dit alles vanzelfsprekend ook een belangrijke functie. Die zal de situatie verkennen en doorspreken, om het hoe en waarom van het model-leren mede vorm te geven.

De zorg als theater: dagelijks positivisme

Bij de ochtendzorg maakt Vera een goede start door mevrouw Maantjens zachtjes te wekken. Deze kijkt op en ziet Vera's grote, vriendelijke ogen. Haar eveneens vriendelijke stem zegt dat het ochtend is en een lekker ontbijt lonkt. Vera wenkt haar kalm om met de zorg aan te vangen. Als mevrouw Maantjes gefrustreerd worstelt bij het aantrekken van haar bloes, hoort ze 'Och die bloes is wat stijf uit de was gekomen, kom ik help u gráág even!' Eenmaal klaar en onderweg naar de huiskamer vertelt Vera op blije toon over de naderende Sinterklaas, en hoe haar kinderen daarnaar vol verwachting uitkijken. Waarop mevrouw Maantjens vertelt hoe ze vroeger zelf met beperkte middelen daarvan voor haar kinderen een hele happening maakte. Daarmee oogst ze bij Vera bewondering en lof. 'Dat zou veel ouders nu niet meer lukken hoor!' Vera vervolgt met 'Laatst gaf u mij de tip om kinderen niet veel cadeautjes tegelijk te geven, omdat ze dan het spoor bijster raken. Nu, dat was een wijze les van u die ik ook aan collega's doorgeef!' Aangekomen blijken tafelgenoten al aan het eten, te zien aan het tafelblad: klodders boter en sporen hagelslag her en der, een plasje koffie en een verfrommelde en uit elkaar gescheurde plak kaas. Vera maakt hierover geen corrigerende opmerking, evenmin ruimt ze zwijgend de janboel op. In plaats daarvan zegt ze monter: 'Zo ik zie dat jullie *enthousiast* gegeten hebben!' Na het ontbijt benoemt zij de bij de gespreksgroep zwijgzame persoon als iemand die rust aan de groep geeft, en de veelprater als degene die leven in de brouwerij brengt.

5.8.3 Nep of echt?

Op het advies om eens een tijd alles wat een cliënt doet en zegt in een gunstig daglicht te zetten, kun je sceptisch reageren. 'Dat is toch niet echt.' 'Zó zit de wereld niet in elkaar.' 'Dat gelooft hij toch niet.' Wat daarover te zeggen? Allereerst is het niet altijd nodig en evenmin gewenst om te laten merken hoe je jezelf voelt en wat je denkt. De bediende bij een respectabele fast-foodketen zal elke klant op een aangename manier te woord staan, óók als ze een pijntje heeft, met het verkeerde been uit bed is gestapt, of de klant haar minder aardig lijkt. De klant wéét dat de bediende hem of haar wellicht niet echt aardig vindt, toch voelt de vriendelijke houding aangenaam. Oneindig beter dan een haastige, gespannen benadering die 'kort aan de kar' is. De positieve benadering gaat verder dan toneelspel. Het gaat erom de aandacht te richten op mogelijkheden van jezelf hier en nu, wetend dat voor het gedrag van de ander een dwingende reden is, ook al zie je die nog niet gelijk. Concreet: het gedrag van de cliënt in een gunstig dag-licht zetten en van daaruit reageren. Eventuele negatieve interpretaties voor jezelf te houden, en als je ze er toch eens uitflapt dit te corrigeren. Het gaat er niet om wat 'waar' is, maar helpend en effectief. Wat schiet je ermee op om van de volgende gedachten uit te gaan:

- 'Hij moet altijd mij hebben, het is een vervelende man.'
- 'Ze doet het expres, weet precies hoe ze moet manipuleren.'
- 'Het interesseert haar geen zier dat er zo voor anderen niets overblijft.'

Daarbij hoeft ook bij een positieve insteek niet alles voor lief te worden genomen. Aan gedrag waarmee de cliënt zichzelf of anderen tekort doet, kan prima op een positieve manier paal en perk worden gesteld. 'U heeft vast eigen redenen om meneer een … te noemen. Hij wordt hier wel boos van, en ik maak me zorgen over de gevolgen daarvan. Kunt u het met hem bijleggen? O wilt u dat niet? Zeg dan maar even niets tegen hem. Ik weet dat u zich daarin kan beheersen.' Je kiest geen partij, 'de waarheid' bestaat niet, en ieder heeft vanuit de eigen ogen gelijk. Dat mag ook erkend worden. Hierbij komt dat al bovengenoemde gedachten hersenniveau vier veronderstellen, namelijk bedacht, intentioneel gedrag. En zoals uitvoerig uiteengezet, kan daarvan geen sprake meer zijn.

5.8.4 Positief begeleiden in 5 stappen

1. Zorg – eerst – voor jezelf. Bewaak de eigen agenda, nachtrust en andere behoeften. Wie goed voor een ander wil zorgen, zal allereerst goed voor zichzelf moeten zorgen. Ook privé: zijn er voldoende ontspannings- en gewenste spanningsmomenten? Elke cliënt wenst zich een begeleider toe die goed in haar vel zit. Accepteer jezelf. Je bent als ieder mens niet perfect, mag fouten maken en minder goed zijn in bepaalde dingen. Denk min-der over wat je bent, en meer over wat je doet en hoe je dit de volgende keer anders/beter kan doen. Je bent geslaagd als je dit blijft proberen, of tenminste iets van je inspanningen hebt opgestoken. Bij onvoldoende resultaat verander je van strategie en doe je het anders. Leg de nadruk op en kijk vooral naar wat goed is en wat je wel hebt. Dit vormt mettertijd ook je manier van werken en je uitstraling. Een negatieve gedachte, uitspraak of actie voer je niet uit. En mocht dat wel gebeuren, corrigeer dan je jezelf. 'O dit komt misschien verkeerd over, mijn excuus! Wat ik bedoelde was….' Sta jezelf niet toe om in negativiteit te belanden, zelfs niet als het moeilijk is, iemand je teleurstelt of je gefrustreerd raakt. Be-denk dit: bij onvermijdelijke negatieve gevoelens kun je de aandacht richten op de oplos-sing, of op mogelijkheden om de situatie draaglijker te maken. Dat zal niet altijd lukken, maar dit is wel een professioneel kompas.

2. Selecteer, niet alles kan tegelijk. Kijk wat echt nodig en helpend is. Hoe meer er moet, des te minder er kan. Help jezelf en collega's om beter te schiften in randwerk, administratie en om met meer rust hier en nu voor de cliënt 'present te zijn'. Wellicht zit dat er niet voor de hele dag in, kies dan je momenten. Voorkom dat je de dag door vooral bezig bent met hulpvragen en storend gedrag, geef vooral ook aandacht aan gewenst gedrag en contacten 'zomaar tussendoor'. Afgedwongen aandacht telt voor de helft, gratis aandacht dubbel.

3. Monitor wat je denkt, schakel over naar het positieve. In tijden van drukte en spanning komen snel allerlei doemgedachten op. 'Als mijn cliënt nu maar niet…' 'Het zal me vast niet lukken om…' We denken al snel dat het de situatie is die ons gespannen maakt, maar het woord stressoren betekent vooral: 'de stress maak ik tussen mijn oren'. Ofwel: *ik maak mijn stresserende gedachten*. De begeleider die door ziekte van collega's er alleen voor staat, kan in plaats van zich daarover druk of boos te maken beter iets denken in de zin van: 'Vandaag heb ik het alleen in de hand, eens kijken hoe ik mijn kalmte kan overbrengen op de cliënten'. Waarbij zij zich levendig voor de geest haalt hoe ze dat gaat proberen. Het richten van de aandacht op wat te doen is een effectieve manier om het beste te halen uit jezelf, de ander en de situatie. Een topsporter komt alleen zo tot die felbegeerde plak. Zo is het ook voor topzorg. Het gaat om een positieve *mindset*, met een focus op wat hier en nu te doen. Geniet van goede kwaliteiten van collega's en benoem ze. Maak hele goede vaardigheden van een ander niet als maatstaf voor wat je zelf zou kunnen of moeten kunnen. Je maatstaf ben je zelf: dat je je eigen kwaliteiten verdiept.

4. Gebruik positieve woorden. In plaats van 'probleem', spreek je liefst over 'deze situatie' of 'uitdaging'. Let ook op hoe je andermans gedrag en situaties etiketteert. De cliënt is niet 'dwangmatig', maar probeert diens spanning onder controle te houden. Dat zijn geen lege woordspelletjes: alles wat je zegt, zeg je in de eerste plaats tegen jezelf en heeft dus in jezelf invloed. Iemand doet het niet 'expres', maar er zijn blijkbaar genoeg aanleidingen en omstandigheden om te doen zoals hij doet. Van daaruit is het makkelijker om de vinger achter iemands gedrag te krijgen: zijn er alternatieve, minder belastende manieren waarmee zij met zijn spanning kan omgaan? Kan de cliënt worden geholpen zich meer te ontspannen? Bij iemand met ogenschijnlijk bewust negatief gedrag: steekt dit vooral de kop op in bepaalde omstandigheden? Zijn er anders wegen om het voor de persoon en diens omgeving wat makkelijker te maken?

5. Gedraag je anders. Koester een nieuwsgierige opstelling in plaats van snel te concluderen. In plaats van iets of iemand te beoordelen of veroordelen, wil je achterhalen hoe deze persoon tot diens gedrag komt. Wat zijn diens beweegredenen? Welke prikkels leiden tot het gedrag of reacties die je ziet? Ontdek je iets wat je kunt waarderen en waarvoor je kan complimenteren? Einstein zei het al: 'If you do what you did, you get what you got.' Wie wil dat collega's of cliënten zich anders gaan gedragen, zal eerst zichzelf anders moeten gedragen. Toon lef, steek je nek uit en stap uit je oordeel en je eigen vaste gewoonten – ook in denken. Heb en toon vertrouwen in jezelf, in anderen en in je situatie. Bedenk dat de aanhouder vaak: uit onderzoek blijkt dat driekwart van onze gedachten zorgelijk en negatief zijn; het vergt oefening en discipline om daar een meer helpende verandering in aan te brengen. Maar wat heb je eigenlijk écht te verliezen? Mensen reageren vaak schijnbaar lauw op complimenten. Bijvoorbeeld omdat ze bang zijn bij een enthousiaste reactie als arrogant over te komen, een compliment niet gewend zijn, of er zich om andere reden geen raad mee weten. Onbedoeld heeft die moeite invloed hebben op hun stemming en zelfbeeld.

5.9   Muziekagogie

Muziektherapie is een gevleugeld woord. Wij maken hier onderscheid in muziektherapie en muziekagogie. Individuele muziek*therapie* is gericht op het verwerken/hanteerbaar maken van een emotioneel probleem. Muziek*agogie* of *agogische muziekactiviteit* is gericht op iemands welbevinden hier en nu. De doelstellingen verschillen dus wezenlijk. Een voorbeeld van muziektherapie is dat een opgenomen dame met de therapeut een lied maakt waarin zij haar ex aanklaagt, die haar bedroog en na opname letterlijk liet zitten. Wij richten ons verder op muziekagogie.

Muziekagogie kent veel gezichten, zoals tijdens de zorg een lied zingen ter ontspanning en afleiding, zachte tafelmuziek als sfeerbehang, er kan samen muziek worden gemaakt, of ernaar geluisterd (Vink en anderen, 2013). Muziek kan een reminiscentie insteek hebben. door liederen uit de oude doos samen te zingen of af te spelen kunnen daaraan gekoppelde aangename herinneringen opkomen, zoals bij 'Het dorp' van Wim Sonneveld. Mensen met hersenschade die geen zin meer kunnen uitspreken, reproduceren som nog wel (delen van) oude liedjes. De aansturing van oude bekende liedjes gebeurt uit een beperkt aantal diepgelegen hersendelen, meer vanuit de automatiek dus. Die delen zijn vaak nog relatief goed en minder ingewikkeld georganiseerd. Er is zo gemakkelijker een beroep op te doen. Muziek kan ook in combinatie met bewegen worden gebruikt, zoals een dansje maken. Vanuit deze route kan bewegen worden aangestuurd, waardoor sommige mensen die normaal moeilijk bewegen (bijvoorbeeld mensen met de ziekte van Parkinson) opeens een stuk soepeler bewegen. Er wordt een beroep gedaan op een nog intacte hersenroute. Muziek kan onderdeel zijn van de nog te bespreken primaire activering. In dat laatste geval wordt dan vaak gebruikgemaakt van klanken of eenvoudige melodieën, natuurgeluiden of instrumentale muziek.

5.10   Sensorische integratie

Bij sensorische integratie of sensomotorische integratie (SI) staat centraal welke bijzonderheden er zijn in iemands waarneming (zien, horen, voelen, proeven en ruiken), in combinatie met diens gedrag. Belangrijke waarnemingsvelden voor de SI-therapeut zijn: zien, horen, het aangeraakt en bewogen worden, het voelen in welke houding je jezelf bevindt en welke bewegingen je maakt. Bewegingen zijn vaak hulpmiddelen om bijvoorbeeld stress weg te zetten of zich aan te passen aan andere omstandigheden (van wegdommelen naar iets actiefs of omgekeerd). Zo is een en ander af te lezen aan hoe iemand de handen gebruikt, of bijvoorbeeld de voeten neerzet. SI kan van nut zijn bij het begrijpen van iemands gedrag en handreikingen geven voor de praktijk van zorg en begeleiding. Het is een minder bekend specialisme dat zekere belangrijke bijdragen kan leveren.

Het verschil tussen slaan en aftasten

Mevrouw Coenjaards komt gejaagd over en loopt vreemd – met stampende passen alsof ze een voetafdruk in de vloer wil achterlaten. Het aantal collega's door wie ze zich laat begeleiden wordt kleiner. De bezorgdheid stijgt, teamleden vrezen dat ze uiteindelijk niemand meer toelaat. Sommige collega's ervaren haar als een dreigende agressieve dame, moeilijk om mee om te gaan. Dat doet ze expres, zo is alom te horen: 'Ze maakt immers gericht slaande bewegingen!' Gerichte observatie door een SI-therapeut geeft een ander beeld. Zo kan zij maar één dynamische prikkel tegelijk verwerken. Een dynamische prikkel is alles wat beweegt of geluid maakt. Twee van deze prikkels blijkt voor haar al te veel. Als je bijvoorbeeld beweegt en tegelijk iets zegt, ontstaat er een soort flessenhalseffect. Af te lezen uit duidelijke spanningsverschijnselen en soms schelden. Haar brein raakt blijkbaar al van slag bij een combinatie van prikkels, of als serieus beroep wordt gedaan op de laag van de middenhersenen. Hier vindt de eerste ordening van binnenkomende zintuigprikkels plaats en een eerste sortering van diverse prikkels die vanuit diverse regio's binnenkomen. Bij mevrouw Coenjaards stagneert dit proces al bij twee dynamische prikkels. Hierdoor is verwerking op hoger hersenniveau niet meer haalbaar en dus kan zij geen wijs uit de prikkels. Hierdoor beperken de reactiemogelijkheden zich in haar brein tot typische reacties van het middenbrein: schelden en slaan. Andere bevindingen van de SI-therapeut: deze vrouw kan visuele, aanrakings- en bewegingsprikkels niet meer combineren. Ze is hyperalert en snel afgeleid, wat als onoplettend oogt. Haar 'slaande' beweging blijkt ook een manier om haar positie te bepalen tot de zorgverlener. Conclusie: ze slaat niet door, vertoont geen ander fysiek agressief gedrag en lijkt kalm nadat haar brein de 'afstandsmaat heeft gemeten', haar heeft gesitueerd in de ruimte. Eveneens een primitieve gedraging dus: de afstand tot de ander weten is een manier om je veilig te voelen, heel basaal! Het komt vaker voor dat mensen met hersenproblemen heftig reageren op tactiele sensaties (aanrakingen). Opvallend bij mevrouw Coenjaarts is haar moeite met *zachte* tactiele indrukken. Ze lijkt die niet te voelen, zodat ze wordt verrast als de zorgverlener een handeling inzet na zacht contact. Het is begrijpelijk dat de begeleider niet op het idee komt om haar letterlijk stevig fysiek te ondersteunen, hoewel dit hier juist helpend zou zijn. Dat is tegen onze intuïtie en tegen de basale zorgprincipes, maar hier dus wel aangewezen. Het spreekt vanzelf dat een team uitleg moet krijgen waarom bij deze vrouw een letterlijk meer stevige aanpak nodig is: haar brein verwerkt zachte aanraking niet meer of niet meer adequaat en daar kan zij dus geen betekenis meer aan verlenen.

De observatie van de SI-therapeut leert verder dat mevrouw Coenjaarts veel druk zet op haar spieren en gewrichten, mogelijk om zichzelf beter te voelen staan en zo haar houding en beweging te controleren (allemaal onbewust natuurlijk). Op de omgeving komt zij hierdoor excentriek, hardhandig en ongeremd over. Een betere beschrijving die recht doet aan wat er feitelijk speelt, is dat zij op deze manier compenseert voor de onvoldoende informatie vanuit de zintuigcellen in haar spieren en gewrichten (propriocepsis) richting hersenen. Concreet: dat zij haar plaats in de ruimte moeilijker kan schatten, compenseert ze met zwaaiende bewegingen van haar armen. Conclusie: ze 'slaat' niet, maar steekt haar 'meetlat' uit.

Ander punt is dat mevrouw Coenjaarts vaak opvallend snel reageert en handelt, met als bijeffect dat zij wordt overschat in haar informatieverwerking. Door haar 'te hoge vliegwiel' (vaak door stress) reageert ze snel, maar mist zij veel uitleg en gebaren van de zorgverlener! Het verwerken van het volledige informatiepakket verloopt juist vertraagd, wat het nodig maakt om niet mee te gaan in dat snelle van haar. Beter is juist beknopt en eenvoudig te reageren. Kalm en rustig, zodat je haar vliegwiel niet verder aanjaagt.

5.11   Haptonomie

Bij haptonomie gaat het om het voelen, tasten en aanraken (Hapsis = gevoelscontact, nomos = wet). Als zorgverlener en begeleider raak je cliënten vaak aan, zoals bij het kennis maken, lichaam omhoog helpen, onderweg begeleiden en de verzorging. Doelen bij een haptonomische benadering zijn om de ander uit te nodigen tot zelf doen, een positief gevoel van eigenwaarde te geven ón om de zorg voor beide betrokkenen zo licht mogelijk te maken. Een tweede doel is om in de begeleiding de menselijke maat te accentueren, wat bijdraagt aan het gevoel bij de ander dat hij of zij in de eigen waarde wordt gelaten. Tot slot kan de begeleider vanuit de haptonomie zich meer bewust worden van eigen (fysieke) grenzen. Dus: waarbij en waarin voel ik mij krachtig en prettig, of juist onzeker en naar? Om het voorgaande concreet te maken: heb je wel eens een kind proberen op te tillen, terwijl het dit niet wilde? Weet je nog hoeveel zwaarder het dan aanvoelde? Dat effect is er nog meer bij volwassenen en ouderen die niet meewerken. Het gaat erom de ander uit te nodigen om samen in beweging te komen, dan zal de transfer lichter zijn. Van belang is verder de manier van naderen en van aanraken. Met de vingertoppen aanraken voelt 'puntiger' dan met de handpalmen. Vastpakken kan beter met 'open handen' dan omklemd, als ware je hand een 'grijparm'. Het laatste geeft een natuurlijke weerstand en spanning bij de ander en dus vaak verzet. Haptonomie grijpt aan op lager gelegen hersenniveaus, die sturend zijn in het gedrag van de persoon met dementie. Daarom is deze benadering zo effectief!

5.12 Klassiek conditioneren

Conditioneren heeft weinig meer hersenactiviteit nodig dan aanwezig is in het onderbrein. Voor de praktijk is dit belangrijk, want deze vorm van leren gaat zonder bewuste inspanning. Klassiek conditioneren is beschreven door de Russisch fysioloog Ivan Pavlov. Hij voerde psychologische experimenten met honden uit. Sommige stimuli (bijvoorbeeld het zien van eten) zijn ongeconditioneerd en leiden vanzelf tot lichamelijke reacties (zoals het kwijlen van het dier: een ongeconditioneerde reactie). Andere prikkels zoals het horen van een bel geven van nature geen kwijlen. Als een bel meermalen klinkt kort voor of bij het aanbieden van voedsel, is op een gegeven moment het horen van de bel voldoende voor speekselvloed: er is een geconditioneerde (ingevoerde) reactie ontstaan. Er is sprake van leren door verbinden, associatie en herhaling. Het is gedrag gestuurd door het emotionele onderbrein, met een hoofdrol voor het limbisch systeem (sturend in basisemoties zoals angst en genot), en de daaronder liggende hersengebieden.

De timing tussen de ongeconditioneerde en geconditioneerde prikkel is belangrijk (het zogeheten principe van contiguïteit). Vaak is een halve seconde optimaal, maar er zijn uitzonderingen, zoals bij smaakaversie. Als iemand misselijk wordt (bijvoorbeeld door medicijnen) ook lang na een maaltijd, is er het risico dat dit bepaalde voedsel associatief wordt verbonden aan de misselijkheid. De weerzin tegen het voedsel is dan de geconditioneerde reactie. Mensen die vaak naar het ziekenhuis moeten voor chemotherapie, worden uren na hun behandeling misselijk en op andere manieren fysiek onwel. Daarna worden ze vaak al misselijk bij de eerste stappen voor of in het ziekenhuis. Zelfs als ze niet voor een chemokuur komen. De chemokuur is de ongeconditioneerde reactie, de weerzin die optreedt bij het waarnemen van de lucht in het ziekenhuis of van het ziekenhuis zelf is de geconditioneerde reactie. Een ander voorbeeld, dichter bij de zorgverlening: als de tafel wordt gedekt voor het middageten, kan er een leereffect optreden ('Ik blijf nu zitten') als kort daarna de maaltijd wordt opgediend. Dit effect kan verloren gaan als er een langere tijd zit tussen tafeldekken en serveren. Het zien van borden en eetgerei kan de prikkel tot honger en het willen eten blijven geven, ook al heeft iemand net een hele maaltijd verorberd. Hier is het brein eveneens dominant: de prikkel – het zien van eten – blijft leiden tot een reactie: willen eten. Het frontale brein komt niet meer tussenbeide. Dat hersendeel zou kunnen vertellen dat je net gegeten hebt en het zo goed is. Dat gebeurt dus niet meer. Het functioneren van iemand blijft hangen in de lagere hersenregionen. Het is dus niet zo dat iemand 'onverzadigbaar is', of 'altijd wil eten', maar de impuls als gevolg van de prikkel wordt door hoger gelegen hersendelen niet meer geremd. Het kan overigens ook zo zijn dat de prikkel van verzadiging te vroeg komt, bijvoorbeeld al bij het zien van eten. Soms helpt het dan om alles af te ruimen en later, als er geen signalen van de maaltijd meer zijn, een nieuwe poging op een andere manier in te zetten, bijvoorbeeld een ijsje, snack of een stuk fruit in de hand geven.

Probleemgedrag (zoals verzet bij de verzorging) kan zijn ontstaan door sterke ongeconditioneerde stimuli (zoals pijn, angst, koude). Door de verbinding aan geconditioneerde (omgevings)stimuli, kan het zinvol zijn om nieuwe begeleidingsinterventies te starten in een andere omgeving om ze een kans te geven. Als de omgevingskenmerken (de geconditioneerde stimuli) daar niet of nauwelijks zijn, is de kans groter dat het probleemgedrag in die nieuwe omgeving (snel) uitdooft. Een nieuwe, op comfort gerichte begeleiding in de zorg, wordt dan niet in bijvoorbeeld de tot dan toe gebruikte en dus bekende sanitaire ruimte uitgeprobeerd, maar in de slaapkamer of een anders ogende sanitaire omgeving. Deze omgeving is bijvoorbeeld geheel anders verlicht of ruikt anders (reuk komt gemakkelijk het brein binnen en kan heftige (stress) reacties veroorzaken, wat vaak wordt vergeten of onbekend is). Zo'n koerswijziging gaat dan samen met een nauwkeurige observatie en analyse van het gedrag van de persoon en diens reactie op omstandigheden.

Hoe je een kameel laat dansen

Een boek uit de middeleeuwen beschrijft hoe een jonge kameel regelmatig op een hete vloer werd geplaatst, waarna men een tamboerijn liet rinkelen. De pijn deed de kameel afwisselend steunen van de ene poot op de andere, dat is natuurlijk gedrag. Later bleek dat het laten rinkelen van de tamboerijn voldoende was om de kameel dezelfde passen te laten zetten – zonder hete ondergrond dus. De kameel had een associatie gemaakt tussen een ongeconditioneerde stimulus (hete ondergrond) en een geconditioneerde stimulus (tamboerijn geluiden).

Johannes Leo Africanus. *Over de beschrijving van Afrika*, 1526.

Begrippen bij klassieke conditionering

- Ongeconditioneerde stimulus: iets dat spontaan een respons uitlokt (hete vloer – optillen voet, zien eten – speekselvloed).
- Ongeconditioneerde respons: gedrag dat spontaan door een stimulus wordt opgeroepen (ledemaat wegtrekken bij pijn).
- Conditionerende stimulus: een nieuwe stimulus (tamboerijnmuziek) die tegelijk wordt gegeven met de oude stimulus (hete vloer).
- Geconditioneerde connectie: de nieuwe stimulus-responsverbinding gemaakt door een nieuwe stimulus aan een oude respons te koppelen (gaan stappen/dansen wanneer er muziek klinkt).
- Deconditioneren: een eerder aangeleerde reactie wordt afgeleerd (dooft uit), door de geconditioneerde stimulus herhaaldelijk/langdurig te laten zien zonder de ongeconditioneerde stimulus (de bel laten horen zonder voedsel te geven).
- Contiguïteit: nabijheid in de tijd van de geconditioneerde en ongeconditioneerde stimulus. Vaak maar niet altijd is het zo dat hoe dichter deze bij elkaar liggen in de tijd, des te sterker/eerder de connectie tot stand komt.
- Stimulusgeneralisatie: bij een bestaande koppeling tussen een geconditioneerde stimulus en het gedrag, ontstaat het gedrag ook als reactie op andere stimuli met een aantal

vergelijkbare kenmerken. Iemand die angst heeft voor muizen, kan dat ook krijgen voor daarop lijkende dieren als hamsters en marmotten.

- Stimulusdiscriminatie: de aangeleerde reactie wordt via leerprocedures beperkt tot een specifiekere groep stimuli dan in eerste instantie het geval was. Via specifieke conditionering en door gebruik te maken van uitdoven wordt de hond geleerd dat alleen bij een bepaalde bel (met specifiek belgeluid) én bepaalde lichtsignalen voedsel zal volgen.

Wassen bedreigt uw gezondheid

Bij het baden en/of douchen van een cliënt gaat er in meer dan de helft van de gevallen iets mis. Bijvoorbeeld de watertemperatuur die verkeerd is afgesteld. Dit blijkt uit een poll die het *Tijdschrift voor Verzorgenden* op de website TVVonline hield. Volgens 46 % van de verzorgenden gaat er nooit iets mis tijdens het baden/douchen van een cliënt. In de andere gevallen (54 %) wel. Soms is het water te heet afgesteld (29 %), wordt te laat opgemerkt dat de cliënt pijn heeft omdat hij/zij dit niet kan aangeven (12 %), of staat het water juist te koud afgesteld (11 %). Volgens 2 % van de verzorgenden heeft de cliënt zich verslikt of is hij/zij zelfs verdronken door onoplettendheid. In totaal stemden 332 personen. Het is geen vreemd idee dat een deel van de problemen bij de ochtendzorg via klassiek conditioneren tot stand komt. (Bron: ▶ www.tvvonline.nl, maart 2009).

5.13 Primaire activering

Wat kun je nog doen bij iemand die in mentaal functioneren zodanig is achteruitgegaan dat elke betekenis van wat dan ook aan hem voorbij lijkt te gaan, als de cliënt niet meer begrijpt wat om hem heen gebeurd, eenvoudige voorwerpen niet meer herkent, en familie evenmin vertrouwdheid oproept, als hij 'dwars door je heen kijkt'? Hoe akelig deze situatie ook is, toch leert de praktijk dat een aantal mensen in zo'n toestand nog kan ontspannen, of zelfs aandacht krijgt voor selectief aangeboden zintuiglijke prikkels, namelijk als die worden aangeboden in een kalme omgeving en rustige sfeer. Zo'n direct en selectief appel via het horen, zien, voelen, proeven of ruiken noemen we hier *primair activeren*, maar kent talloze alternatieve benamingen waaronder *snoezelen of sensomotorisch stimuleren*. De wortels van deze benadering liggen in onderzoek van direct na WO II, toen duidelijk werd wat de effecten zijn van gebrek aan prikkels (zintuiglijke deprivatie), namelijk enorme onrust, niet meer kunnen denken, kortom, een brein in chaos en verwarring. Hersenen hebben prikkels nodig. Zonder prikkeling, of bij onderprikkeling gaan hersenen op zoek naar prikkels en als ze die niet vinden, maken ze die zelf. Hoe chaotisch ook, linksom of rechtsom moet er prikkeling zijn. Precies wat we bij dementie vaker zien. Bij een aantal ontstaan gedragsproblemen door sterke overprikkeling of juist sterke onderprikkeling. Een uitgekiend prikkelaanbod, aanhakend bij het hersenniveau dat intact is, kan verlichting en dus gedragsverandering brengen. In de jaren 1960 groeide het besef dat in inrichtingen en instellingen sprake was van prikkelloosheid, waardoor in de jaren 1970 de benadering van primair activeren (dus op basaal hersenniveau) in de zorg voor mensen met een verstandelijke beperking haar intrede deed. Tien jaar later heeft dit zich in de verpleeghuissector genesteld. Het gaat om het overwogen en doelgericht toedienen van een zintuiglijke ervaring die aangenaam is, nieuwsgierig maakt en/of uitlokt tot een reactie of initiatief (hoe klein ook), of ontspanning geeft. Voorbeelden van prikkels zijn het (laten) luisteren naar windorgels, of andere rustgevende geluiden (ook je kalme stem!), massage met body lotion of olie, laten

ruiken aan diverse geuren (zoals tijm, kaneel, lavendel, kamille, parfum), proeven van uiteenlopende lekkere vruchtensappen en diverse smaken vla, poffertjes met ijs, iemand comfortabel
op een waterbed leggen, vloeistofdia's laten zien, naar een borrelende waterzuil laten kijken
('bubble-unit'). Je kunt iemand via de tast laten onderzoeken wat rustig maakt, zoals lappen van
uiteenlopende soorten stof (hard, zacht, ribbelig, ruw, glad), sponsachtige materialen, of zakjes
met uiteenlopende inhoud (waaronder gelei, rijst, hooi, zand, knikkers).

Veel zorgcentra beschikken over een aparte ruimte voor primaire activering (snoezelkamer).
Daarnaast wordt die ruimte vaak gebruikt voor complementaire (toevoegende) onderdelen van
basiszorg, als onderdeel van de dagelijkse zorg (zoals masseren tijdens de ochtendverzorging).
De effecten blijken per persoon anders, maar de ervaring leert dat hoe beperkt de mogelijkheden
ook zijn, iedereen reageert op aangeboden prikkels. Dit maakt een individueel afgestemde benadering nodig en deze individuele benadering kan worden opgebouwd door zorgvuldige verkenning van effecten van uiteenlopende methoden. Vaak is het effect in gedrag en welbevinden
ook in tijd beperkt tot de duur van de primaire activering. Dat is voor mensen met vorderende
dementie overigens in het algemeen het geval. Sommigen menen dat de primaire activering
daarmee zinloos is; die werkt toch maar zolang de prikkels worden aangeboden, daarna zijn de
effecten weer weg. Maar deze redenering snijdt geen hout. Ten eerste is in een leven van onrust
en chaos elke verlichting een oase en ten tweede weten we dat er op onbewust (impliciet) niveau
wel doorwerking is. Verlichtende activering 'leert' de hersenen op onbewust niveau dat het leven
niet alleen maar chaos is, maar ook momenten van rust kent. Voor alle duidelijkheid: niemand
met dementie in een gevorderd stadium is zich dit bewust, maar het brein staat tot aan de dood
in wisselwerking met de omgeving. Op onbewust niveau, maar daarom niet minder belangrijk.
Het snel wijkende effect is logisch in het begin van alle complementaire behandeling, waaronder
dus primaire activering. Het brein van iemand met dementie staat in een stand van onrust en
kan alleen tijdens de primaire activering (dus onder veel minder prikkels) tot rust komen. Of
juist door een zintuiglijk appel dat nog wel begrepen kan worden. Blijft ook op lange termijn het
effect beperkt, dan is het belangrijk om te kijken of de persoon niet altijd onmiddellijk na deze
behandeling terugkomt in de veel te prikkelrijke omgeving. Vaak zal dat zo zijn en dan ligt het
probleem mogelijk daar. Vanuit de rustbrengende ruimte eerst in een iets prikkelrijkere maar
nog niet zeer prikkelrijke omgeving zou dan soelaas kunnen bieden, in die zin dat het impliciet
lerende brein kans krijgt. Dan kan het effect langer duren dan het moment zelf.

5.14   Passiviteiten van het dagelijks leven/comfortzorg

Passiviteiten van het dagelijks leven (PDL), in Vlaanderen aangeduid met comfortzorg, is
een invalshoek gericht op een optimale begeleiding, verzorging of verpleging van 'passieve'
mensen. Het betreft een doelgroep die niet meer in staat is gericht handelen, geen initiatieven
meer toont, inclusief het meehelpen in de zelfzorg. Als dit gedrag verkeerd wordt begrepen,
spreken anderen dat iemand 'niets meer wil'. Het gaat echter om *onvermogen*. Voor 'willen' zijn
de frontale hersenen nodig en die zijn in een gevorderd stadium van dementie ver onder de
maat. Uiteindelijk ontstaan door passiviteit vaak voorkeurshoudingen (altijd onderuit zitten),
afweerspanning en contracturen. De eerste doelen zijn hierbij het voorkomen van decubitus
en contracturen en het teweegbrengen van ontspanning. PDL is een multidisciplinaire aanpak
van (vooral) paramedici waarbij de afhankelijkheid wordt geaccepteerd en vertrekpunt is. De
achterliggende gedachte is dat het brein niet meer in staat is om elementaire activering te realiseren, waardoor de persoon met gevorderde dementie noodzakelijkerwijs (!) in de passiviteit
terechtkomt (zie wat we hierboven schreven over de teloorgang van het frontale brein). PDL
is een uitgebreide, samenhangende en praktische insteek met handelingen, voorzieningen en

maatregelen op zorggebied (Rabe, 1993). Het heeft inzichten, handelingen, maatregelen en voorzieningen voor diverse activiteiten en leefgebieden, zoals Van Eijle al in 1991 aangaf:

- liggen;
- zitten;
- gewassen worden;
- gekleed worden;
- verschoond worden;
- verplaatst worden;
- gevoed worden.

Bij PDL wordt primaire activering als belangrijk onderdeel gezien. Het begrip primair verwijst naar basale activering, dat is waar het brein nog toe in staat is. Eigenlijk wil PDL die lagere activering beïnvloeden, zodat uit die basale hersenactiviteit *positieve* effecten voortkomen. Bij het wassen bijvoorbeeld kan (extra) warm water worden gebruikt, of etherische olie, een zachte massage, of rustgevende muziek. Er wordt ook gebruikgemaakt van haptonomische handelingen waaronder het maken van oogcontact, langzaam bewegen, het hoofd op dezelfde hoogte als die van de ander houden, spraak niet als informatiekanaal maar kalmerend medium gebruiken. Belangrijk is verder om fysieke handelingen minimaal te houden, alert te zijn op handelingen die spanning oproepen en daarvoor oplossingen en alternatieven te zoeken. Ergotherapie voorziet in adviseren in het gebruik van specifieke voorzieningen, zoals dynamische lig- en zitmiddelen, ergonomische ofwel goed passende en gemakkelijk aan/uit te trekken kleding en hoogwaardige transferapparatuur.

Een hele zorg, wassen bij vergevorderde dementie

Mevrouw Lacroix lijdt al zeven jaar aan dementie. De laatste vier jaar verblijft zij in het verpleeghuis. Ze kwam zelfverzekerd binnen, op hoge hakken, felle klikgeluiden begeleidden haar fiere passen. Dat is al voltooid verleden tijd. Ze ging op alle gebied gestaag achteruit en is nu al een jaar bedlegerig. Zij is niet meer in staat tot handelen en soepel bewegen, gevangen in contracturen, beurs door het passief liggen. De ochtendzorg is een dagelijkse kwelling geworden. Ze reageert dan met extra stijfheid, het aan- en uitkleden is pijnlijk voor haar en een ongezonde krachttoer voor de begeleider. Hoogste tijd voor een andere koers. Hoe kun je voor haar de pijn en het ongemak beperkt houden? Hoe kun je de zorg voor de begeleider veilig houden? Er wordt een adequate dosis pijnstilling afgesproken en zorgvuldig gecontroleerd dat ze die ook tijdig krijgt. Dit helpt al iets. Verder wordt gericht gebruikgemaakt van inzichten uit de PDL. Onder meer hoe je een arm uit de contractuurstand kan halen, bijvoorbeeld door de arm niet linea recta naar de gewenste richting te brengen, maar eerst licht in de tegenovergestelde te bewegen, en van daaruit in kleine en geleidelijk wat grotere uitslagen te 'schommelen'. In deze vorm van zorg is ook advies te vinden over hoe je haar met minimale belasting op haar zij kan helpen. Gekeken wordt naar haar kleding, omdat het aan en uitkleden zo'n sjorpartij is. Kledingstukken in een iets grotere maat, met gladde en rekbare stof helpen al. Kledingaanpassingen, zoals ritssluitingen en openingen met klittenband, verminderen de te maken bewegingsuitslag. Mevrouw Lacroix blijkt bij een voorgeschreven transfer angstig te raken. Vooral als ze in de tillift hangt. Ze kalmeert als een van de twee begeleiders haar van dichtbij goed vasthoudt, terwijl ze wordt verplaatst. Een voor de veiligheid zinloze handeling, maar voor haar zeker niet: ze heeft nu niet meer het idee dat ze verloren door de ruimte zweeft, wat voor velen een beangstigende ervaring is trouwens. Het automatisme om bij elke handeling te vragen of het goed is wat je doet, wordt verlaten. Dit lijkt eerder spanning te veroorzaken dan weg te nemen. Misschien krijgt ze ergens het gevoel dat ze iets 'moet' en voelt ze aan dat ze dit niet kan. Wel wordt steeds benoemd wat hier en nu gebeurt, heel kalm en vriendelijk. Ze wordt heel eenvoudig betrokken bij wat gebeurt. Zo laat de begeleider haar even aan de zeep ruiken waarmee ze wordt gewassen, haar de zo dadelijk aan te trekken kleding zien en betasten, en wordt – alvorens ze uit bed wordt geholpen – een rustmoment ingebouwd met een massage van haar handen van een minuut of twee. Er is bekeken of het opzetten van haar lievelingsmuziek rust geeft, maar dat blijkt niet zo te zijn. De andere maatregelen hebben veel gebracht en daarop kan worden voortgeborduurd.

5.15   Omgevingsinterventies

Oud nieuws

Eeuwen terug was er al ongewoon gerichte aandacht voor omgevingsfactoren, althans bij gebouwen voor de hoogste kringen. In het middeleeuwse Zuid-Spaanse paleis Alhambra bijvoorbeeld, was de ontvangstruimte erop ingericht om bezoekers te intimideren. Bezoek kon niet rechtstreeks naar de ingang voor de vorst, maar moest via een omweg een linker- of rechterroute nemen. Ze kwamen dan op audiëntie in een donkere ruimte waarin fel daglicht kwam via ramen van voor en opzij, zodat zij de voor hen zittende vorst niet goed konden zien. Daarbij zaten links en rechts mannen in nissen die hun listige vragen op de bezoekers afvuurden, die door deze manipulaties in verwarring werden gebracht, niet wetend waarop de aandacht te richten. Een recenter voorbeeld zijn de grachtenpanden uit de gouden eeuw. Hier is de verdieping op de begane grond veel hoger uitgevoerd dan de er boven liggende, en lopen de ramen tot het plafond door. Het buitenlicht komt zo verder de huiskamer in, waardoor het er beter werken en vertoeven is.

5.15.1   Introductie nieuwkomer

Een nieuwe bewoner in het verzorgingshuis wordt in de koffiezaal niet zelden van het kastje naar de muur gestuurd: 'Nee hier is geen plaats, gaat u dáár maar naar zitten!' (waarna aldaar een zelfde reactie kan volgen). Voor de nieuwkomer is zo'n afwijzing natuurlijk uitgesproken vervelend. Waarom gedragen mensen zich zo afhoudend? De plek aan tafel en wie daaraan aanschuift, bepaalt met wie je contact hebt, soms voor je hele resterende leven. Daarmee neem je geen risico. Hoe kun je dit begeleiden? Allereerst door zelf de zaken niet op hun beloop te laten. Een advies is de mensen aan de tafel van voorkeur vooraf in te lichten over de komst van de nieuweling en met hen en de nieuwkomer vooraf een soort verbinding te maken ('Zij is óók geboren in Alphen, net als u'). Verder kan aan de plaatsing een tijdelijk karakter worden gegeven ('Over een week overleg ik met ieder en dan kijk ik waar mevrouw Pieterse definitief kan zitten') – in de praktijk zal het hiervan vaak niet hoeven te komen, het gaat erom dat de 'zittende' bewoners het *gevoel* krijgen betrokken te worden. Je helpt de nieuwkomer door haar de eerste keer naar de zitplaats te begeleiden, om zo het ijs te breken. Meestal zal de introductie van een nieuwkomer aan een kleinere tafel (bijvoorbeeld van twee tot vier plaatsen), meer reactie van de zittende bewoners geven dan aan een grotere tafel (in groter gezelschap is verdunning). Als de voorbereiding werkt, dan kan een klein gezelschap een voordeel zijn; de nieuwe bewoner voelt zich welkom. Valt de voorbereiding niet goed uit, dan zal een grotere groep beter zijn ondanks dat de nieuwe bewoner zich daarin wat verlaten kan voelen. Dat is in eerste instantie beter dan in een kleine groep nare opmerkingen te horen krijgen. In de huiskamer van een verpleeghuis brengt menigeen zelfs hele dagen door aan tafel bij dezelfde personen. Dat maakt de start belangrijk en als zorgverlener heb je enige invloed hierop. Hoe dan ook, bij de start is een goede plaats en begeleiding van belang: een goed begin is het halve werk. Wanneer en hoe uitgebreid de introductie kan zijn, is afhankelijk van de cognitieve mogelijkheden van de zittende bewonersgroep.

5.15.2 Vertrouwd & verdraaglijk

Hoe een verblijf op menselijk maat eruit moet zien, daarover veranderen de ideeën in de tijd (Geelen, 2004). Vijftig jaar terug had men andere opvattingen over wat in zorginstellingen en ziekenhuizen goed en leefbaar was. Groepen van dertig tot veertig cliënten waren heel gewoon. Als gevolg hiervan zaten mensen zwijgend bij elkaar (wachtkamergedrag), of infecteerden cliënten elkaar met onrust. Belangrijke vragen rondom groepsgrootte zijn onder meer: is de woongroep nog te overzien voor de cliënt; kan hij/zij zich hieruit terugtrekken; is er een wens en zo ja is er gelegenheid om op te gaan in de groep, even anoniem te zijn tussen de anderen; lukt het om zich prettig voelen in deze groep, past deze bij het niveau en de leefstijl; is er overlast door gedrag van anderen; voelt iemand zich welkom bij deze groep en bij je team; past de aankleding en afwerking bij wat deze persoon gewend is; is er in de eigen kamer ruimte voor eigen spullen en meubels? Voor de afwerking van muren zijn uitgesproken kleuren niet handig. Binnenmuren dienen ook te passen bij de functie van kamer, dus liever niet in de huiskamer onafgewerkte baksteen. Gebroken wit of pastelkleur is een veilige keus. Stoffen gordijnen doen warmer aan dan kunststof lamellen, en verminderen de galm van geluiden. Hetzelfde geldt voor zachte vloerbedekking, die natuurlijk wel meer onderhoud vraagt. Voor het overzicht en een kalme uitstraling helpt het als niet teveel spullen in het zicht staan (ook liever geen aanblik van rijen rollators, rolstoelen, tilhulpmiddelen en karren). Kijk of je de looproute van personeel zo kunt leggen of afschermen, dat bewoners niet de hele dag door geconfronteerd worden met (vaak haastig) lopend personeel.

5.15.3 Leefruimte

Mensen met agressie- en geweldsproblemen hebben meestal meer (tot driemaal zoveel) persoonlijke ruimte nodig om zich prettig te voelen dan hun bedaarde tegenpool. In Amerikaanse gevangenissen bleek dat als je het aantal vierkante meters voor de luchtplaats halveerde, het aantal agressie-incidenten door gevangenen verdubbelde. Achterdochtige personen hebben snel het gevoel dat hun persoonlijke ruimte door anderen wordt geschonden (omdat voor achterdochtige mensen de persoonlijke ruimte groot is). Manische mensen vallen juist op doordat zij anderen royaal binnenlaten en zij schenden en overschrijden gemakkelijk de persoonlijke ruimte van anderen. Huiskamers van verpleeghuizen zijn vaak krap bemeten, zodat mensen zestien uur per dag bij elkaar op de lip zitten. Dat geeft al snel een vecht- of vluchtreactie. Als mensen niet weg kunnen lopen, worden ze prikkelbaar, wantrouwig, of vluchten anderszins bijvoorbeeld door te gaan dutten. Iemand nabij die je als gelijke ervaart, kun je dichterbij velen dan iemand die als anders wordt ervaren. Probleem is dat ouderen in zorginstellingen elkaar niet hebben gekozen en elkaar vaak (door dementie) niet meer kunnen leren kennen, wat negatieve emoties zoals achterdocht in de hand werkt. Negatieve emoties versterken dan de wrijving door de krappe leefomgeving verder. Zo kan gemakkelijk een negatieve vicieuze cirkel ontstaan.

5.15.4 De weg vinden

Deuren van ruimten die voor de oudere van belang zijn (zoals van het toilet), kunnen in een afwijkende kleur uitgevoerd worden en voorzien van een woord of symbool. De toegangsdeur van andere voor bewoners toegankelijke ruimten kunnen door een glazen raam de functie ervan zichtbaar maken vóór je de deur opent. Deuren die niet voor cliënten bedoeld zijn (bijvoorbeeld voorraadkasten), kun je juist ondoorzichtig laten uitvoeren en optisch laten wegvallen door ze (inclusief kozijn) in dezelfde kleur als de muur te laten maken. Aanwijzingen en (naam)bordjes kunnen voor ouderen wat lager worden geplaatst, dan vallen ze vaak juist beter in hun blikveld. Doorgaans is het nodig mensen (herhaaldelijk) te attenderen op wegwijzers en andere hulpmiddelen. Een klok is bij voorkeur analoog en eenvoudig (twaalfcijferig, met duidelijke wijzers zonder verdere afleidende details). Op een bord kan de datum, het dagprogramma en andere relevante informatie worden weergeven. Gebruik aanwijzingen selectief (overdaad schaadt) en verminder onnodige contrasten (zoals kozijnen in afwijkende kleuren, verschillende kleurbanen op muren en/of vloeren). Stoelleuningen en -zittingen mogen juist wél afwijkend zijn gekleurd met het vloeroppervlak: dit vergroot de kans op herkenning van stoel en vloer en verhoogt de veiligheid voor slechtzienden.

5.15.5 Stoelen & tafels

Mensen verschillen in contactbehoeften, dus is het handig om op een verblijfsafdeling tafels in verschillende grootte (voor niet meer dan zes personen) te plaatsen. Het is ook handig om meer stoelen dan cliënten te plaatsen, zodat er altijd keuzemogelijkheden zijn. Aan een ronde tafel kan ieder elkaar in principe zien, bij een rechthoekige is dat niet zo voor degenen die op één lijn zitten. Een nadeel bij een groepsactiviteit, een voordeel voor cliënten die elkaar niet liggen want die kunnen dan (met iemand ertussen) op een lijn plaatsnemen. Verder zitten mensen het liefst met rugdekking: met achter hun een muur bijvoorbeeld. Middenin een ruimte zitten beangstigt. Geluid van achteren veroorzaakt onrust. Voor mensen met gevorderde dementie is geluid achter hun betekenisloos en dus beangstigend. Een draaiende afwasmachine achter hun kan veel onrust en veroorzaken.

5.15.6 Spiegel aan de wand

Spiegels in sanitaire ruimten zijn functioneel bij nog redelijk zelfredzame cliënten, maar kunnen bij anderen verwarring geven (zoals bij mensen met gevorderde dementie, die zichzelf niet meer in de spiegel herkennen). Een grote spiegel laat een huiskamer groter lijken, maar maakt deze visueel ook drukker; vooral bij veel beweging en lopende personen.

5.15.7 Licht & ramen

Zorginstellingen hebben vaak lage plafonds en nog lagere ramen; glas is immers duurder dan stenen. Gevolg is dat er nauwelijks daglicht binnenkomt. Tel dat op bij de meestal ondermaatse verlichting en dan blijkt dat ouderen dagelijks te weinig licht krijgen. In het doorsnee verpleeghuis is het binnen overdag 25 keer zo donker als buiten (binnen zo'n 200 lux). De gemiddelde verpleeghuisbewoner komt bovendien nog geen anderhalve minuut per dag buiten. Het is intussen genoegzaam bekend dat verminderde blootstelling aan intensief licht stemmingsproblemen tot winterdepressieklachten met zich meebrengt, plus verschijnselen als prikkelbaarheid, omkeren van dag- en nachtritme en eetproblemen. Deze verschijnselen worden vaak ten onrechte aan dementie toegeschreven, waarschijnlijk doordat deze klachten het hele jaar optreden. Het is dus niet vanwege de dementie, maar ze ontstaan door voortdurend binnen zitten met een onderdosering licht. De bewoner in een zorginstelling kan dus óók in de zomer een winterdepressie krijgen! Het oudere oog heeft veel licht nodig, maar tegelijk ook goed gespreid licht. In instellingen heeft men soms halogeenspotjes. Met hun priemend licht verblinden deze snel. Belangrijke aandachtspunten zijn: is de verblijfsruimten goed verlicht, met veel lichtpunten, zonder scherpe, vermoeiende schaduwen; zijn vloer en tafelblad niet glanzend; wordt het uitzicht belemmerd door bomen of struiken, op het glas geplakte spullen, of anderszins? In de sanitaire ruimte is het een idee om met minder intensief licht te werken. Het verzorgd worden is al stresserend genoeg. Het blote lijf ziet er – voor de persoon zelf – vaak minder aangenaam uit bij helder wit licht en een witte betegeling. Dat onaangename zicht kan voor afweergedrag zorgen. De pionier van verpleegkunde Florence Nightingale (1820–1910) was zich ook bewust van het belang van licht: 'Licht onontbeerlijk beiden voor gezondheid en herstelling. –Uitzigt en zonnesgijn zaken van het hoogste gewigt voor zieken. –Zonder zonlicht ontaardt de mensch naar het ligchaam zoowel als naar de geest. –Bijna alle patienten liggen met het aangezicht naar het licht gekeerd.'

Uit onderzoek blijkt dat ziekenhuispatiënten na een operatie sneller herstellen in een kamer met prettig uitzicht op bijvoorbeeld groen en tuin, dan in een kamer zonder ramen. Het uitzicht hoeft overigens niet voor iedereen mooi of natuurlijk te zijn: in een verzorgingshuis in Baarle Nassau kijkt één helft van de kamers uit op een mooi aangelegde binnentuin, de andere op een smalle doorlopende weg waarlangs de dag door voetgangers, fietsers, auto's en tractoren hun weg vervolgen. De voorkeur gaat hier overduidelijk uit naar een kamer met uitzicht op de weg. Misschien is er vooral behoefte aan een kalmerend natuurlijk uitzicht bij ziekte en stress, en aan beweging en afleiding bij (relatieve) gezondheid. Hoe dan ook: mensen willen iets om naar uit te kijken, óók letterlijk!

Ernaast of er tegenover

Vroeger stonden in de wachtkamers van huisartsen stoelen vaak op een lange rij naast elkaar, zodat mensen elkaar minder met hun klachten lastig vielen. Je voelt je minder geroepen om in gesprek te gaan met iemand die naast je zit dan wanneer deze tegenover je zit. In menig voormalig Engels verzorgingshuis nam men dit model over, om na een renovatie (waarin werd overgegaan op ronde tafels) met verbazing te zien dat de mensen die voorheen suf voor zich uitkeken, nu ineens veel vaker met elkaar praatten. Ze zagen elkaar nu letterlijk zitten. Daarvoor niet en hadden toen dus geen idee van elkaars bestaan. Zoals vaak is er aan alles een keerzijde of grens: mensen die de hele dag door in elkaars vizier zitten, kunnen daarvan behoorlijk gespannen raken, ook dat is een basaal menselijk gegeven: we hebben elkaar nodig én zitten elkaar in de weg.

5.15.8 Ruis en geluidsoverlast

Onze oren staan altijd open. Ook als we slapen verwerkt ons brein de geluiden om ons heen. Veel of intens geluid (nachtdienst aan het werk, onrust van anderen) verslechtert de slaapkwaliteit, óók als je er niet van wakker wordt. We zijn dan overdag meer vermoeid en prikkelbaar, zonder een idee te hebben over het waarom. Ongewenst geluid heeft ook overdag effecten. Uit onderzoek in kantoortuinen blijkt uiteenlopend afleidend geluid de concentratie en prestatie te verminderen. De werkproductie kan halveren bij degenen die het niet lukt de op hen afkomende geluiden buiten te sluiten: andermans tikken op toetsenborden, geluiden van printers en flarden van gesprekken. Er ontstaan concentratieproblemen, je weet op diverse momenten niet meer waarmee je precies bezig was, redeneren en logisch nadenken worden belemmerd. Wie het lukt om ondanks de drukte hetzelfde werk af te krijgen, moest zich daarvoor meer inspannen (en is dus na de werkdag extra vermoeid).

Begeleiders in zieken- en verpleeghuizen onderschatten hun geluidsproductie omdat ze in beweging zijn, zelf veel geluid veroorzaken, menig geluid voor hen betekenis heeft, en ze in beslag genomen zijn door wat hier en nu gebeuren moet. Geluidsoverlast heeft altijd psychische en lichamelijke gevolgen. Behalve technische oplossingen (zoals stillere stofzuigers, stiller witgoed, aanbrengen van geluiddempend materiaal), kunnen werkzaamheden die qua drukte en geluidsproductie op elkaar lijken met elkaar worden gecombineerd in een ruimte of bepaald deel van de afdeling. Anders gezegd: laat drukke en kalme activiteiten niet door elkaar plaatsvinden. Geluid van voetstappen kan worden verminderd met zachte vloerbedekking of, als dit niet gerealiseerd kan worden, het dragen van schoenen met zachte zolen.

5.15.9 Temperatuur

Vaak verschillen de behoeften van de oudere cliënt en het personeel. Personeel is jonger, beter doorbloed en actiever, heeft het eerder warm. Hiermee is rekening te houden door de thermostaat net een streep hoger te zetten dan door personeel gewenst (en personeel zich licht te laten kleden, zonder al te veel weg te laten…), en de oudere extra warm te kleden.

5.15.10 Geuren

Ongewenste geuren van ontlasting of wonden kunnen na de zorg niet altijd worden vermeden. Eén manier om deze te absorberen is het plaatsen van houtskoolbriketten verpakt in een kussensloop, gelegen dichtbij de bron. Een andere mogelijkheid is gemalen koffie in een kommetje. Voor het verdrijven van etensgeuren is een optie om in een steelpannetje een laagje azijn te doen, en dat op een laag vuurtje te zetten zodat de azijn langzaam verdampt. Toevoegen van geuren kan – met beleid – ook. Van lavendelgeur is bijvoorbeeld bekend dat het op veel mensen een licht kalmerende werking heeft.

Omgevingsprikkels bij het wassen

- Privacy. Wie wordt verzorgd hoort of ziet liever geen anderen, en wil niet worden geconfronteerd met binnenkomende mensen.
- Zintuigen. Bij mensen die hardhorend en/of slechtziend zijn, is extra aandacht nodig om verrassingen te voorkómen en anders zo goed mogelijk op te vangen.

- Temperatuur en geluid. De omgevingstemperatuur is liefst warm, waarbij tocht wordt voorkómen. Evenals contact met harde en koude oppervlakken bij stoelen, de wc-bril en dergelijke. Bedek indien gewenst een deel van het lichaam met een handdoek, ook vanwege de waardigheid en schaamte. Probeer ruis en geluid zoveel mogelijk te beperken. Ga na of de ruimte een nare galm heeft, die om gerichte actie vraagt.
- Tast. Hoe raak je de ander aan? Met de vingertoppen komt minder prettig over dan met de hele hand of handpalm. Deppen is minder prikkelend dan wrijven. Sterk vervuilde delen worden makkelijker schoon door ze eerst met waslotion in te wrijven, en even te laten weken. De hoeveelheid huidprikkeling wordt verminderd door in plaats van met zeep, washand en handdoek, gebruik te maken van geïmpregneerde washandjes. Drogen is dan niet meer nodig.
- Water. Een heel directe omgevingsinvloed is de watertemperatuur. Dit vraagt in de begeleiding gerichte aandacht, bij de algemene adviezen komen we hierop terug.
- Kleur en licht. Nog vaak zijn sanitaire ruimten in zorginstellingen wit betegeld en voorzien van intensieve verlichting. Dat is prima als je elke vlek en afwijking wilt zien, maar onprettig voor wie 's ochtends moeilijk op gang komt. Daarbij vermindert de kans op herkenning bij afwezigheid van contrast, bijvoorbeeld wanneer sanitair, betegeling, handgrepen en wc-bril alle in wit zijn uitgevoerd. Al in het hersenniveau waar de eerste ordening van prikkels plaatsvindt (het tweede niveau), ziet of zoekt ons brein contrast. Bij gevorderde dementie is die hersenlaag al zo verzwakt, dat een contrast nodig is om basale ordening mogelijk te maken. Die ordening is nodig om de volgende stap, herkenning, mogelijk te maken. Omgekeerd: bij onvoldoende contrast is er geen herkenning, en 'wil' iemand niet op het toilet gaan zitten. Om de eenvoudige reden dat het toilet niet wordt herkend. Een witte wc-bril, witte wasbak of witte stoel in een verder blanco sanitaire ruimte worden dan moeilijker of slecht gezien. Een klassiek zwarte wc-bril biedt uitkomst.

Beleid van de omgeving maken

- Bevorder het signaleren. Ga eens op verschillende dagdelen langer bij de bewonersgroep zitten; kijk en luister. Je kunt ervan versteld staan wat op je afkomt aan ruis, beweging en onrust. Maak afspraken om snel en haastig lopen te verminderen, zo verminder of voorkom je gevoelens van onrust en onbehagen bij de bewonersgroep.
- Breng lucht in de groep. Zorg met je collega's ervoor dat er zo nu en dan 'lucht in de groep' komt. Ofwel dat zo nu en dan cliënten van de afdeling afgaan voor een wandeling, activiteit, middagdut, of wat dan ook. Dat 's middags zich niet (teveel en te druk) bezoek ophoudt bij de bewoners. Bespreek regelmatig wat de afgelopen tijd aan prettige ervaringen zijn opgedaan met de groep, zoals feesten, uitjes. Het gaat er niet om dat de mensen dat nog weten (veelal niet natuurlijk), maar dat zulke gesprekken leuke ervaringen betreffen, met nadruk op leuk. De aard van ervaringen, dus leuk of niet leuk, banen zich ook bij mensen met dementie een weg naar en door hun brein. Emoties kleuren de ervaring en sturen daarmee het gedrag!
- Bespreek verblijf met je cliënten. Ga in gesprek hoe je cliënten hun verblijf ervaren en pols hun wensen hierover. Denk bijvoorbeeld aan keuzes in kleuren, klein meubilair, muziek. Maak nieuwe cliënten vertrouwd en bekend in de omgeving, breng hen in contact met de andere cliënten. Ga er niet zomaar vanuit dat de nieuwe cliënt het best past op de vrijgekomen plaats, maar stel de vraag aan jezelf en als team of er betere

mogelijkheden zijn. Op dit punt geldt eveneens: als mensen zo beschadigd zijn dat 'ergens iets van vinden' (oordeelsvermogen) onmogelijk is geworden, doet nog steeds de *ervaring* erbij betrokken te worden iemand goed. Zoals hierboven gesteld: het ernstig beschadigde brein drijft op sfeer en ervaringsindrukken.

Maak van verblijf ook een *permanent* aandachtspunt. Maak nieuwe teamleden en bezoekers alert op effecten van hun gedrag op de bewonersgroep. Vraag hen ook naar omgevingstips. Bespreek de omgevingsinvloeden en verbeterpunten. Maak er regelmatig een punt van in het werkoverleg. Maak binnen je team afspraken over looproutes op de afdeling, de omgang met bronnen van ruis en geluid (radio, televisie, telefoon).

— Houd bij elkaar de vinger aan de pols. Bedenk dat het gewoon is dat je elkaar regelmatig moet herinneren aan afspraken over kalmte en rust. Ieder onderschat wat zijzelf aan onrust meebrengt, en merkt vooral de ruis van de ander. Terugvallen in oude patronen is 'des mensen'.

5.16   Psychofarmaca

Medicijnen die het gedrag en de stemming beïnvloeden (psychofarmaca) zijn geen benaderwijze, maar wel een interventie die ondersteunend kan werken. Bij dementie komen uiteenlopende gedrags- en stemmingsproblemen voor. De vraag kan dan al snel opkomen voor medicijnen om het gedrag in te dammen. Als de arts daarin terughoudend lijkt of diverse vragen over de cliënt en diens gedrag gaat stellen, voelt de begeleider zich mogelijk niet serieus genomen. Waarom schrijft deze niet simpelweg dat begeerde recept? Deert het haar of hem niet wat de cliënt doet? Waarom wil de arts eigenlijk later weer stoppen of minderen met eenmaal voorgeschreven medicijnen? Allemaal vragen die een antwoord verdienen. Allereerst is een feit dat artsen wél vaak gedragsbeïnvloedende medicijnen geven. Ruim twee derde van de mensen met dementie in de verpleeghuizen slikt psychofarmaca. Bij meer dan 80 % gebeurt dat op verzoek van de zorg, in de andere gevallen vraagt de familie erom. Bij één op de vijf vragen ervaart de arts druk om psychofarmaca voor te schrijven. Hieronder volgen enkele vragen waarop je mag rekenen dat de arts ze aan jou of zichzelf stelt bij een vraag om psychofarmaca.

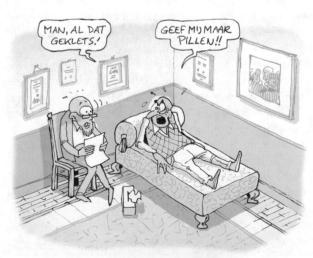

5.16.1 Speelt er een lichamelijk knelpunt?

Achter problematisch gedrag van mensen met een verstandelijke beperking of hersenproblemen schuilt niet zelden een lichamelijke stoornis, bijvoorbeeld zintuiglijke problemen (bijvoorbeeld gehoorverlies, slechter zien, veranderde tastzin), obstipatie, een blaasontsteking, urineretentie, koorts, een infectie, verstoringen in de metabole huishouding. Voorbijgaan aan lichamelijk knelpunten en dan dempende medicijnen geven komt dan neer op mis-handelen. De arts wil dat voorkómen door lichamelijke problemen uit te sluiten. Dat kan lastig zijn. Belangrijk is dat bij ouderen, en vooral degenen met hersenproblemen, de symptomen van (ook lichamelijke) ziekte meer uiteenlopen. Daarnaast worden ze vaak door de betrokkene niet gemeld en soms zelfs niet of heel laat opgemerkt. Hierdoor kunnen lichamelijke kwalen gemakkelijk over het hoofd worden gezien.

5.16.2 Is er pijn?

In een onderzoek werd bij ouderen met dementie en onrustig gedrag ('matige agitatie') het antipsychoticum Haldol vervangen door pijnstilling. Hun stemming verbeterde en ze namen vaker deel aan sociale activiteiten. De pijnstilling ging volgens protocol: van paracetamol naar morfine, transdermale toediening (via pleisters) van buprenorfine en ten slotte pregabaline. De controle groep kreeg behandeling en zorg als voorheen. Het probleemgedrag van de behandelingsgroep was 17 % minder dan van de controlegroep. Na het stoppen van de pijnbestrijding nam het probleemgedrag weer toe. Bij mensen met dementie wordt pijn vaak over het hoofd gezien (in ongeveer twee van de drie gevallen van mensen die in het verpleeghuis verblijven). Als pijn wel wordt gesignaleerd, wordt die vaak onderschat en onderbehandeld, bijvoorbeeld met een te lage dosering.

5.16.3 Iets met het team/afdeling loos?

Bekende Nederlandse arts-onderzoekers als Sytse Zuidema en Raymond Koopmans wijzen op onderzoek waarin de draagkracht en kwaliteit van een afdelingsteam in zorginstellingen wel degelijk van invloed is op het voorschrijfbeleid van medicatie. Zo worden minder vaak antidepressiva voorgeschreven wanneer er meer personeel op de werkvloer aanwezig is, en vaker dempende medicijnen (hypnotica) als er meer bewoners per huiskamer verblijven. Op deze verbanden is overigens wel wat af te dingen. Ten eerste dat meer personeel bepaald niet altijd meer aandacht genereert en zeker niet meer rust. Het tegendeel kan zelfs beter zijn: het aantal personeelsleden dat contact legt met iemand beperken, kan ook gunstig uitwerken op voorwaarde dat de bejegening aansluit. Dat laatste brengt bij het derde punt: personeel moet gekwalificeerd zijn. Dus weten hoe om te gaan met deze doelgroep, belangrijke achtergronden van gedrag begrijpen en kunnen hanteren. Dat vergt weer een goede begeleiding van de begeleiders. Ten vierde: ook als psychogeriatrische afdelingen onderling overeenkomen in de mate waarin probleemgedrag aanwezig is bij verder overeenkomstige omgevingsfactoren, worden verschillen in voorschrijfgedrag van medicatie gevonden. Het Kenniscentrum voor langdurige zorg, Vilans, bereikte via een project in dertig verpleeghuizen dat bij ouderen met dementie het 'onhandelbare gedrag' afnam, met een mate variërend van 25 tot 60 %. Er werd gekeken naar hun gedragsproblemen en de achtergronden, en van daaruit gezocht naar concrete creatieve oplossingen en afspraken. Er bleek ook een afname van angstsymptomen bij de bewoners.

5.16.4 Baat het niet, dan schaadt het mogelijk wél

Een andere arts/onderzoeker, Martin Smalbrugge, vat uiteenlopend onderzoek zó samen: de bijwerkingen van psychofarmaca blijken aanzienlijk, terwijl de aangetoonde effecten niet groot zijn. Er is onderzoek gedaan naar de effecten van medicijnen op probleemgedrag. Er is bewijs dat sommige medicijnen wel effect kunnen hebben op probleemgedrag (bijvoorbeeld stemmingsstabilisatoren zoals het anti-epilepticum depakine), of het antidepressiemiddel citalopram (niet hoog gedoseerd!) bij agitatie als reactie op veranderde emotieregulering bij Alzheimer, dus bij zogeheten affectief bepaald probleemgedrag, of een lage dosering van het antipsychoticum risperidon bij stressbepaald gedrag), maar we de effecten niet overschatten. Omgevingsinvloeden blijven uiterst belangrijk. Nederlands onderzoek van geriater Knol liet zien dat maar bij één op de zes patiënten met probleemgedrag toediening van een neurolepticum een positief gedragseffect had. Wel is duidelijk dat patiënten bij gebruik van psychofarmaca een verhoogde kans hebben op sufheid, vallen, slikproblemen Parkinsonverschijnselen en longontsteking. Bij het gebruik van antipsychotica is er de eerste drie maanden een vergrote kans op een beroerte, tot zelfs plotseling overlijden (bij citalopram zijn bij doseringen boven de 40 mg plotseling overlijden beschreven). Bij een Nederlands onderzoek bleek dat iets minder dan de helft van dementiepatiënten die het middel Haloperidol (haldol) gebruikten, parkinsonisme optrad (verschijnselen zoals we die ook zien bij de ziekte van Parkinson). Bij iemand die langdurig medicijnen zoals antipsychotica gebruikt en dit goed lijkt te verdragen, kunnen uiteindelijk tóch ernstige bijwerkingen ontstaan, bijvoorbeeld na slechter eten of drinken, bij ziekte of door andere redenen. Er zijn bijwerkingen die niet stoppen na het staken van de medicijnen en zelfs bijwerkingen die pas opkomen na het stoppen van medicijnen, bijvoorbeeld onwillekeurige bewegingen in gezicht, romp of ledematen door het toedienen of na het stoppen van antipsychotica. Het is daarom nodig om steeds na verloop van tijd te bezien of de medicijnen verminderd of gestopt kunnen worden. Het probleemgedrag hoeft dan niet terug te komen, want door toenemende dementie kan ook het eerdere probleemgedrag verdwijnen. Verder kunnen de omstandigheden die het gedrag in stand hielden veranderd zijn.

5.16.5 Heldere indicaties voor medicatie

Er zijn en blijven situaties waarin het gebruik van gedragsbeïnvloedende medicijnen nodig is, bijvoorbeeld bij een cliënt die ondanks psychosociale interventies heftige emotiewisselingen houdt en ten gevolge daarvan onvoorspelbaar en gevaarlijk gedrag vertoont, of als iemand gespannen blijft ondanks alle inspanning vanuit de omgeving. Een middel dat de activiteit van de stress-as in het brein wat doet afnemen, kan dan bijvoorbeeld erg behulpzaam zijn. Steeds blijft belangrijk dat ieder zich realiseert dat medicatie een *ondersteunend* effect heeft. Het kan iemands brein wat rustiger of toegankelijker maken, *waardoor begeleiding meer kans krijgt*. Om dat laatste gaat het altijd. In de dagelijkse praktijk van omgang en contact ligt de sleutel tot welbevinden van de cliënt. De conclusie is dat medicatie in een beperkt(!) aantal gevallen gunstige voorwaarden kan creëren.

Profielschets psychofarmaca: antipsychotica, antidepressiva, anti-epileptica, anxiolitica

Verschillende soorten medicijnen worden bij agressie gebruikt. Bij de keuze spelen naast lichamelijke kwetsbaarheden ook het gebruik van andere middelen of al gebruikte andere medicijnen mee. Voorbeelden van soorten medicatie zijn de antipsychotica, antidepressiva, anti-epileptica en anxiolytica (middelen tegen angst). Deze hebben elk andere toepassingsgebieden en verschillen in (bij)werkingen. Duidelijkheid hierover geeft de bijsluiter, die behalve bij de apotheek ook op internet te vinden is (► www.farmacotherapeutischkompas.nl).

- Antipsychotica (bijvoorbeeld Risperidon) verminderen wanen en hallucinaties, die agressie kunnen oproepen. Ze worden ook gegeven bij intense angst, agitatie en ontregeling. Het effect ervan op probleemgedrag verschilt sterk tussen personen en is soms afwezig. Ze kunnen ook als ze geen gewenst effect bieden uiteenlopende bijwerkingen geven, zoals sufheid en problemen in de motoriek. Denk daarbij aan stijfheid, een veranderende lichaamshouding, rusteloosheid en onwillekeurig bewegen van bijvoorbeeld tong, lippen of benen, schuifelend lopen en traag bewegen (Knol, 2011). Bij dosering van citalopram boven 40 mg, is plotseling overlijden beschreven. Stoppen van deze medicijnen moet geleidelijk te gebeuren om het risico op bijwerkingen te verlagen.
- Antidepressiva (bijvoorbeeld Seroxat) worden gegeven bij depressieve, angst- of spanningsklachten die agitatie of agressie teweeg kunnen brengen. Bij antidepressiva wordt laag gestart en langzaam opgebouwd. Mogelijke bijwerkingen zijn sufheid en misselijkheid, braken, maagkramp en diarree (meestal tijdelijk), en speekselvloed of juist een droge mond, obstipatie, moeite met urineren, wazig zien, duizeligheid (lage bloeddruk), gewichtstoename en verminderde libido. Bij bijwerkingen of het ontbreken van effect, kan een ander antidepressivum worden geprobeerd.
- Anti-epileptica (bijvoorbeeld Carbamazepine, Valproïnezuur) worden gegeven bij epileptische problemen, maar worden ook voorgeschreven bij agitatie en agressie bij dementie. Dan fungeren deze middelen als gedrags- of emotieregulator, zie hierboven. Mogelijke bijwerkingen zijn sufheid, misselijkheid en diarree, bevingen, huiduitslag, hoofdpijn, gewichtstoename en problemen met de leverfunctie.
- Anxiolitica (bijvoorbeeld Oxazepam) worden voorgeschreven bij sterke angst en nachtelijke onrust. Dit in zo laag mogelijke dosering en bij voorkeur niet langer dan zes weken in verband met afhankelijk raken van het middel.

Behalve sufheid kúnnen deze medicijnen ook juist toename van verwardheid, onrust en impulsief gedrag geven, en het valrisico vergroten. Die toename, eigenlijk een averechts effect, kan komen doordat dit middel de activiteit in de frontale hersendelen vermindert, waardoor de rem vanuit de frontale hersenen op de onderste hersendelen (die impulsief gedrag genereren) afneemt. De middelen verzwakken dan de nog resterende remfuncties van het brein! Een tweede reden voor averechts effect is het zogeheten reboundeffect: bij demping van hersenactiviteit reageert het brein met een tegenreactie, om de vorige staat van functioneren weer te bereiken. Dat is een 'blind' mechanisme in onze hersenen, altijd terug naar de staat waarin het brein verkeerde voordat het van buitenaf (via medicatie) werd beïnvloed. Bij een al ontregeld brein, zoals bij dementie, kan de tegenreactie heel heftig zijn, waardoor een heftig averechts effect kan ontstaan. In beschadigde hersenen kunnen sowieso onverwachte effecten van medicijnen optreden. De toediening moet daarom altijd weloverwogen en met beleid te gebeuren, met ingebouwde evaluatiemomenten.

Literatuur

Appelo, M. (2011). *Socratisch motiveren*. Amsterdam: Uitgeverij Boom.

Barrick, A. L., et al. (2002). *Bathing without a battle*. Broadway: Springer Publishing Company.

Bloemendal, G., Geelen, R., & Koot-Fokkink, A. (1997). *Levensboeken*. Nijkerk: Intro.

Eijle, J. van. (1991). *Werkboek PDL*. Middelharnis: Mobicare.

Geelen, R. (2004). De psycholoog als preventiewerker. In: M.T. Vink & R.P. Falck. Psychologie in de ouderenzorg: een vak apart, pg 85–104. Houten: Bohn Stafleu Van Loghum.

Geelen, R. (2011). RET de verzorgende. *Psychopraktijk, 3*(10), 12–14.

IJzermans, T. (2004). *Hoe maak ik van een olifant weer een mug?* Zaltbommel: Thema.

Knol, W. (12. oktober 2011). *Antipsychotic induced parkinsonism in the elderly: Assessment, causes and consequences*. Promotieonderzoek, Universiteit Utrecht.

Rabe, W. (1993). Passiviteiten van het dagelijks leven: zorg voor diep demente ouderen. *Denkbeeld, Tijdschrift voor Psychogeriatrie, 2*(5) 14–15.

Vink, A., Erkelens, H., & Meinardi, I. (2013). *Muziek en bewegen bij dementie*. Amsterdam: Reed Business Education.

Vink, M. T., & Broek, P. (1998). *Oud geleerd, oud gedaan. Gedragstherapie bij ouderen*. Houten: Bohn Stafleu van Loghum.

Websites

► www.bathingwithoutabattle.unc.edu Website waarop beeldmateriaal met demonstratie van persoonsgericht wassen besteld kan worden. ► http://geluid.startpagina.nl/.

► www.gezondenzeker.nl Site met uitgebreide en relevante informatie voor ergocoaches en veiligheidscoaches.

► www.incontinentie.net Website met informatie over incontinentie: waaronder columns, typen incontinentie en behandelingen, onderzoek en verdere links.

► www.lichttherapie.nl Site met middelen ten behoeve van lichttherapie.

► www.nsg.nl Site van Nederlandse Stichting Geluidshinder (NSG).

► http://www.nssi.nl Site van NSSI, de Nederlandse Stichting voor Sensorische Informatieverwerking, beter gezegd -verwerkingsproblemen. Sommige ergotherapeuten, fysiotherapeuten en logopedisten zijn gespecialiseerd in sensorische informatieverwerking, en verbonden aan de Nederlandse Stichting voor Sensorische Informatieverwerking. De website geeft informatie aan ouders, en biedt een platform bieden aan therapeuten. Ook ze de stichting zich in voor onderzoek naar sensorische informatieverwerkingsproblemen en behandelmethoden.

► www.nursing.nl Site met uiteenlopende informatie voor verpleegkundigen. Hier is onder meer de 'richtlijn pijn bij dementerenden' te vinden.

► www.sensomotorische-integratie.nl Sensomotorische integratie verwijst naar het samenwerken van de 'zintuiglijke functies' zoals horen, proeven, ruiken, voelen, met het bewegen. Op deze website van Els Rengenhart is uiteenlopende informatie te vinden over sensomotorische integratie.

► www.stichtingpdl.nl Site met informatie over scholingen in en protocollen van Passiviteiten van het Dagelijks Leven (PDL).

► www.therapietrouwmonitor.nl Deze website is een initiatief van de Landelijke taakgroep Goed Medicijngebruik, en bevat uiteenlopende cijfers en tips over therapietrouw.

► http://urologie.startpagina.nl/Startpagina met uiteenlopende rubrieken voor alle leeftijdsgroepen en uiteenlopende onderwerpen waaronder bedplassen, informatie over incontinentie, stoma, matrasbeschermers, incontinentie materiaal.

► www.verenso.nl Site van specialisten ouderen Geneeskunde, met verwijzing naar de Richtlijn Herkenning en behandeling van chronische pijn bij kwetsbare ouderen, en de Richtlijn Probleemgedrag.

► www.vilans.nl Site van het Kenniscentrum voor langdurige zorg.

► http://nl.wikipedia.org/wiki/winterdepressie Beschrijft kort de verschijnselen, oorzaken en behandeling van winterdepressie.

► www.worldwidesnoezelen.com Website opgericht door Ilse Achterberg, met uiteenlopende informatie, publicaties en nieuwsberichten over snoezelen.

► www.zorgvoorbeter.nl Website van Vilans, met een 'Stappenplan Probleemgedrag' biedt, verschillende materialen voor de deskundigheidsbevordering van medewerkers, de mate waarin probleemgedrag voorkomt en de multidisciplinaire aanpak ervan. Ook is er een stappenplan om het proces rondom medicatietoediening te verbeteren.

DVD

Mist. (2010). L1 RTV, Maastricht. Zie ► www.l1.nl.

Methodiek bij begeleiden

Samenvatting

Hoe krijg je de achtergrond van bepaald gedrag helder, antwoord op de vraag waarom iemand zich gedraagt zoals hij doet en wat diens beweegredenen zijn? In dit hoofdstuk bespreken we hoe jij als voorzitter teamleden hierover met elkaar kan laten overleggen. Goede suggesties helpen niet als de teamleden ze niet als zodanig herkennen en een eigen koers blijven varen. Alleen als achtergronden van gedrag inzichtelijk zijn, is een duurzame gedragsverandering bij zorgverleners haalbaar. Hieronder komt een eenvoudige kapstol (crisisontwikkelingsmodel, COM) aan bod, waarmee je zicht krijgt op zowel gedragssignalen als voortekenen van probleemgedrag en wat te doen na een escalatie. We werken dit model in drie varianten uit, waarbij de eerder besproken herseninzichten praktisch vertaald worden. Tot slot richten we de blik op begeleiders. Aandachtspunten die daarbij aan bod komen zijn het verhelderen van eigen gedachten, emoties en gedrag(sneigingen), en het zo goed mogelijk besluiten bij dilemma's.

6.1   Inleiding & de 7 W's – 107

6.2   Het cliëntoverleg – 108
6.2.1   Wie zijn er bij? – 108
6.2.2   Maak het doelgericht – 108
6.2.3   Bereid het overleg voor – 109
6.2.4   Bewaak het gespreksverloop – 109
6.2.5   Ieder is verantwoordelijk voor eigen inbreng – 109
6.2.6   Breng fasen aan in het overleg – 109
6.2.7   Verslaglegging: óók of juist voor de niet-aanwezigen – 112
6.2.8   Goed beslissen in de bespreking – 112

6.3   Motiveren en de Huddle – 116
6.3.1   De 'wonderpsycholoog' en het 'wonderadvies' bestaan niet – 116
6.3.2   Voor niets gaat de zon op – 117
6.3.3   De Huddle: tussendoor de koppen bij elkaar – 119

R. Geelen, H. van Dam, *Dementie: van herselagen tot omgangsvragen*,
DOI 10.1007/978-90-368-1023-4_6, © 2016 Bohn Stafleu van Loghum, onderdeel van Springer Media BV

6.4   Het crisisontwikkelingsmodel (COM) – 119
6.4.1   Goede tijden, slechte tijden – 120
6.4.2   Een individueel verhaal – 120
6.4.3   Elk incident geeft nieuwe input – 120
6.4.4   Héél het traject in beeld – 121
6.4.5   COM bij agressief gedrag – 121
6.4.6   COM bij emotionele ontregeling – 123
6.4.7   COM voor een woongroep – 126

6.5   Het reflectief overleg – 132

6.6   Besluiten nemen in moeilijke situaties – 135
6.6.1   Randvoorwaarden & verantwoordelijkheden – 135
6.6.2   Stappenplan bij de besluitvorming – 136
6.6.3   Vastleggen van de besluitvorming, inclusief evaluatie – 138
6.6.4   Besluiten bij vastgelopen situaties – 138
6.6.5   Resultaten van het doorlopen van het besluitvormingsprotocol – 138

6.7   Intervisie – 139

          Literatuur – 140

6.1   Inleiding & de 7 W's

Bij het kiezen van een methodiek voor het team, wil je weten waar de accenten het beste kunnen liggen. Is het nodig iemands actuele situatie te verhelderen, bijvoorbeeld door informatie over het ziekteproces en de gevoelens die iemand uit? Moet de nadruk liggen op bepaalde achtergronden van gedrag? Vragen vooral de moeilijkheden aandacht die medewerkers met iemands gedrag hebben? Mogelijk is bekend wat gedaan moet worden, maar moeten daarin de puntjes op de 'i' komen (motiveren & 'huddle'). De precieze effecten van de gehanteerde bejegening kunnen ook onduidelijk zijn. Evalueren lukt alleen als het waarom van de afspraken helder is, de uitvoering ervan consequent gebeurt en de effecten zijn bijgehouden. Een methode om inzichtelijk te maken wat bij welk cliëntgedrag te doen, is het crisisontwikkelingsmodel (COM). Hierin staan de verschillende toestanden van de cliënt beschreven, van ontspannen tot ontsporend en herstellend, met daaraan gekoppeld mogelijke acties van de begeleider. Het aardige van COM is de eenvoud, dat als Zwitsers zakmes ook voor andere crises te gebruiken valt. Dit laten we zien via twee toepassingen op andere problemen. Mogelijk zit de pijn vooral in de ervaren belasting door teamleden, hun emoties en gedachten over het gedrag van de cliënt. Dan is een reflectief overleg aangewezen. Er zijn en blijven situaties waarin de verschillende belangen en visies een beslissing over wat te doen (nog) tegenhouden. Iemand wil bijvoorbeeld niet gewassen worden en raakt overstuur als de zorg onder druk plaatsvindt. Wat is dan wijsheid als bijvoorbeeld hygiëne tekortschiet en/of huiddefecten ontstaan? Als dan op een inzichtelijke, breed gedragen manier een zo goed mogelijk besluit wordt genomen, kan dat ook bij teamleden rust in het hoofd geven (hierop gaan we verder in bij het onderdeel 'besluiten nemen in moeilijke situaties'). Als het gaat om een vraag waarmee één teamlid zit en zij graag wil dat haar collega's meedenken, dan zijn handreikingen nuttig over de vormgeving van intervisie.

Vaak blijft inzet van de teambegeleider niet beperkt tot één methode en wordt een combinatie van methoden gebruikt. Zijn de emoties bij begeleiders hoog opgelopen, dan wordt meteen daaraan aandacht gegeven via het reflectief overleg. Als teamleden uitgebreid over hun ervaringen ventileren, komt hieruit ook informatie vrij (gegevens) die helpt bij een later te voeren cliëntoverleg. Met andere woorden: een reflectief overleg kan een later cliëntoverleg voeden met wat eerder op tafel is gekomen. Wie weet moeten later desondanks gezamenlijk andere moeilijke besluiten worden genomen. In intervisie kan worden verduidelijkt hoe en waardoor individuele teamleden zich op deelaspecten opstellen.

Verkennen en de vervolgweg bepalen met de 7 W's (Geelen, 2011c)
Een situatie verkennen kan met de 7 W's: wat, waar, wie, wanneer, welke, waarom, waarmee.
1. Wat
    – Wat is voorgevallen of opgemerkt, hoe ziet het gedrag er precies uit?
    – Wat is al geprobeerd en wat is verder haalbaar aan interventies?
2. Waar
    – Waar verblijft de cliënt?
    – Waar spelen de gedragingen en emoties zich af?
    – Waar niet?
3. Wie
    – Wie is de cliënt, hoe was zij/hij vroeger?
    – Wie heeft vooral last van het knelpunt/vraagt om hulp?
    – Wie mogelijk ook iets van de situatie weet, kan om verdere informatie gevraagd worden.
    – Wie is verder bij deze cliënt om hulp gevraagd?

4. Wanneer
   - Wanneer: sinds wanneer speelt dit knelpunt? Beschrijf de voorgeschiedenis, en om-
     standigheden waarin het ontstond.
5. Welke
   - Welke gevolgen heeft dit gedrag?
   - Welk gevolg zou je graag zien naar aanleiding van de acties (veranderde emoties bij
     cliënt, gedragsverandering bij cliënt, meer eigen rust, sfeer in de groep van cliën-
     ten)?
6. Waarom
   - Waarom komt dit onderwerp naar voren, wordt de begeleidingsvraag nu gesteld?
   - Waarom vertoont deze persoon vermoedelijk dit gedrag?
7. Waarmee
   - Waarmee vertoont de cliënt dit gedrag (middelen)?
   - Waarmee kun je verwachtingen waarmaken (zijn er voldoende randvoorwaarden in
     overleg en begeleidingstijd, bezetting, dagbesteding bijvoorbeeld?)

6.2   Het cliëntoverleg

Voor het *cliëntoverleg* worden verschillende namen gebruikt, zoals omgangsoverleg, bewoners-
overleg of bewonersbespreking. De naam maakt niet uit, mits teamleden maar duidelijk is wat zij
van het overleg mogen verwachten. Centraal staan de bijzonderheden in gedrag en stemming van
de individuele cliënt, of van enkele cliënten. In teamverband worden na analyse van situaties en
weging van mogelijke interventies keuzes gemaakt in de benadering, behandeling of activiteiten.

6.2.1   Wie zijn er bij?

Je stelt vooraf vast wie je bij het overleg wilt hebben. Wie kunnen en moeten er bij zijn? Wie kan van
meerwaarde zijn? Allereerst zijn dat alle collega's die direct met de cliënt omgaan. Dit zijn vaak ook
collega's van andere disciplines: naast de verzorgenden, verpleegkundigen en afdelingsassistenten,
ook de activiteitenbegeleider en andere betrokkenen en deskundigen, zoals een gedragskundige,
arts, paramedicus. Uitgangspunt is dat met de cliënt vooraf is gesproken over de situatie en bijzonderheden. Naar diens kijk op de situatie is actief en gericht gevraagd. Als er afspraken volgen uit
het overleg, worden die voor invoering met de cliënt besproken en/of diens vertegenwoordiger.
Openheid is troef! Van deze openheid kan worden afgeweken als de situatie van iemand dat vraagt,
bijvoorbeeld als de cliënt geen idee heeft van de probleemsituatie en vanuit dit onbegrip met overmatige angst, woede of somberheid kan reageren. Dan is niet informeren een kwestie van respect,
namelijk respect voor wat iemand niet meer kan: informatie begrijpen. Deze uitzondering maakt
het uitgangspunt niet minder belangrijk, namelijk dat de cliënt wordt betrokken.

6.2.2   Maak het doelgericht

Het werkt meestal minder goed om pas als je bij elkaar zit te bezien waarover je gaat overleggen. Dan ontbreekt de focus en wordt kostbare overlegtijd verspild. Bespreek en beslis vooraf

wie waarom (met welk doel) wordt besproken. Dat geeft richting. Bovendien kan dan vooraf informatie worden verzameld en ander voorwerk worden gedaan. Het overleg kan over uiteenlopende onderwerpen gaan, zoals achtergronden van en omgang met overmatig klagen, een eisende opstelling, opstandig gedrag, passiviteit, niet ingaan op uitnodigingen tot activiteit, of stemmingsproblemen zoals angst of somberheid, sterke schommelingen in emoties, psychotische belevingen. De omgang met familie en bezoek aan de cliënt kan een thema zijn. Daarnaast kun je denken aan verwerkingsproblemen, rouw, klachten over de zorg, of acceptatieproblemen van ziektebeloop en/of opname.

6.2.3 Bereid het overleg voor

Ga na of teamleden voorbereidend werk hebben gedaan, of nog moeten doen. Regel wie de deelnemers van het overleg uitnodigt. Het overleg gebeurt in een stoorvrije ruimte, is die gereserveerd? Belangrijke, al aanwezige informatie wordt op rij gezet en besproken. Hoe was de cliënt bijvoorbeeld vroeger qua aard en gewoonten? Hoe ging iemand om met tegenslagen, teleurstellingen, onvermogen? Wat vond zij/hij prettig, wat juist niet? In welke omstandigheden stak het te bespreken gedrag ook of juist niet de kop op? Dagrapportages, medicijnlijsten en dergelijke zijn in de bespreking onder handbereik, of in het geval van een elektronisch patiëntendossier opengesteld. Zo kunnen deze gegevens in het overleg direct worden geraadpleegd.

6.2.4 Bewaak het gespreksverloop

De gespreksleider/voorzitter bewaakt het doel van het overleg. Zij voorkomt bijvoorbeeld van de hak op de tak springen, afdwalen, of oeverloze discussies over details. Zij let erop dat ieder zijn/haar zegje kan doen, dat verschillende kanten van het onderwerp én van de cliënt aan bod komen, kortom zij bewaakt het gespreksverloop. Aan het einde van het overleg zorgt zij ervoor dat wat afgesproken duidelijk is, gerapporteerd en overgedragen wordt. Wie gaat wat doen? Zij houdt in de gaten of het inroepen van een andere discipline gewenst is. Het wordt niet vaak gedaan, maar het kan zeker helpen om per gespreksfase (zie verder hieronder) wat besproken is in steekwoorden te noteren op een whiteboard. Zo vallen deelnemers minder in herhaling, houdt iedereen makkelijker het overzicht en is er een blauwdruk voor de latere verslaglegging.

6.2.5 Ieder is verantwoordelijk voor eigen inbreng

De gespreksleider bewaakt een goed verloop, ook elke deelnemer is verantwoordelijk voor het eigen aandeel. Op deze manier is de kans het grootst dat ieder zich in het overleg veilig en geaccepteerd voelt, en dat met andermans inbreng respectvol en vertrouwelijk wordt omgegaan. Iedereen mag ook eigen missers in de omgang naar voren brengen. Dat is geen teken van zwakte, integendeel.

6.2.6 Breng fasen aan in het overleg

Één manier om het overleg kop, romp en staart te geven is de methodische cyclus (zie ◘ fig. 6.1). Het geeft rust en duidelijkheid als de voorzitter het afsluiten van elke gespreksfase 'markeert'.

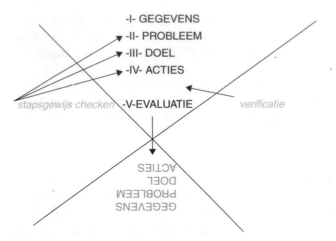

-I- GEGEVENS
-II- PROBLEEM
-III- DOEL
-IV- ACTIES
stapsgewijs checken -V-EVALUATIE   *verificatie*

ACTIES
DOEL
PROBLEEM
GEGEVENS

🔲 **Figuur 6.1**   Methodisch cyclus cliëntbespreking

Per onderdeel of fase wordt hardop benoemd en gecheckt dat de overgang naar de volgende stap aan de orde is, bijvoorbeeld: 'We hebben nu al uiteenlopende gegevens verzameld, is op grond hiervan te zeggen wat het probleem is? Mariëtte zegt dat het …. is, zien jullie dat ook zo?' Als dat niet het geval blijkt, kan een reactie volgen als: 'Goed, wat missen we dan nog? Wie kan dit aanvullen?' Bij overeenstemming kan worden vervolgd met: 'Goed dan gaan we nu verder met het probleem. Wat willen we bereiken? Is dat haalbaar? Nee? Wat is dan wel haalbaar?' Zo wordt gestuurd op het bepalen van het begeleidingsdoel en kan bij elke vervolgstap de stand van zaken van het overleg worden verhelderd. Bij het evalueren wordt in de achteruitkijkspiegel gekeken (vandaar de tekst in spiegelschrift in 🔲 fig. 6.1): wat hebben de verrichte acties opge-leverd? In hoeverre is het doel behaald? Hoe ziet de eerder besproken situatie er nu uit? Wat heeft de afgelopen periode aan nieuwe inzichten gebracht (gegevens)? We bespreken de fasen nu kort.

Verzamel gegevens
Teamleden krijgen gelegenheid om, na elkaar, uitgebreid hun verhaal te doen over het onder-werp. Nadat zij hierin hun 'ei' hebben gelegd, kunnen ze beter luisteren en meedenken. Boven-dien komt zo en passant al belangrijke informatie op tafel. De gespreksleider vraagt door op wat wordt ingebracht, vraagt naar aanvullende gegevens. Teamleden beschrijven het cliëntgedrag in detail, met hun reacties daarop en ervaringen erbij. Niet vergeten mag zijn hoe de cliënt zelf de situatie ervaart. Waar wringt volgens hem of haarzelf de schoen en welke gevoelens spelen daarbij?

Patronen in gegevens herkennen, probleemformulering
De ingebrachte situaties worden uitgediept: zijn bepaalde patronen herkenbaar? Welke achter-gronden van het gedrag zijn denkbaar? Zijn er mogelijke samenhangen met andere bijzonderhe-den (lichamelijk, psychisch, sociaal of in omgevingsinvloeden)? Wat zijn, in het licht van de nu besproken achtergronden en feiten, precies de knelpunten? Hoe ernstig zijn deze, en hoe vaak treden ze op? Wat valt over de duur en invloeden te zeggen? Wanneer is het gedrag begonnen? In welke situatie(s)? Wanneer versterkt of verzwakt het gedrag? Welke interventies zijn geprobeerd en met welk effect? Vervolgens wordt één probleem geselecteerd voor verdere bespreking. Bij

meerdere moeilijkheden kan de keuze vallen op het meest nijpende punt, op het gedrag dat het meest helder lijkt en/of juist het makkelijkst lijkt te beïnvloeden gemakkelijkst te beïnvloeden lijkt. Het laatste – welk probleem is het gemakkelijkst te tackelen – is geen zwaktebod, maar kan in een gecompliceerde situatie juist een goede ingang geven om ook andere problemen te beïnvloeden. De resultaten geven ten eerste een succeservaring bij teamleden en ten tweede kunnen ze een raamwerk vormen voor aanpak van andere problemen. Bovendien kunnen andere problemen meer helder worden als de makkelijker te beïnvloeden mogelijkheden zijn benut.

Doel bepalen

Het doel wordt vastgesteld. Het woord 'reëel' is hierbij belangrijk. Het doel moet in overeenstemming zijn met wat haalbaar is. Dus: wat willen we bij het onder de probleemformulering genoemde bereiken? Dat het gedrag vermindert? Zo ja, in welke mate? Gaat het erom de – ongewenste – gevolgen te verminderen? Gaat het erom dat wij als hulpverleners ons beter aanpassen op gedrag dat niet in de kern te veranderen is? Wat valt dan te doen om de (ernst van de) gevolgen te beperken? Soms zullen vooral de opvattingen over het probleemgedrag onderwerp zijn. Vaak spelen dan persoonlijke normen en waarden een rol (dan verschuift de methode in de richting van het reflectief overleg).

Acties bespreken

Acties en afspraken worden bedacht en besproken die aansluiten op het doel en (vermoedelijk) daaronder liggende problemen en achtergronden. Wanneer de acties daarover zijn doorgesproken, wordt afgesproken wie ze op papier zet. Belangrijk is ook wie de niet-aanwezige teamleden informeert. Een afgesproken tijd consequent vasthouden aan de afspraken is belangrijk. En als één teamlid afwijkt van de benaderwijze, kan dat het effect beduidend verminderen. Het duurt vaak een periode van bijvoorbeeld enkele weken voor effecten van een gekozen benadering te merken zijn. Gedragingen zijn te herleiden tot een bepaalde manier van functioneren en reageren van het brein, en die patronen laten zich moeilijk omzetten. Dus na enkele dagen of eerste inspanningen concluderen 'dat het niet werkt' is in de regel te snel. Het brein heeft meer tijd nodig en dat geldt zeker voor een ernstig beschadigd brein, wat immers minder flexibel is geworden. Tijd nemen om effecten te kunnen beoordelen is dus een belangrijke factor. Daarbij is het nodig om de verwachtingen te bespreken in wat de afspraken teweeg kunnen brengen. Ook de tijdelijke verergering die kan optreden. Elke verandering in mindset brengt in het brein onrust teweeg en die kan zich uiten in tijdelijke verergering van gedragsproblemen, ook van precies die gedragingen die je wilt ombuigen. Van belang is daarom ook af te spreken om nauwkeurig te volgen wat iemands reacties zijn en waar de grens ligt van de verergering die je 'voor lief neemt'. Situaties kunnen worden geoefend in korte rollenspellen. Na elke 'scène' is het goed eerst te bezien wat goed ging, of goed bedoeld werd. Van daaruit kan dan worden aangegeven wat mogelijk anders kan. Een collega die de omgang opvallend goed afgaat, kan demonstreren hoe zij het doet. Video-interactie kan behulpzaam zijn. Een beeld zegt vaak meer dan duizend woorden.

Nu één probleem is doorgesproken, kan – als de tijd het toelaat- een volgend probleem worden doorgenomen. Is de tijd daarvoor te kort, dan kunnen soms voor een ander punt mogelijk wel al één of enkele goed lijkende interventies worden bepaald. Vaak kan dat op grond van wat eerder in het overleg, dus op grond van het besproken gedrag, naar voren is gekomen. De gespreksleider maakt de afspraak om na een met elkaar vastgestelde periode terug te blikken. Verder is het van belang afspraken te maken hoe het gedrag van de cliënt te observeren en registreren.

(later) Evalueren

Na verloop van tijd komen diverse vragen aan bod. Zijn de eerder gemaakte afspraken ook juist uitgevoerd? Zo nee, waarom niet? Zo ja, met welk gevolg? Er is meestal wel iets bereikt, of ten minste duidelijker geworden. Het probleem zelf kan zijn veranderd, het is duidelijker onder welke omstandigheden de acties wel (of niet) werken, er komen andere punten naar voren die aandacht verdienen. Toevallige waarnemingen, ongewenste en goed uitwerkende acties worden doorgenomen. Anders gezegd: er zijn nieuwe gegevens over het eerdere probleem. Op grond daarvan kan de methodische cyclus opnieuw vanaf gegevens verzamelen worden doorlopen, maar nu wel met nieuwe inzichten en een scherpere kijk op de cliënt.

6.2.7 Verslaglegging: óók of juist voor de niet-aanwezigen

Bij het overleg afwezige teamleden willen niet alleen weten wat er is besloten, maar ook waarom. Als in het verslag de methodische structuur van het overleg wordt gevolgd, is het waarom van de acties ook voor hen inzichtelijk. Vanuit welke probleemsituatie is welke persoon aangemeld voor overleg? Welke gegevens zijn daarover verzameld en welk vraagstuk komt daarin precies naar voren? Wat is het hierin bepaalde doel en welke acties zijn daarvoor afgesproken? Hoe en wanneer wordt de situatie geëvalueerd? Afhankelijk van de afspraken kan het nodig zijn dat teamleden die onderling mondeling toelichten. Draagvlak is en blijft belangrijk om maximaal effect te bereiken.

6.2.8 Goed beslissen in de bespreking

- Hoe neem je de juiste beslissing? Die vraag houdt menigeen bezig. Maak je liever aanvankelijk niet te druk over wát je samen besluit, maar vooral over *hoe* de beslissing wordt genomen. Het gaat erom samen hier en nu zo zorgvuldig mogelijk te beslissen. Als de problemen uitvoerig aan bod zijn gekomen en vanuit verschillende belangen zijn bekeken, krijgen teamleden meer rust in het hoofd. Deze rust ontstaat vanuit het besef dat voor zover het in ieders vermogen lag, recht is gedaan aan de cliënt en diens situatie, en eveneens aan de eigen gedachten en gevoelens rondom het gedrag van de cliënt. Een bijeffect van gericht doorspreken is bovendien dat er niet zelden ook nieuwe ideeën opkomen om de situatie beter te hanteren, ook al is dat niet de opzet.
- De cliënt wordt serieus genomen, ook al is deze op een bepaald gebied niet meer wilsbekwaam. De situatie wordt 'uitgelegd' met het waarom van de genomen beslissing. De persoon wordt zoveel mogelijk betrokken bij de uitvoering ervan. Belangrijk is dat in algemene zin zoveel mogelijk tegemoet wordt gekomen aan de wens van de cliënt en vooral dat hem of haar binnen het mogelijke een gevoel van controle wordt gegeven. Hierboven schreven we al dat uitzonderingen soms gerechtvaardigd zijn en dat in situaties van ernstige hersenschade gevoel van de cliënt gevoel betrokken te zijn belangrijker is dan de inhoud, die niet meer goed begrepen wordt.
- Vermijd absolute oordelen over iemands gedrag als 'altijd', 'nooit', 'voortdurend'. Bedenk dat als je een bepaald idee over de cliënt hebt, je diens gedrag wat daarmee overeenstemt eerder opmerkt (en daarmee strijdig gedrag meer aan je voorbijgaat). We zien dan dus wat we 'willen' zien. Of beter: we zien gedrag dat we verwachten eerder; gedrag dat daarbij niet past gaat eerder aan ons voorbij. Dat is 'des mensen'. Anders gezegd: probleemgedrag gaat vaak een eigen leven leiden. (Voor)oordelen neigen ertoe zichzelf te versterken.

Het gedrag een tijdlang voor de bespreking registreren, kan al een scherper zicht geven, zeker ook op de eenzijdige kijk die we soms sluipend hebben ontwikkeld. Vermijd beschuldigende verklaringen of woorden: 'Zij weet wat ze doet', 'Hij kan het soms wél', 'Doet het expres', 'Wil aandacht krijgen'. De taal is het voertuig van de geest. Dus hoe vaker we deze (dis)kwalificerende taal gebruiken, hoe meer de inhoud daarvan ook echt in ons brein gaat zitten. En des te meer die inhoud in ons brein zit, hoe meer waarde we eraan gaan toekennen en we opgedane ervaringen gaan filteren. Eerder in dit boek is al uiteengezet dat gedrag met vooropgezette bedoelingen bij mensen over wie het hier gaat niet meer mogelijk is. Hooguit heeft gedrag er de schijn van, maar de hoogste hersenniveaus die nodig zijn voor dit veronderstelde intentionele gedrag zijn ernstig beschadigd of zelfs al afwezig.

- Bespreek vooral ook mogelijkheden, positieve kanten van de cliënt en uitzonderingen op het probleemgedrag: wanneer treedt het probleemgedrag *niet* op? Wanneer voelt de cliënt zich prima of zou deze zich beter voelen? Wanneer zou jij je goed voelen in de omgang met deze cliënt? Hoe is hierin een eerste stap te zetten? Hoe zijn de gevolgen van dit probleem te verlichten? Wanneer is het gelukt om hiermee goed om te gaan? Hoe ging dat precies?
- Wat gebeurt er – los van het dit onderwerp – aan positiefs rondom, voor én door de persoon? Is dit te sturen en uit te breiden?
- Het is prima om het probleem en mogelijke achtergronden te verkennen, maar bedenk ook dat je met de oorzaak niet meteen de oplossing te pakken hebt. Blijf daarom niet hangen in de geschiedenis van het probleem, of in de 'waarom'-vraag. Richt je met een systeemblik vooral ook op wat hier en nu wel kan, in positieve zin. Als de definitieve 'oplossing' niet kan worden gevonden, kijk dan hoever je samen wél kunt komen. Misschien kun je afspraken maken die het probleem al wat verzachten, of de omgang met iemand vergemakkelijken. Mogelijk kan al wel een deel van het probleem worden aangepakt. In een later overleg kun je dan terugblikken op de opgedane ervaringen, en daarop voortborduren.
- Bij gemaakte afspraken is aandacht voor consequent uitvoeren onmisbaar. Het gaat zelden meteen beter en op dit punt krijgen we loon naar werken. Dit heet ook wel *verificatie*: controleren of wordt gedaan wat afgesproken is. Als de uitvoering onvoldoende uit de verf komt, is evalueren ook minder goed mogelijk en minder zinvol.
- Het is geen ramp als je er hier en nu niet uitkomt. Je maakt de best mogelijke voorlopige afspraken en praat later verder. Ben je wel tot afspraken gekomen, noteer dan de termijn waarop je deze met de cliënt en andere betrokkenen evalueert.
- Beslissingen hebben altijd een tijdelijk karakter: het is de beste beslissing die op dit moment en onder deze omstandigheden, op grond van wat hier en nu bekend is, genomen wordt. Bij nieuwe ontwikkelingen en ervaringen is weer overleg nodig en bezinning over de aanpak.
- De omvang van maatregelen of inspanning is niet altijd rechtevenredig met het effect. Eenvoudig gezegd: soms doe je veel en bereik je weinig, soms doe je weinig en is het effect onverwacht positief. Dat is niet alleen een kwestie van toeval, maar heeft te maken met hoe ons brein werkt, namelijk niet-lineair. Het werkt niet één op één in de zin van je stopt er iets met de factor vijf in en dan moet het resultaat ook in die orde van grootte liggen. De moraal is: geef niet te snel op en blijf creatief! Je weet nooit wat (ook nog) kan helpen.

Valkuilen & denkfouten bij cliëntoverleg

Hieronder bespreken we valkuilen en denkfouten rondom het bespreken en uitvoeren van een opgesteld begeleidingsplan.

'Het komt wel goed'. 'Deze afspraken worden vanzelfsprekend ook uitgevoerd.'

Gedragsverandering is moeilijk, niet alleen als het gaat om de goede voornemens op oudejaarsavond. Uit onderzoek blijkt maar de helft van de adviezen van de huisarts te worden opgevolgd. Als het innemen van een pil of opvolgen van een advies al zo weinig vanzelfsprekend is, geeft dat weinig hoop voor het vanzelfsprekend realiseren van een andere benadering door een team. Aan één voorwaarde is echter al wel voldaan: bij een goede bespreking heeft ieder haar inbreng gehad en is niet alleen duidelijk wát wordt voorgenomen qua begeleiding, maar ook het waarom ervan. Voor niets gaat de zon op. Het is goed om af te spreken wie er op let dat de nieuwe afspraken worden gevolgd en dus kans van slagen krijgen. Zijn er een of twee teamleden die bij collega's vinger aan de pols houden? Helpen afspraken over dagelijks rapporteren of afvinklijsten in gemaakte afspraken? Teamleden kunnen ook zelf worden bevraagd hoe de uitvoering van de afgesproken bejegening te bevorderen is. Wat waard is om gedaan te worden, is het ook waard om *goed* te doen.

'Als we achterhalen hoe dit probleem is ontstaan, weten we ook wat eraan te doen.'

Zo simpel is het niet. Daarom: word geen Sherlock Holmes. Blijf niet hangen in de geschiedenis, de 'waarom' vraag, of wie 'schuld' heeft aan het gedrag. Voor alles is het vizier gericht op het hier en nu: hoe is het leed *nu* te verzachten? Hoe is te voorkomen dat problemen toenemen, of andere negatieve gevolgen ontstaan? Welke stappen lijken daarvoor nu zinvol? Bedenk dat je stap voor stap werkt en dat dus soms meer besprekingen nodig zijn. Niet elk probleem is in een keer te verminderen. Als je een stap in de goede richting kan zetten, is die óók de moeite waard. In de heel ernstige gevallen: als je enkele afspraken kunt maken die voorkómen dat het gedragsprobleem wordt versterkt, is dat de moeite waard. Je kunt dan altijd een vervolgafspraak maken om de situatie opnieuw en breder te bespreken.

'We moeten dé oplossing vinden voor dit probleem.' 'Een goed idee moet meteen werken.'

Denk liever in invloeden dan in definitieve 'oplossingen'. Er zijn geen toverformules en meestal evenmin acties die acuut wonderen verrichten. Kijk naar mogelijke stappen in de goede richting en wat deze kunnen opleveren. Bij het bespreken van de systeemleer kwamen we ook op deze manier van kijken uit. Kijk naar wat nu kan in plaats van wat allemaal zou moeten. *Als het niet gaat zoals het moet, dan moet het maar zoals het nog kan.* Een afgesproken aanpak vraagt geduld en vasthoudendheid. Je mag niet verwachten dat de eerste de beste keer zaken compleet veranderen. Denk niet in termen van alles of niets, maar in relatieve verschillen: is het gedrag er zo wat minder vaak of minder heftig? We vermeldden het al: hersenpatronen en hersenroutes laten zich niet zomaar ombuigen.

'Meneer X misdraagt zich en nu praat die psycholoog met ons hoe wij anders met hem moeten omgaan! Ik voel dat alsof de oorzaak van het probleem nu bij ons wordt gelegd. Meneer X moet veranderen, niet wij!'

Misdragen is een moreel kwalificerende term. Ten tweede: beschadigde hersenen zijn in de regel inflexibel. Daarom is er vaak bij teamleden meer speelruimte om verandering in de situatie te brengen dan bij de cliënt. Dat is de reden om met teamleden in gesprek te gaan over hun mogelijkheden, te proberen om via ander gedrag van hen ander gedrag bij de cliënt te bereiken. Natuurlijk is het nodig om ook met de persoon te bespreken wat hij of zij als aanleiding of oorzaak van de problemen ziet. Punt blijft dat nadenken over wie 'schuldig' is aan het probleem, minder perspectief geeft tot verandering dan het achterhalen hoe het probleem in elkaar steekt. Het gaat niet om de schuldvraag, maar wat het gedrag bepaalt en teweegbrengt, en wat er op grond hiervan aan te doen is. Om het anders te zeggen: bij de bespreking is niemand schuldig aan het probleem, maar wordt voor elke betrokkene partij getrokken. Er wordt gekeken vanuit het perspectief van de cliënt, medebewoner, de zorgverlener, of verwante om zo inzicht en daarmee begrip te krijgen van wat er speelt en wat gedaan kan worden. Teamleden zijn om zo te zeggen veelzijdig partijdig, kijken steeds vanuit de bril van diverse betrokkenen.

'Hij/zij doet het expres!'

Begeleiders kampen wel eens met de vraag of de cliënt al dan niet bewust of bedoeld probleemgedrag vertoont. Bij (vermeende) signalen van opzet rekenen zij de persoon het gedrag meer aan. Het is van belang om op te passen met dit voorbarig aansprakelijk stellen; het belast het teamlid én de relatie met de cliënt. Bovendien is die aansprakelijkheid vaak misplaatst, zie wat we bij herhaling schreven over de teloorgang van de hoogste hersenniveaus en hiermee samenhangende vaardigheden zoals het afremmen van impulsen, vooruit denken en het vooraf inschatten van effecten. Voor 'expres doen', dus intentioneel gedrag (met vooropgezet plan) is hersenniveau vier in ruime mate nodig en dat ontbreekt! Het gaat erom hoe het gedrag in elkaar steekt, welke dwingende achtergronden het kent en hoe het mogelijk te beïnvloeden is. Ander punt: sommige cliënten kunnen sterk wisselen in wat ze doen afhankelijk van de toestand van dat moment (lichamelijk, emotioneel, cognitief. Ook hierbij is het nodig te waken dat dit geweten wordt aan moedwil en opzet. Veel gedrag is aanpassingsgedrag op onvermogen en/of gedrag dat aan bewuste controle ontsnapt, of dat ontsnapt aan controle doordat ingewikkelde hersenfuncties niet meer goed werken.

'Ze kan ook nóóit … Het is de héle dag…'

Voorkom zwart/wit denken en praten. Bespreek en nuanceer absolute gedragstyperingen zoals 'altijd', 'nooit' of 'voortdurend.' Vaak komen deze kwalificaties voort uit sterke emoties en handelingsverlegenheid. Als we niet weten hoe te reageren, vergroot het probleemgedrag zich in ons hoofd. Zoals we al eerder opmerkten: wie een bepaald idee over de cliënt heeft, merkt gedrag dat daarmee overeenstemt eerder op en filtert gedragingen en indrukken die daarmee strijdig zijn eerder weg. Daarbij neigen (voor)oordelen ertoe zichzelf te versterken. Het verder onderzoeken en feitelijk registreren van gedrag kan verwrongen of misplaatste ideeën over gedragingen van iemand relativeren en in het juiste licht zetten.

'Vorige week vrijdag kon ze zich wél beheersen! Ze heeft haar gedrag heus wel onder controle hoor!'
'Toen ik gisteren zachtjes tegen iemand zei dat …, toen hoorde ze me wél! Ze is Oost Indisch doof!'

Er zijn altijd vele invloeden die gedrag bepalen, zoals vermoeidheid, aandacht, gemoedstoestand, afleidende prikkels en voorafgaande gebeurtenissen. Ieders hersenen wisselen de dag door in energiepatronen en daardoor in activeringspatronen. Gedrag is er soms wel en soms niet, samenhangend met uiteenlopende invloeden. Bij ernstig beschadigde hersenen hangt het wel of niet iets kunnen veel sterker samen met bijvoorbeeld omgevingsinvloeden of lichamelijke gesteldheid. Met andere woorden: er hoeft maar een kleine verandering in of rondom iemand te zijn, of een vaardigheid lukt niet meer. Het functioneren schommelt eigenlijk voortdurend rondom de grens van iets wel of niet kunnen. De Engelsen spreken hier van Tipping Point: het kritische punt, de grens tussen iets wel of niet kunnen. Hoe fragieler het brein, hoe dichterbij dit kritische punt, hoe sterker afhankelijk van voorwaarden en invloeden. Door die wisselingen te interpreteren als manipulatie doe je niet alleen de persoon tekort, maar ook je collega's en jezelf omdat je een negatief verklaringskader geeft dat je irriteert en afstand schept. Vruchtbaarder is te bekijken hoe de situatie in elkaar zit, wat kan meespelen in de gedragswisselingen, want dan blijf je bij de (biologische) werkelijkheid van de ander.

'Ik had toch al gezegd dat…' (na afspraken die verkeerd uitpakken)
Ga niet 'zwarte pieten'. Bedenk dat je *met elkaar* beslissingen neemt op grond van het kennen en kunnen van hier en nu. Later kan blijken dat zaken toch anders liggen, en dat de eerder gemaakte afspraken onjuist waren, of verkeerd zijn uitgevoerd. Dan bekijk je de situatie samen opnieuw en stel je de begeleiding bij. Dit hoort er nu eenmaal bij. Mensenwerk is nooit volmaakt en alleen onvolledig te voorspellen of te beheersen. Er blijven onzekere factoren en onduidelijkheden. Een uitgezette koers heeft daarom een tijdelijk karakter, tot de volgende evaluatie. De voornaamste eis is dát er zo goed mogelijk wordt besloten, en naar beste kennen en kennis zo goed mogelijk is gehandeld.

'Zij weer altijd….' (persoonlijke weerstanden tegen een collega)
Soms kan iemand geen goed meer doen. Er is weerstand in het team of een deel van het team tegen een collega. Als die collega de 'pech' heeft dat haar inzichten vaak hout snijden, dan kunnen waardevolle inzichten en voorstellen verloren gaan. Meestal heeft weerzin tegen een collega persoonlijke wortels. Die kunnen te maken hebben met een grote deskundigheid van de gewraakte collega – dan kunnen ze anderen confronteren met wat zij helaas als eigen tekortschieten ervaren. Het kan ook zijn dat de toon van de collega weerstand oproept, bijvoorbeeld omdat zij radicaal uit de hoek kan komen, of direct zegt waar het op staat. Het is aan de gespreksleider om te peilen wat er speelt en te bepalen of zij daar nu of later op in moet gaan. Op haar beurt mag zij van teamleden een professionele houding vragen, die vrij is van oneigenlijke ruis. Met andere woorden: zij mag van teamleden een zelfkritisch vermogen vragen dat past bij dit werk.

6.3   Motiveren en de Huddle

Bij methodisch werken gelden dus de volgende stappen: gegevens verzamelen, probleemformulering, doel stellen, actiepunten opstellen en uitvoeren, en na verloop van tijd evalueren. Nu is succes ver weg als teamleden een aanpak wisselend of inconsequent uitvoeren. Verificatie, ofwel controle of het afgesprokene ook werkelijk wordt gedaan, is de achilleshiel. Wanneer het aan eenheid in uitvoeren ontbreekt, wordt gericht evalueren onmogelijk. In discipline bij de uitvoering krijg je als team loon naar werken, of beter gezegd naar *samen*werken. Goed onderling overleg, waarin je met je collega's hebt gewikt en gewogen over de aanpak is een eerste stap. Blijf in overleg niet hopen op hét 'wonderadvies', maar streef naar een onderling gedragen en goed uitgevoerde aanpak.

6.3.1   De 'wonderpsycholoog' en het 'wonderadvies' bestaan niet

Stel er is een cliëntbespreking waarbij een teamlid of gedragskundige precies uit de doeken doet wat loos is met de cliënt en hoe de omgang met hem of haar moet zijn. Gaat de rest dan vanzelf? Komt het dan goed met de cliënt? Volgens didactische opvattingen is de kans groot dat wie met het voorstel komt en dit verdedigt, vooral zelf meer overtuigd raakt van het eigen gelijk. Het merendeel van de luisterende teamleden zal het leeuwendeel van het 'wonderadvies' en de argumenten daarvoor ontgaan. Ten eerste onthouden we maar ongeveer 20 % van wat we horen en ten tweede is alleen consumeren van wat een ander zegt en voorstelt, dus er zelf niet of weinig in betrokken worden, een zwakke basis voor uitvoeren en vooral volhouden van wat is 'besloten'. Als we zelf iets uitleggen aan een ander, houden we het leeuwendeel daarvan vast en raken we ook meer overtuigd van de eigen boodschap. De ander staat echter buiten spel. Worden de adviezen niet gevolgd, dan zal de gedragskundige de eigen boodschap in de regel herhalen. Dat heeft weinig effect. De excellente adviseur die ze is, verdort tot advizeur en dan wordt er niets bereikt. Nog iets belangrijks: het effect op teamleden blijft erg mager wanneer de inbreng beperkt blijft tot een schriftelijk verslag met adviezen. Voor draagvlak van een begeleidingskoers is dialoog nodig. Andersom: het leereffect en wat wordt onthouden is groter als het onderling gesprek wordt aangegaan en ervaringen van teamleden daarin meetellen.

> **Principe van activerende didactiek**
> We leren:
> - 10 % van wat we lezen;
> - 20 % van wat we horen;
> - 30 % van wat we zien;
> - 50 % van wat we zien en horen;
> - 70 % van waarover we zelf discussiëren;
> - 80 % van wat we persoonlijk ervaren;
> - 90 % van wat we uitleggen aan anderen.
>
> Dus: doe liefst vooral beroep op de eigen ervaring van de aanwezigen, nodig hen uit daarover te praten en aan elkaar uit te leggen welke verandering waarom nodig is.

6.3.2 Voor niets gaat de zon op

Het niet vanzelf overnemen van een advies of afspraak, delen teamleden met hun cliënten. We spreken over 'therapieontrouw' als een cliënt instructies of adviezen, bijvoorbeeld ten aanzien van medicatie of beweging, niet of slechts deels opvolgt. Dit gebeurt bij 30 tot 60 % van de cliënten. Voor gedragsadviezen is het opvolgen ervan (nog) minder. Voor gedragsverandering van teamleden is dus eveneens een extra inspanning nodig; het voorstellen en afspreken is (meestal) niet voldoende. Motiverende acties, zoals iedereen horen en voorstellen laten doen en delen, zijn een basisvereiste. Hieronder enkele punten om daarbij in gedachten te houden.
- *Gedeelde verantwoordelijkheid = geen verantwoordelijkheid.*
  Bespreek of in het team een of twee leden aanspreekpunt willen zijn voor de gedragsbenadering. Zij zijn aanspreekpunt/vraagbaak en andersom kunnen zij bij collega's aandacht vragen voor wat is afgesproken. Zij controleren de uitvoering, coachen en motiveren. Het is belangrijk te bedenken dat mensen gewoontedieren zijn. Praktisch: ga ervan uit dat verandering die veel om het lijf heeft, bij sommigen weerstand *moet* oproepen. Ons brein houdt zo graag veel bij het oude, vandaar.
- *Minder = meer.*
  Wat maakt of mensen een afspraak al dan niet aan de laars lappen? Één van de belangrijkste voorspellers is wat en hoeveel wordt verlangd. Met de complexiteit van de gedragsbenadering en het aantal afspraken, neemt de kans op een goede uitvoering af. Hoe meer regels, des te meer vlegels. Probeer in overleg het verlangde terug te brengen tot het nodige en hoogstwaarschijnlijk werkzame. Bekijk en vraag na of en hoe de afspraken makkelijker zijn uit te voeren.

— *Advocaat van de duivel.*

Gedragsroutines en eigen overtuigingen veranderen maar moeilijk. Als je zelf enthousiast bent over een voorstel, neig je ertoe minder in te gaan op nadelen ervan. 'Dat is niet zo belangrijk', is dan vaak de reactie, of: 'Daar zetten we ons gewoon overheen!' De bezwaren worden echter door de ander wel degelijk gezien en kunnen zeer reëel zijn. Het is een valkuil om de kosten van een voorstel te overdekken met een positieve saus, of, erger nog, daarin te moraliseren. 'Maar het is toch *leuk* om dit te doen?' 'Je moet er toch alles voor over hebben om…' Geef liever reëel aan wat nodig is voor de aanpak en heb eerlijk oog voor de nadelen, ook als die door anderen worden ingebracht. Benoem de nadelen naast de voordelen, met daarbij eventueel de opmerking dat het moeilijk kan zijn om het voorgestelde op te brengen. 'Ik me voorstellen dat het lastig is dit te doen. Hoe groot schat je de kans in dat dit jou lukken zal? Wat kan het moeilijk maken? Hoe vergroten we de kans dat het lukt dit te doen?'

— *Oeps, vergeten!*

Kijk of je reminders kunt inbouwen voor wat gebeuren moet. Vaste afspraken in de agenda, een mail ter herinnering, een notitie in de werkplanning. Beter nog: vraag teamleden zelf hoe te voorkómen is dat zij door het dagelijkse werk worden opgeslokt, zodat er ruimte komt om de afgesproken acties uit te voeren.

— *Goed voorbeeld doet volgen.*

Geef zelf het goede voorbeeld, in humeur en in aanpak. Laat bijvoorbeeld in de praktijk zien hoe de benadering werkt en bedoeld is. Imitatieleren is een primitieve en effectieve leervorm. Goed voorbeeld doet volgen. Investeer extra in nieuwe collega's: vang ze op en werk ze degelijk in. Verkeerd aangeleerde werkgewoonten zijn later maar moeizaam om te buigen. Bij falen en opnieuw proberen, zijn jij of de collega geen sukkel maar een volhouder. Benoem eerst wat er goed gaat en pas daarna wat beter kan. Vat een mislukking op als een leerkans en een aanzet om de volgende poging meer succeskans te geven.

— *Eenvoudigweg zeggen hoe het moet? Of niet?*

Bij eenvoudige actiepunten waar ieder achter staat, is instrueren prima: uitleggen en tonen hoe iets te doen. Het is dan wel zaak om daarin niet dwingend of commanderend te zijn ('Je *moet* …'). Beter is bijvoorbeeld: 'Als ik dit doe, blijkt het belangrijk erop te letten dat … Want anders …', 'Het zal zeker helpen als …' Soms uiten collega's bezwaar tegen een aanpak ('Dat is al geprobeerd'), terwijl daaronder ligt dat zij niet weten hoe dit te doen of inschatten dat zij dit niet voor elkaar krijgen. Vraag je daarom bij bezwaren ook altijd af of de ander wel in staat is het verlangde te doen. Het euvel kan ook op een heel ander vlak dan de motivatie liggen, bijvoorbeeld in iets dat ze (nog) niet weten. Bij een advies aan een nieuwe collega om bijvoorbeeld het protocol op intranet te volgen, vraag je of zij al een inlogcode heeft en weet waar het bedoelde te vinden is.

Ondernemen volgens Albert Heyn (1927–2011)

Geef mensen de ruimte. Niemand zet zich voor 100 % in als zij enkel en alleen opdrachten moet uitvoeren.

Geef iemand bij een fout niet de wind van voren. Spreek hem aan op zijn trots en kwaliteiten, zodat hij naar oplossingen blijft zoeken.

6.3.3 De Huddle: tussendoor de koppen bij elkaar

Kwetsbaar bij een cliëntbespreking is dat het weken kan duren voor je er weer gezamenlijk op te-rugkomt. De dag na de bespreking, of zelfs een uurtje later, vragen weer andere zaken aandacht. Bovendien kunnen de gemaakte afspraken op details niet passen, of enige bijstelling vragen. Het mooiste is als de kracht hiervoor uit het team zelf komt, elke dag weer. Bij teamsporten zie je wel eens dat een team een time-out neemt, om dan in een dichte cirkel de tactieken af te wegen en door te spreken, een zogeheten Huddle. Soms is de trainer in zo'n 'Huddle' leidend, in andere gevallen een of enkele teamspelers. De Huddle kan ook ingang vinden in de zorg en begelei-ding. Zie het als een bespreking bij aanvang van elke dienst, en desgewenst tussendoor, waarbij voor het komende dagdeel (voor even) de koppen bij elkaar worden gestoken. In deze korte besprekingen van hooguit een kwartier worden tussen de aanwezige teamleden ideeën rondom de gekozen benadering besproken, zo nodig op onderdelen bijgesteld, prioriteiten gesteld en voorlopige afspraken gemaakt wie wat doet en welke gedragslijn wordt gevolgd. Het aanstellen van een of twee contactpersonen voor de cliënt kan een van de uitkomsten zijn ('Hou jij vandaag in de gaten of mevrouw X …?'). De afspraken en ervaringen zijn niet vrijblijvend en worden op een vaste plek genoteerd met evaluatiedatum. Dit bevordert het leren van opgedane ervaringen en het afstemmen van gemaakte afspraken. Huddles lenen zich voor uiteenlopende aspecten, zoals ergonomie (juist tillen en verplaatsen van cliënten), kwaliteit van zorg, bejegening, logis-tiek, klimaatbeheersing, werkdruk, zelfredzaamheid, veiligheid en probleemgedrag. De ruimte en het vertrouwen die collega's merken om zelf met het onderwerp aan de slag te gaan, werkt als een motiverend vliegwiel: 'Ik kan hier en nu het verschil maken in hoe de zorg gaat!'

6.4 Het crisisontwikkelingsmodel (COM)

Het crisisontwikkelingsmodel (COM) is een tijdsbalk waaraan uiteenlopende interventies en aandachtspunten zijn gekoppeld. Door de eenvoud ervan kan de aandacht helemaal worden afgestemd op het individu. Het model dient per persoon te worden ingevuld.

Tegenligger		

Stel je voor: je rijdt in de auto op een onverlichte, smalle polderweg en er nadert een tegen-ligger die groot licht aanzet. Jullie naderen elkaar snel en je bent bezorgd dat er misschien onvoldoende ruimte is om elkaar te passeren. Zo dadelijk raak je van de weg, of ontstaat er een botsing! Hetzelfde geldt wellicht ook voor je tegenligger.

Deze situatie lijkt wel op fase 3 (escaleren) uit het crisisontwikkelingsmodel. Er is geen tijd om na te denken, te overleggen, laat staan uit te zoeken wat te doen. Je houdt zoveel mogelijk het hoofd erbij en doet wat mogelijk is. Wat het autorijden betreft: met wild claxonneren of groot licht opzetten wordt de situatie er voor de ander evenmin makkelijker op. Mogelijk kun je beiden stoppen, uitstappen en kijken wat mogelijk is. Met een meer vooruitziende blik was het treffen mogelijk te voorkomen. Stel dat je de koplampen al van veraf had opgemerkt, dan had je misschien eerder op een breder stuk autoweg of uitvoegstrook kunnen wachten. Een zelfde ver-haal gaat ook op voor escalerend gedrag bij de cliënt. Vaak zijn de beïnvloedingsmogelijkheden ruimer bij de eerste signalen dan als de cliënt op ontploffen staat. Vertrekpunt bij het crisisont-wikkelingsmodel is dat er voor de escalatie perioden ofwel fasen zijn met beïnvloedingsmoge-lijkheden. Die fasen kunnen weliswaar klein, onduidelijk en moeilijk herkenbaar zijn, maar het blijft de moeite waard te bezien of oplopende emoties voorkomen kunnen worden.

6.4.1   Goede tijden, slechte tijden

Het COM voorkomt fixatie op het probleemgedrag. Er gaat gerichte aandacht uit naar wat vooraf en achteraf te signaleren en te doen valt. Hoe de cliënt te begeleiden als het met hem of haar nog goed, of weer goed gaat. Als het probleemgedrag er niet is (of niet meer). Kortom: het handelt over de begeleiding van de persoon in 'slechte' én goede tijden. Het is jammer als bij probleemgedrag de neiging opkomt om alleen daarbij stil te staan, want contact in toestanden van kalmte is beter mogelijk en levert in de regel meer op. Vooral dan kan contact worden opgebouwd! Afgedwongen aandacht telt voor de helft, spontaan aangeboden contact dubbel. Door de brede optiek van het COM krijg je als begeleider ook een evenwichtiger en positiever beeld van de persoon (Smulders, 2006). De begeleiding is completer, de cliënt krijgt niet alleen met je te maken wanneer zij het moeilijk heeft. Dat laatste is een belangrijk inzicht. Menige klacht luidt: hij of zij vraagt negatieve aandacht. Door alleen in contact te gaan als er problemen zijn, lokken we dit meer uit dan dat we het bestrijden. Andersom heeft contact als het goed gaat een belangrijk effect: blijkbaar is iemand er ook als het goed gaat!

6.4.2   Een individueel verhaal

Er zijn algemene leefregels over wat te doen en te laten bij een bepaalde mate van ontregeling. Daarnaast vraagt ieder persoon individuele afstemming. Mensen verschillen bijvoorbeeld in hun voortekenen van escalatie: de een wordt rood, de ander bleek; de één kijkt je strak aan, de ander krijgt rollende ogen; de één gaat ijsberen, de ander valt stil. Belangrijk is dat per individu de lichaamssignalen meestal dezelfde en dus voorspelbaar zijn. Bij die persoon zien we bij oplopende spanning altijd de kenmerken A en B. Daarmee heeft het alle zin daarop gericht te letten, en de kenmerkende voortekenen van escalatie van deze persoon na ieder incident aan te vullen. Zo krijg je scherper zicht op voortekenen en ben je steeds beter in staat om tijdig beïnvloedende maatregelen te nemen. Dit geldt ook voor het escalerend gedrag. Vaak is er per persoon een voorspelbare volgorde van handelingen en/of gezichtsuitdrukkingen, bijvoorbeeld van vastpakken naar krabben naar spugen, of van wegkijken naar woedend staren naar uitvallen. Deze voorspelbaarheid in ontwikkeling van agitatie tot escalatie is een belangrijk hulpmiddel bij het schrijven van een signaleringsplan, op grond waarvan vaak tijdig effectieve interventie mogelijk is. Het kan belangrijk zijn of iemand rechtshandig en rechtsbenig is. Je kunt daarop je eigen lichaamspositie afstemmen om eventueel gericht slaan te pareren of op te vangen.

6.4.3   Elk incident geeft nieuwe input

Alle agressie heeft impact. Het raakt je als begeleider. De een is sneller van zijn of haar stuk dan de ander, maar er zijn altijd gevolgen. Belangrijk is dat iemand zijn of haar verhaal kan doen. Dat helpt om rustiger te worden, het gebeurde een plek te geven in jezelf, scherper terug te kijken op wat er is gebeurd en te kijken naar het eigen handelen. Het gedetailleerd 'debriefen' heeft nog een ander voordeel, namelijk dat het extra informatie kan opleveren over het incident. Wat ging eraan vooraf, wat waren de gevolgen, hoe zag het gedrag er precies uit? Sloeg iemand met de rechter- of linkerhand? Werd met links of rechts getrapt? De antwoorden kunnen later worden benut voor het verder aanvullen van het COM. Hoe nauwkeuriger het beeld, des te beter kan ook worden bezien op welke punten problemen mogelijk zijn te voorkómen, of hoe negatieve gevolgen zijn te beperken. Dat vermindert de narigheid voor de cliënt (die wordt immers niet voor z'n plezier boos!) en de onmacht voor begeleiders. Belangrijk blijft het mogelijke te doen en niet te streven naar het onhaalbare.

6.4.4 Héél het traject in beeld

In het COM is letterlijk in een oogopslag te zien op welke fasen meer of minder de nadruk ligt in begeleidingsafspraken. Daarbij kunnen dan vragen worden gesteld. Zijn die accentverschillen helpend? Gaat voldoende aandacht uit naar de persoon als de situatie (nog) goed is? Is voldoende helder wat de voortekenen zijn van escalatie? Zijn de begeleidings- en interventieafspraken voldoende helder? Zijn de nodige vaardigheden (verbale en fysieke weerbaarheid bijvoorbeeld) voldoende ingeoefend? Hier geldt: eerst aanleren, dan automatiseren. Pas dan is onder druk presteren mogelijk. Het totaaloverzicht aan gedragingen en de begeleiding ziet er per persoon anders uit. Sterker nog, ook bij dezelfde persoon zullen de afspraken regelmatig moeten worden bijgesteld op grond van opgedane ervaring. Het is en blijft maatwerk.

6.4.5 COM bij agressief gedrag

Hieronder volgt een eerste aanzet voor een ingevuld formulier dat de ontwikkeling van een escalatie beschrijft. Mogelijke verder uit te werken onderwerpen zijn erin benoemd, per fase van escaleren. In de middelste kolom wordt het cliëntgedrag en de risicosituatie weergegeven, de rechterkolom beschrijft wat in de begeleiding dient te gebeuren.

fase	gedrag/situatie	begeleidin
0 Niets loos	**normaal gedrag & evenwicht** *Zoals bekend bij deze persoon, de cliënt zit er bijvoorbeeld ontspannen bij en kijkt om zich heen < nauwkeurige gedragsbeschrijving, indien gewenst per situatie >*	**observeren & afstemmen** – *let op gedrag(sveranderingen)* – *verbeter omgevingskenmerken & veiligheid* – *stem af op het individu, gewoonten en voorkeuren* – *terloops contact bieden: koetjes en kalfjes gesprek* – *benut positieve mogelijkheden en complimenteer voor gewenst gedrag*
1 Voortekenen	**angst voor controleverlies** *afnemende grip op de situatie en werkelijkheid* – *gedragsverandering, bijvoorbeeld rusteloosheid onbegrip bij cliënt, verlies contact met realiteit* – *gedragsverandering (afname concentratie, verandering bewustzijn, anders reageren, lichamelijke reacties, verstarring/onrust, luider/dreigend spreken/ gebaren)* – *beschrijf risicosituaties: bijvoorbeeld wassen en kleden, herhaalde frustratie (gesloten deur, spullen kwijt, langer buiten de afdeling geweest, iets opgedrongen krijgen, begeleider is onbekend met de cliënt*	**ondersteunen** – *controleer op lichamelijk onwelbevinden (pijn, verwardheid, kou, en dergelijke) en onderneem actie hierop* – *benoem de onderliggende motie of onprettige situatie* – *luister, laat verhaal doen* – *vraag of je iets kan doen* – *geef hulp zonder aan- of opdringen* – *geef informatie en uitleg, houvast en zoveel mogelijk rust* – *verminder prikkeling: bijvoorbeeld bezoek tactvol vragen elders te zitten, of cliënt een voor hem of haar kalmerend alternatief aanbieden* – *onbekend met cliënt/voorgeschiedenis van agressief gedrag*

fase	gedrag/situatie	begeleidin
2 Dreigend escaleren	**controleverlies, grenzen zoeken** *bijvoorbeeld uitdagen, herhaling in eisen, gespannen spieren, wilde gebaren, dreigen of roepen*	**duidelijk zijn & richting geven** *– prikkels reduceren, of juist afleiding bieden* *– richting geven, duidelijk zijn in wat (je) wel en niet kan* *– stressbron wegnemen of cliënt uit situatie halen* *– kort en concreet zijn* *– alternatief aanbieden* *– begrenzen, of juist ruimte geven* *– lichaamstaal kalm, met respect*
3 Escaleren	**agressief & destructief gedrag** escalatie; de persoon gaat door het lint < beschrijf de gedragingen daarbij zo concreet mogelijk: bijvoorbeeld uitschelden, slaan, trappen, spullen kapotmaken >	**pas afgesproken en geleerde technieken toe** *– zelf goed dooradomen, open houding, afstand houden, niet zonder reden vastpakken, duidelijk aanspreken en begrenzen in ontoelaatbaar gedrag* *– korte zinnen, beknopt, indien nodig herhalen* *– inschakelen van collega, time out, verweertechnieken toepassen* *– andere cliënten beschermen, door…* *– visueel contact houden*
4 Herstel evenwicht	**stoppen agressief gedrag** *'na-mopperen', restspanning, gedachten rondom incident, angst en schaamte, schuldgevoelens, onzekerheid en ook ontspanning*	**contact herstellen** *– uitleg en ondersteunen getuigen incident* *– terughoudend zijn met nieuwe 'eisen' of veranderingen* *– toon belangstelling, stel bezigheid voor* *– indien mogelijk samen terugblikken en uitleg geven, of houd juist afstand en geef rust* *– onderneem acties om herhaling te voorkomen*
5 Niets (meer) loos	**evenwicht, normaal gedrag** *zoals bekend en gewoon bij deze persoon, zit er bijvoorbeeld ontspannen bij en bladert in een tijdschrift*	**evalueer met alle betrokkenen observeer verder** *– opvang van aangeslagen collega* *– contact herstellen met cliënt, of juist de persoon ruimte geven om te kunnen herstellen* *– nabespreken incident met cliënt*
		***verder observeren*:** *– omgeving en omgang monitoren en individueel afstemmen* *– richtlijn 'X' gebruiken* *– gedetailleerd rapporteren* *– dagrapportage* *– meldingsformulier (incident cliënt en/of medewerker), ook bij 'slechts' dreiging en/of materiële schade* *– bezie of aangifte van toepassing/gewenst is* *– beoordelen of schadeverhaal van toepassing is* *– inlichten collega's, leidinggevende en eventuele cliëntvertegenwoordiger bespreking met andere disciplines, cliëntoverleg, of reflectief overleg plannen* *– algemene begeleiding zoals onder fase '0'*

6.4.6 COM bij emotionele ontregeling

Het COM is toepasbaar voor uiteenlopend gedrag waarbij sprake is van escaleren, ofwel een 'crisis'. Het maakt voor de toepassing van dit model in principe niet uit of de emotie uit boosheid, intense bedroefdheid of angst bestaat. Hieronder volgt een 'COM-profiel' van een dame die na een beroerte werd opgenomen op een somatische afdeling. Zij had ook diabetes. Vanwege haar problematisch gedrag werd zij overgeplaatst naar een psychogeriatrische afdeling. Na een rustige periode kreeg zij ook daar met tijden gil- en roepgedrag en vertoonde zij angst, huilerig gedrag én fysieke agressie. Na gerichte observatie en gesprekken werd duidelijk dat zij de perioden van controleverlies ook zelf als naar ervoer, zich ervoor schaamde en bang was ook weer weg te moeten van deze afdeling. Dit kreeg ook een plaats in het COM en wel in de fasen 4 en 5; indirect via interventies als het bieden van persoonlijk contact, een beroep doen op haar behulpzaamheid en haar duidelijk maken dat zij op deze afdeling mag blijven. Bedenk daarbij dat zij vroeger een actieve vrouw was, die zich nuttig maakte voor anderen en eraan hechtte een goede echtgenote te zijn. De beschreven interventies (zoals geruststellen, haar een rol vragen direct gericht op het welbevinden van de begeleider), beogen daarop aan te sluiten en haar piekeren te doorbreken. Dit bleek te werken. Belangrijk: de praktijk blijft de toets voor de bedachte interventies.

fase	gedrag situatie	begeleiding
0 Niets loos	**normaal gedrag & evenwicht** – reageert op wenken of zwaaien – is alert, heeft een neutrale of opge- wekte gelaatsuitdrukking – p. m.: indien zij zelf aangeeft dat zij zich onwel voelt of prikken no- dig is (DM), hierop de afgesproken actie ondernemen	**observeren & afstemmen** – 1 op 1 aandacht geven, koetjes en kalfjes gesprek – ruim de tijd en aandacht geven bij zorgverlening (voelt zich dan verwend) – complimenteren (kleding, kapsel, bevestiging vanuit verleden: 'vroeger hielp u zóveel mensen', 'u hebt zo hard gewerkt') – positieve dingen over echtgenoot vertellen – iets om handen geven, activiteit volgens plan – bij het maken van kaarten en andere bezigheden: dit voorfabriceren (zoals knippen) zodat zij niet wordt belemmerd door haar verlamde arm – koffiedrinken (EO Nederland Zingt), met haar naar buiten, krant voorlezen ('u luistert altijd zo goed'), met haar naar een winkel gaan (alleen doen indien zij geld meeheeft, zij wil meestal iets kopen) – aangeven wat komen gaat (duidelijkheid en houvast geven) – zekerheid uitstralen, kalmte, neutraal in emotie – niet dwingen, geen welles/nietes discussies – als zij gericht vraagt naar de echtgenoot, hem bellen en met haar laten praten – bedenk: zij reageert ook bij kalmte snel zorgelijk en emotioneel; afspraak: niet zonder reden zware onder- werpen aanroeren
1 Voorteke- nen	**angst voor controleverlies** – risicosituaties: later in middag/avond – opletten: tussen 20.30–21.30 is er vaak wrijving tussen medebewo- ners, laat hen verder van elkaar af zitten, laat haar op een rustige plek plaatsnemen – in de omgeving is het té stil	**ondersteunen** – prikkels verminderen in omgeving – stemming die je bij haar ziet benoemen (boos, be- droefd, bang), zeggen dat je in haar nabijheid blijft – of 1 op 1 contact bieden, eventueel haar apart nemen – verhaal laten doen, daarbij vooral luisteren – na drukke activiteit/bezoek/vermoeidheid: rust bieden en korte positieve bevestigende aandacht

fase	gedrag situatie	begeleiding
	– terug van activiteit, echtgenoot was op bezoek, mevrouw is moe – gezichtsuitdrukking zorgelijk, onder-reageren op prikkels of overreageren – komende feest/verjaardagen waarover zij zich zorgen/druk maakt – wil niet eten/drinken	– of eenvoudige positieve boodschappen geven ('u bent moe'), even laten uitrusten – zorgen dat duidelijk is wie wat regelt (ook ten aanzien van aanwezige familie die naar haar initiatief wil nemen, dit kan haar toestand onbedoeld verslechteren) – een notitie maken van vocht/voedselweigering in het leefplan, – als vocht/voeding zonder commentaar wordt neergezet, neemt zij dit later meestal zonder problemen.
2 Dreigend escaleren	**controleverlies, grenzen zoeken** – houdt hoofd naar beneden gericht – zit voorovergebogen, pijnklachten in rug – zwaait niet (meer) terug, wijst contact af – rijdt rondjes in rolstoel – op iedereen reageren, ook op gesprekken tussen anderen, te sterk reageren op prikkels – verwarde mededelingen (desoriëntatie) – emotionele gezichtsuitdrukking – achterdocht	**duidelijk zijn & richting geven** – kan grapje waarderen, houd echter grappenmakerij beperkt – zoon Hans uit Breda bellen, situatie beschrijven, vragen of hij haar te woord kan staan – mee naar buiten nemen, of rondje met haar rijden – op kamer laten zitten, of drukke bewoners bij haar weghalen – géén onhaalbare belofte doen <Mogelijke actie: videobrief maken (zoon, dochter spreekt haar op televisie toe met kalmerende boodschappen) >
3 Escalatie	**angstig, boos/ontregelend gedrag** – roepen, huilen, angstig gedrag, verwijten, schelden – tegen voordeur afdeling aanbonken	**pas afgesproken en aangeleerde technieken toe** – prikkels reduceren, publiek (familie, andere bewoners) vragen afstand te nemen, of haar zelf naar een andere omgeving brengen ('kom, we gaan eruit') – bij intense boosheid rust bieden, geen vragen stellen/niet tegen haar blijven praten – voordeur openen, met haar meegaan – of: met korte uitleg haar naar haar kamer brengen of een andere rustige omgeving ('het gaat niet goed met u, ik ga even met u naar uw kamer') – op verwijten en uitingen van onmacht kort (één zin) erkenning geven ('daarin heeft u he-le-maal gelijk', 'natuurlijk is het hartstikke moeilijk') – even bij haar blijven, om het kwartier poolshoogte nemen en iets tegen haar zeggen ('ik blijf bij u komen', 'na verloop van tijd klaart u altijd weer op') – bij verwijten: 'dat begrijp ik he-le-maal', 'daarover denk ik eens goed na' – niet blijven doorpraten – erken gedachten/emoties (houd het bij één zin: 'u bent hartstikke boos/bedroefd/wanhopig') – hoop bieden ('u heeft dit vaker, dit gaat gelukkig altijd weer over') – bij verbale agressie/verwijten/achterdocht: onderliggend gevoel benoemen ('u bent boos op mij'), en erkennen ('dat is heel naar, dat begrijp ik'), situatie laten overnemen door ander als ze jou niet accepteert, geeft vaak een opening bij haar – geen open vragen stellen, maar met duidelijk voorstel komen, als vanzelfsprekend hiernaar handelen: zeggen wat je doet en doen wat je zegt!

fase	gedrag situatie	begeleiding
		– bij angstig gedrag zelf kalm blijven, steun bieden ('ik kan u nu niet helpen, maar ik blijf u in de buurt', 'ik kom zo weer bij u') – naar familie/getuigen: 'ik houd het in de gaten, het is beter als u dit aan mij overlaat, anders maken we het haar moeilijker'
4 Herstel evenwicht	afnemen/stoppen ontregeld gedrag – nahuilen, kortere huilbuien, onrustig gedrag, labiele stemming – maakt vermoeide indruk	contact herstellen – prikkels beperkt houden, naast haar zitten in plaats van tegenover haar – toegankelijkheid polsen ('zal ik bij u komen zitten?') – één persoon houdt contact, geeft bij afwijzing door mevrouw deze rol aan andere collega – 'er-zijn', kalmerende boodschappen ('het komt goed', 'het gaat al beter') – eigen ervaring inbrengen, 'advies' vragen ('en nu wil ik u eens iets vertellen, ik gaf mijn kind laatst eten toen…') – vraag wat je voor haar kan doen – geruststellen, grapje maken – geen 'waarom' vragen stellen – samen met haar bidden (zij is protestant en van bidden kalmeert zij), bij behoefte kun je voorbeeldgebeden nemen die op haar kamer liggen (laatje kaptafel) – koetjes en kalfjes gesprek – positief herformuleren: 'Ik mis mijn man' => 'Hij mist u vast ook, dat weet ik. Hij komt zo trouw bij u.' Vervolgens geleidelijk afleiden: 'Hij is eerlijk, u weet wat u aan hem heeft.' 'Hij doet zijn plicht, komt in voor- en tegenspoed.' Van daaruit kan het gesprek op een neutraler onderwerp komen: 'U deed altijd óók uw plicht, zorgde voor veel mensen. Wij vinden het fijn om dit te weten van u. Als je iemand wat beter kent, dan werkt dat toch beter. Nu we het daarover hebben, u drinkt altijd sinaasappelsap, zal ik dat nu ook even halen?' 'Luister: als we u niet aardig vonden, kwamen we niet zoveel buurten hoor.' 'We zijn er toch weer goed doorheen gekomen.' 'Ik weet dat u het zo niet bedoelde.' (na verwijten) 'Nu kunnen we weer lachen.' – desgewenst zelf stoom afblazen bij een collega – videoboodschap dochter/zoon laten zien (nog te maken)
5 Niets (meer) loos	evenwicht, normaal gedrag – reageert op een wenk of zwaaien – gezichtsuitdrukking alert, neutrale gelaatsuitdrukking of opgewekt – p.m.: als zij aangeeft zich onwel te voelen, bloedsuikerwaarde prikken en hierop eventueel actie ondernemen. – bedenk: er kan schaamte resteren naar aanleiding van de ontregeling of angst voor weg moeten	evalueer met alle betrokkenen – terloops aandacht geven, of een positief gebaar zoals knipoog, schouderklopje – complimenteren – iets om handen geven, afleiding bieden – zekerheid uitstralen, kalmte, neutraal in emotie – niet dwingen, geen welles/nietes discussie – aangeven dat het fijn is dat ze op deze afdeling is, dat haar gedrag niet rampzalig is ('we kunnen dit samen hebben hoor', 'u kon er niks aan doen') – positieve herinneringen ophalen ('u bent/was zo'n lieve vrouw, ik ben blij dat ik eens voor u iets kan doen') – verontwaardigd en direct tegenspreken van schuldgevoel ('hoe kómt u erbij!') – haar het gevoel geven dat ze nodig is ('mag ik even uitpuffen bij u', 'bij u word ik altijd kalm') – zullen we even stiekem samen… (roken buiten, snoepen, fruit eten of een variant hierop)

6.4.7   COM voor een woongroep

Een globale blik op cliënten in groepsverband en het herwaarderen van de eigen invloed op de groep is erg belangrijk. In de langdurige zorg aan mensen met dementie is er vooral oog voor het individuele. We werken 'vraaggericht', gebruiken op personen beschreven zorgplannen, conflicten in de groep willen we herleiden tot degenen die het 'starten', enzovoort. De Inspectie rekent instellingen af op de kwaliteit van individuele plannen en bij een verbreding van het blikveld gaat het dan ineens over algemene randvoorwaarden en voorschriften (zoals veiligheid en hygiëne). Juist de laag ertussenin ontsnapt vaak aan ons blikveld. Denk aan de groepsdynamiek, aan wat de begeleider uitstraalt op de groep, hoe de begeleider ingaat op signalen van cliënten, hoe ze hun ervaren van verbondenheid kan stimuleren en hoe haar eigen doen en laten de groep beïnvloedt. Voor deze aspecten is vaak weinig aandacht en er zijn daardoor meestal weinig tools en ideeën. Dat verbaast als je bedenkt hoe uitgesproken en ongewoon het bijna permanent samenzijn van en voor deze bewoners eigenlijk is. Stel je voor dat teamleden zich machteloos voelen, niet weten hoe om te gaan met conflicten die zich in de woongroep aandienen. Een van de vragen is: 'Hoe kan ik groepsconflicten 'lezen' en er goed op intervenieeren, zodat bewoners zich erkend voelen en minder gespannen zijn?' Bij kleinschalige woongroepen is er, als de begeleiding niet de toon zet, vaak een 'wachtkamersfeer', gekenmerkt door onbestemdheid, een onbehagen van mensen die het sociale spel niet meer kunnen maken. Open vragen van begeleiders blijken voor hen vaak te hoog gegrepen, er volgt hooguit een kort antwoord en daarbij blijft het.

> **Positieve insteek, imitatieleren, priming**
> Als kwetsbare mensen de hele dag door begeleiders met gejaagde blik voorbij zien snelwandelen, is het logisch dat zij ook onrustig worden, zich óók onveilig gaan voelen en 'naar huis' willen. Een valkuil van een 'vraaggerichte zorgvisie' is dat mensen vaak niet kunnen vertellen wat ze willen, zeker bij dementie en bij de onzekerheid die deze ziekte meebrengt. Ze dienen dan een rustig en duidelijk positief signaal te krijgen. Behulpzaam is dan dat de begeleider zelf het gewenste gedrag laat zien. Als zij zich meer laat zien en horen, een positieve en waarderende opstelling kiest, kan zij de cliënt en diens groep daarmee aansteken. Verder kan de begeleider gebruikmaken van imitatieleren, voorbeelden creëren die uitnodigen tot nadoen. Dat werkt beter en makkelijker dan verbaal vragen of instrueren. Bij het uitdelen van medicijnen bijvoorbeeld, kan zij starten met degenen die dit zonder bezwaar innemen. Als een schaap over de dam is… Zo worden ook eerst de tafelgenoten uitgenodigd voor een bezigheid of uitstapje die vrijwel zeker blij opveren en meegaan. Wie start met de persoon die resoluut kan weigeren, loopt niet alleen meer risico dat deze weigert, maar ook dat de andere tafelgenoten weigeren of van deelname worden afgehouden door de tafelgenoot. Slecht voorbeeld doet ook volgen. Een ander uit te proberen idee is beelden laten zien van de bezigheden waarvoor zo dadelijk wordt uitgenodigd. 'Wat u nu ziet, gaan we ook doen.'

Dagelijks positivisme

Bij het adviseren van teams is het nodig om met concrete voorbeelden te komen. Wij halen hier nogmaals het voorbeeld van Vera aan.

De ochtendzorg door Vera

Bij de ochtendzorg maakt begeleidster Vera een goede start door mevrouw Maantjens zachtjes te wekken. Zij kijkt op en ziet Vera's vriendelijke gezicht. Ze hoort dat het ochtend is en een lekker ontbijt lonkt. Vera wenkt haar kalm. Bij haar moeite met het aantrekken van de bloes, hoort ze Vera zeggen: 'Die bloes is wat stijf uit de was gekomen, kom, ik help u gráág even!' Eenmaal klaar en onderweg naar de huiskamer vertelt Vera op blije toon over het naderende Sinterklaasfeest en hoe haar kinderen daarnaar vol verwachting uitkijken. Waarop mevrouw Maantjens vertelt hoe ze vroeger zelf met beperkte middelen daarvan voor haar kinderen een hele happening maakte. Dat geeft bij Vera bewondering en lof. 'Dat zou veel ouders nu niet meer lukken hoor!' Vera vervolgt met 'Laatst gaf u mij de tip om kinderen niet veel cadeautjes tegelijk te geven, omdat ze dan het spoor bijster raken. Nu, die wijze les van u geef ik ook aan collega's door!' Aangekomen blijken tafelgenoten al aan het eten, ook te zien aan het tafelblad: klodders boter en sporen hagelslag her en der, een plasje koffie en een verfrommelde en uit elkaar gescheurde plak kaas. Vera maakt hierover geen corrigerende opmerking, evenmin ruimt ze zwijgend de janboel op. In plaats daarvan zegt ze monter: 'Zo ik zie dat jullie *enthousiast* gegeten hebben!'

Natuurlijk kan een teamlid na deze dosis positivisme zeggen dat dit wel érg roze is, en misschien menen dat dit 'onecht' is. Je zou dan kunnen vragen waar je het meest mee bereikt: met deze positieve aanpak óf de oude, belerende?

Ik zie, ik zie …

Uit de observatie blijkt dat er 's ochtends veel ruis en prikkels zijn. Dichtslaande deuren, overgaan van de telefoon, snel lopend personeel die elkaar bovendien taken toespelen, soms zelfs al lopend. Dat is meer dan één dynamische prikkel (beweging, geluid) tegelijk, niet te volgen voor deze mensen. De televisie staat aan met flitsende beelden en geluid, terwijl niemand gericht kijkt. Sluipend wordt zo de accu leeg getrokken – waardoor de kans op middagonrust toeneemt. Een belangrijke vraag is hoe bewoners zo kunnen zitten dat ze minder uitkijken op al die snel langslopende mensen. Of, nog beter, hoe geregeld kan worden dat er minder 'geloop' is. Misschien kan met enkele schermen het gangpad aan het zicht worden onttrokken, en voor personeel een bordje opgehangen waarin tot stilte wordt gemaand.

Als een begeleidster bepaalde onrustige cliënten aandacht gaf, bleek dit juist ergernis en onrust te vergroten. Mogelijk is eerder ingrijpen een optie, als er nog relatieve kalmte is. Door met de persoon die snel onrustig raakt van dichtbij contact te leggen, of uit de groep te halen voor een gesprek, een middagdut aan te bieden, of juist een stevige wandeling of andere activiteit. Uit de observatie bleek bovendien dat de begeleidster soms ook zelf gejaagd en druk overkwam, vooral als de bewoners onrustig werden. Hiermee was de vicieuze cirkel rond. Daarnaast bleek dat de wisseling van dienst, met het daarmee gepaard gaande overleg en afscheid, onrust op te wekken. Dat vraagt nog apart een bespreking. Wat met dit alles duidelijk is: wat je als begeleider zelf uitstraalt in houding en gebaren, is van essentieel belang. 'Doe wat je kunt, blijf kalm, heb hoop en zie de resterende onrust niet als een blijvend probleem maar een overwaaiende bui. Het is naar, maar gaat weer over. De volgende dag start je altijd weer met een schone lei. Hier en nu houd je de moed erin, en doe je wat je kunt.' Of: zie de situatie als een schip in zwaar weer. Jij bent als begeleider van het team de kapitein, die ook in deze benarde situaties kalmte en zekerheid uitstraalt, anders rijst er paniek en muiterij bij de bemanning.

Je krijgt (eerder) wat je verwacht: het Rosenthal effect

Zoals hierboven al besproken, houdt het effect van Rosenthal (sociaalpsychologisch onderzoeker) in dat hoe gunstiger de verwachtingen zijn naar medewerkers, kinderen of studenten, hoe beter zij presteren. Deze *self-fulfilling prophecy* (verwachting die zichzelf waarmaakt) is voor ons een belangrijk inzicht. Mensen maken zich de gegeven/opgeplakte positieve etiketten eigen en gedragen zich daarnaar. Zoals bleek toen leerkrachten na een pro forma IQ-onderzoek verzonnen positieve voorspellingen over het leervermogen van kinderen te horen kregen en de kinderen zich het jaar daarop daadwerkelijk ontwikkelden in die richting. Door waarschijnlijk extra aandacht en positieve signalen van de leraren naar de 'beloftevolle' leerlingen, gingen deze harder werken en/of meer in zichzelf geloven. Dat kan voordelig uitwerken, maar ook negatief bij dito verwachtingen. Vertaald naar de zorgverlening aan kwetsbare mensen is de vraag: wat verwacht je van de groep en individuen daarbinnen? Welke stemming breng je over? Wat straal je uit? Reële kans dat hun gevoelswereld zich eerder meebeweegt met wat je zelf uitstraalt. En wanneer je als behandelaar met begeleiders praat; wat straal je dan naar hen uit?

Van individu naar de groep naar de begeleider

In teambesprekingen worden de uiteenlopende observaties en suggesties gedeeld. Via het COM-formulier krijgt het besprokene een plaats, nu met rangschikking naar de verschillende toestanden waarin de bewonersgroep kan verkeren. Van tijd tot tijd wordt teruggeblikt en het formulier desgewenst aangepast. Elke fase vraagt een andere opstelling en ander gedrag van de begeleider. Het COM-formulier vervangt de individuele begeleidingsplannen niet. Maar geeft houvast voor begeleiders die even het overzicht kwijt zijn en voor hun omgang met de groep als geheel.

fase	situaties/cliëntgedrag	begeleiding
O Niets loos	**normaal gedrag & evenwicht** *situaties:* *– de omgeving is rustig: weinig bezoek, rustige muziek of stilte* *– geen wisseling van dienstgedrag:* *– cliënten zitten rustig aan tafel, lezen een krantje, praten rustig met elkaar* *– zie individueel leefplan voor typerend cliëntgedrag*	**observeren & afstemmen** *– bezigheid aanbieden naar mogelijkheid en wens* *– rust bieden na middageten bij bewoners waarvoor dat afgesproken is* *– laat cliënten die onprettig op elkaar reageren liefst niet in elkaars zicht zitten, dit zijn de cliënten B, V en M* *– muziek/televisie niet langer dan 20 minuten aan, tenzij er nog aandacht voor is* *– let op gedrag(sveranderingen) zoals zoekend om zich heen kijken, herhalend vragen stellen, gespannen blik* *– bied spontaan contact tussendoor, koetjes en kalfjes gesprek* *– benut positieve mogelijkheden en interesses volgens individuele begeleidings- en activiteitenplannen* *– complimenteer voor gewenst gedrag dat je hier en nu ziet* *– zet zelf een positieve toon in de groep, neem initiatieven hierin*

fase	situaties/cliëntgedrag	begeleiding
1 Voorsignalen	**angst voor controleverlies** *situaties:* – *ontbrekend toezicht* – *ongepast (eet)gedrag van andere cliënt* – *bij corrigerende opmerkingen tussen cliënten onderling komt geen (duidelijke) of afwijzende reactie retour van betreffende cliënt* – *vertrek teamlid, vertrek familie uit woonkamer* – *namiddag geeft eerder onrustige situaties door oververmoeidheid en ontregeling van het brein* *gedrag:* – *onrustig gedrag (zoals ijsberen, friemelen, verbale onrust)*	**ondersteunen & richting geven** – *neem duidelijk de regie, laat zien en merken dat je er bent (eigen en andermans naam noemen, situatie benoemen, aangeven wat je wilt), dit vermindert onduidelijkheid* – *controleer op lichamelijk onwelbevinden (pijn, verwardheid, kou, en dergelijke) en onderneem actie hierop* – *zomaar contact tussendoor bieden, koetjes en kalfjes gesprek* – *benut positieve mogelijkheden en complimenteer voor gewenst gedrag ('wat goed dat u zo betrokken/behulpzaam bent')* – *zelf de aandacht vangen van de groep via ´toneelstukje´, samen zingen, zelf iets voordragen, Sinterklaas spelen, naar hartenwens vragen enzovoort* – *verminder prikkeling: bezoek tactvol vragen elders te zitten, of cliënt een kalmerend alternatief aanbieden* – *t. a. v. pauze rondom maaltijd: niet overleggen over de groep heen, vervanger stelt zich voor, legt actief contact* – *mopperen van cliënten (bijv. over te laat komen) ombuigen ('hier komt nooit iemand te laat', 'het is fijn als we zo weer samen zitten', 'niet iedereen is zo snel als u')* – *aanschuiven bij eten door begeleider, niet blijven staan/lopen* – *rust bieden bij (opkomende) vermoeidheid* – *cliënten wat meer uit elkaar laten plaatsnemen, keuze bieden waar te eten (gebruik balkon): doe dit uitnodigend en breng als verwenmoment, niet als straf* – *zorg voor toezicht, bij weggaan zeggen wanneer je terugkomt* – *meteen positief interveniëren, veelzijdig partijdig reageren: ofwel je erkent en benoemt de behoeften en wensen van elk persoon* – *cliënt die in de war raakt apart nemen, op een kalmerende en voor groep positieve manier ('heeft u even tijd voor mij?', 'ik heb je nodig, kom even…', 'ik wil u iets laten zien; staat u als u wilt even op, dan …'), iets te drinken-eten-snoepen geven (ijsje, cafeïnevrije koffie)* – *geef een positieve draai aan de groep voor je uitleg, zodat zij met minder ongenoegen/onduidelijkheid achterblijven ('ik ga nu met meneer kijken naar…, daarna zijn we terug')* – *begeleider vraagt minder, en zegt meer positieve dingen, zoals vanuit eigen ervaring, eigen herinnering, positieve boodschappen als 'fijn dat ik even bij jullie mag zitten'* – *muziek alleen passend en gedoseerd aanbieden* – *als gedragsinterventies zonder effect blijken: 'zo nodig' medicatie nalezen bij betreffende cliënt en geven volgens voorschrift*

fase	situaties/cliëntgedrag	begeleiding
2 Dreigend escaleren	**controleverlies, grenzen zoeken** *situaties:* *– onoverbrugbaar ogend menings- verschil, herhaalde frustratie gedrag:* *– overreageren, luid spreken, fermer corrigeren, schelden, zorgelijke blik, verdrietige uitdrukking, woor- denwisselingen tussen cliënten, dreigen met (fysieke) agressie*	**duidelijk zijn, richting geven, grenzen stellen** *– eigen lichaamstaal kalm, zeker en met respect* *– per bewoner de keuzes volgen: of prikkels reduceren (personen A, G en V), of juist afleiding bieden (C, B), of met rust laten (dit is meestal zo voor cliënt D)* *– bij niet invulbare wensen (zoals naar huis willen) erkennen van de wens, aangeven wat je wél kan doen (volgens individueel begelei- dingsplan)* *– stressbron wegnemen of cliënt uit situatie halen* *– als bewoners negatief op elkaar inwerken: zicht op elkaar ontnemen door bijvoorbeeld grote plant op tafel te zetten, of beide iets te laten verzitten)* *– onrustige mensen niet aan tafel zetten met uitzicht op de voordeur* *– kort en concreet reageren* *– alternatief aanbieden bij bepaalde wensen* *– begrenzen: je mag met 'stemverheffing' reage- ren, zolang je de eigen kalmte kan bewaren: gecontroleerd boos/verontwaardigd zijn; merk je dat je zelf boos/angstig of bedroefd wordt: schakel een collega in (bijv. ruilen met naastge- legen wooneenheid)* *– laat merken dat niemand 'schuld' heeft, breng je interventie kalm en positief* *– voor de daarvoor ontvankelijke personen nog een extra toetje aanbieden, of iets anders te drinken/eten ('ik heb op het balkon nog een beker vla ingeschonken… mevrouw M wilt u deze misschien? Eet het dan daar maar op, het is daar rustig en de anderen hier zijn bijna klaar')* *– bij een meningsverschil spreek je de betrok- kenen 1 voor 1 aan, en zeg je telkens het goede of begrijpelijke van diens aandeel, dat kan ook bij verwerpelijk gedrag ('dat u mij slaat vind ik jammer, want ik ken u verder als een aardige en nette man')* *– PS: als er kritiek komt op privilege voor één bewoner, dan reageren met: 'u heeft he-le-maal gelijk, nu geef ik dhr/mw … iets extra's en zo dadelijk doe ik dat óók voor u en de anderen! Ik trek hier iederéén voor!'* *– indien dit nog niet is gebeurd (zie fase 1): 'zo nodig'-medicatie geven*

6

fase	situaties/cliëntgedrag	begeleiding
3 Escalatie	**agressief/ontregelend gedrag** *situaties:* *– bijna altijd in huiskamer, niet in* *de gang* *gedrag:* *– naar andere cliënt en/of teamlid* *schelden, uitfoeteren, huilen,* *gooien met voorwerp* *– roepen om politie omdat de per-* *soon 'naar huis' wil en hierin geen* *gehoor vindt* *– (tot nu toe geen fysieke agressie op* *de groep)*	**pas afgesproken & geleerde technieken toe** *– zelf goed doorademen, open houding (armen* *niet over elkaar), afstand houden, niet zonder* *reden vastpakken, duidelijk aanspreken en* *begrenzen in ontoelaatbaar gedrag* *– gebruik korte zinnen, wees beknopt, indien* *nodig het gezegde herhalen* *– inschakelen van collega, time out* *– oogcontact houden* *– niet vragen naar het waarom van de boosheid-* *angst-bedroefdheid* *– niet vragen naar reden escalatie, ofwel wat* *precies is voorgevallen (in uitzonderlijke geval-* *len kan dit wel, maar dan niet om een juist* *antwoord te krijgen, maar om de aandacht* *af te leiden van de boosheid, waardoor deze* *vermindert)* *– direct voorstellen doen om het conflict te* *onderbreken* *– waar mogelijk erkenning geven, en zelf excuus* *aanbieden, dit kan zelfs voor het gedrag van* *een andere bewoner ('ik vind het naar dat dit* *gebeurd is, en bied hiervoor mijn excuus aan'),* *het gaat om het effect op korte termijn niet om* *'het gelijk'* *– positieve verwachting uitspreken ('het is nu* *moeilijk voor jullie, ik weet dat we hier ook weer* *goed uitkomen')* *– begeleider toont betrokkenheid, erkenning voor* *boosheid* *– contact houden, arts en psycholoog (laten)* *waarschuwen* *– afleiding bieden (later)*
4 Herstel even- wicht	**afnemen/stoppen agressie- ontregelen** *gedrag:* *– onzekere toestand/wat angstige* *sfeer in groep* *– bewoners zijn nog 'op hun hoede':* *kijken om zich heen, zijn alert* *– soms na-ebben van boosheid/ver-* *driet/angst bij groepsleden....*	**contact herstellen** *– tegen getuigen (verwanten, andere bewoners)* *zeggen dat alles nu goed is, dat het vervelend is,* *dat een conflict erbij hoort, dat het daarna altijd* *goed komt* *– indien wenselijk/mogelijk: samen terugblikken* *en uitleg geven* *– Of: houd afstand en geef rust* *– onderneem acties om eventuele herhaling te* *voorkomen* *– groep infecteren met positieve signalen ('fijn dat* *het nu goed is', 'Ik ben blij dat ik nu even kalm* *kan zitten', 'ik ga zo nadenken over iets lekkers* *vanavond'), afleiding bieden*

fase	situaties/cliëntgedrag	begeleiding
5 Niets (meer) loos	**evenwicht, normaal gedrag** *situatie en gedrag zijn als bij 0, prettig en kalm*	**afronden, observeren, positieve mogelijkheden benutten** *– evalueer met alle betrokkenen* *– herstel contact met cliënt/voorkóm mijden* *– bij personen A, C en V is nabespreken van het incident zinvol (zo voelen ze zich serieus genomen en kunnen ze het incident 'afronden')* *– omgeving en omgang monitoren, maak gedetailleerde dagrapportage inclusief wat voorafging, concrete gedragingen, reacties en gevolgen* *– meldingsformulier (incident cliënt en/of medewerker), ook invullen bij 'slechts' dreiging en/of materiële schade* *– inlichten collega's, leidinggevende en cliëntvertegenwoordiger* *– bespreken met andere disciplines; cliëntoverleg of reflectief overleg plannen* *– contactpersoon zorg informeren volgens afspraak* *– omgang met groep zoals bij Fase 0* *– rapporteer bij het groepsCOM-formulier: heb je dit plan gebruikt; heeft dit incident nog aanvullingen/te bespreken suggesties opgeleverd (zo ja noteer dit in dagrapportage); wat heb je wel gedaan; zou je iets een volgende keer eventueel anders doen en zo ja, wat?* *– bedenk dat de ontregeling altijd tijdelijk is, morgen is het zeker over en bijna altijd eerder*

6.5   Het reflectief overleg

Het woord reflectie betekent naast nadenken ook reageren, spiegelen, weerkaatsen. Bedoeling is een leereffect voor de persoon in kwestie, naar aanleiding van eerdere gebeurtenissen of in het vooruitzicht van een verwachtte situatie in de toekomst (Geelen, 2011a, b). Waarom heb ik gedaan zoals ik deed? Wat moet ik blijven doen, en wat kan beter? Wat kan ik doen als…? In het 'reflectief overleg' wordt stilgestaan bij gedachten, gedragingen en gevoelens van begeleiders naar aanleiding van een of meer cliëntsituaties. Het gaat niet zozeer om het omgaan met of oplossen van het cliëntprobleem, maar wat dit met de zorgverlener doet en voor hem of haar betekent. Gebeurtenissen en interpretaties leiden tot gevoelens als boosheid, angst, verdriet of opgewektheid, die op hun beurt weer gedrag in gang zetten waarvan de gevolgen de situatie beïnvloeden. Deze kettingreactie is te verhelderen via de 5 G's:
1. gebeurtenis;
2. gedachten;
3. gevoel;
4. gedrag;
5. gevolg.

Bij een cliënt met roepgedrag (1) raakt zorgverlener A angstig (3), ze denkt (2) aan een eerdere situatie waarin een andere bewoner boos werd door de verbale onrust; ook kon ze toen moeilijk overweg met klachten van kritische verwanten van anderen hierover (4 en 5). Doordat zij dichtklapte ten gevolge van eigen spanning (3 en 4) kwam zij niet toe aan een kalmerende uitleg aan cliënten en verwanten (4). Sommige verwanten beklaagden zich later naar haar collega's erover, dat zij 'alles maar op zijn beloop liet'. Haar collega's spraken haar weer hierop aan (5). Zo lijkt de cirkel rond. In het overleg kwamen de eigen niet-helpende gedachten aan bod, zoals 'Ik moet deze situatie in de hand houden', 'Ik ben niet in staat hierin professioneel te handelen.' Gewenst gedrag werd ook besproken, zoals kalmerende uitleg geven naar de onrustige persoon, diens tafelgenoten en aanwezige verwanten.

De keten van G's ziet er anders uit bij collega B. Zij zegt 'kriegel' (3) te raken van het roepen (1), waarbij later blijkt dat ze er soms zo boos van wordt dat ze de afdeling even verlaat om te voorkomen 'dat ik mevrouw aanvlieg' (4 en 5). Boosheid (3) komt vaak voort uit het gegeven dat je denkt (2) dat de ander in staat is tot ander en beter gedrag dan zij laat zien. Door die laatste opvatting grondig te onderzoeken en uit te dagen (2), wordt de onredelijkheid ervan duidelijker, waarmee ook duidelijk wordt dat zo'n opvatting niet helpt om minder boos te raken. Eén eerste vraag is: 'Klopt het wel wat ik denk?' 'Is dit waar?' De volgende toets is of deze gedachte helpt om in deze situatie het optimale te doen. 'Zo nee, wat kan ik dan beter denken?' Tot slot kan worden bezien of de eigen opvatting zwart-wit is en dus nuancering nodig heeft. Daarna wordt bezien hoe zij zich zo kan gedragen dat de emotionele belasting binnen de perken blijft.

Voor collega C liggen de zaken weer anders. Zij blijft juist tot ieders verbazing redelijk kalm en opgewekt (3) onder het roepgedrag (1). Terwijl de verbale onrust ook als zij werkt onverminderd aanwezig is. Ze zegt niet gespannen te raken van de verbale onrust. Het is niet zo dat ze het roepen buitensluit, zo vertelt ze. 'Ik houd het wel in de gaten en als het geroep luider wordt, dan loop ik nauwkeurig enkele mogelijke oorzaken na (2). Of ze goed zit, ze pijn lijkt te hebben, of verschoond moet worden. Vervolgens neem ik daarop maatregelen en daarna wordt ze soms kalmer (4 en 5). Als mijn actie niet helpt, heb ik het mogelijke gedaan en daarmee neem ik genoegen. Wat ik dan nog wel doe, is troost en begrip tonen voor zowel haar als haar tafelgenoten. Om na een halfuur de situatie opnieuw te beoordelen.'

Het werkt al relativerend om te horen dat dezelfde gebeurtenis grote verschillen in emotie, denken en doen teweegbrengt. Blijkbaar is het niet de situatie zelf die onontkoombaar een bepaalde reactie oproept, maar wat de situatie in ons oproept, dus hoe wij iets ervaren. Precies hier ligt de mogelijkheid om de situatie te beïnvloeden. Het begrijpen van de eigen reactie geeft meer grip om anders te gaan denken en anders te doen. Er kan zo ook meer onderling begrip ontstaan. Je doorziet nu waarom iets voor iemand lastig is en waarom het verliep zoals het ging. Je begrijpt beter waarom zij zo reageert. En hopelijk ook waarom jij zo reageert.

gebeurtenis	gedachten	gevoelens	gedrag	gevolg
wat gebeurde er, waar in welke omstandigheden?	ik denk	ik voel mij… … bang … bedroefd … boos … blij	wat ik doe/gedaan heb is	consequenties daarvan zijn

Voorbeeldvragen bij de 5 G's

1. Gebeurtenis
   - Wat gebeurt waar, in welke omstandigheden?
2. Gedachten
   - Wat ging in je om in deze situatie; welke gedachten, opvattingen, interpretaties had je erbij?

– Toets deze gedachten. Zijn die werkelijk waar, hoe weet je dat zo zeker? Vindt iedereen dat?
– Is deze opvatting helpend voor de verdere begeleiding? Om je kalm te blijven voelen? Nee? Wat zou je dan beter kunnen denken?
– Zijn er uitzonderingen op jouw ideeën en opvattingen? Is iedereen het met jouw
  opvatting eens? Waarom wel/niet?
– Hoe kun je erachter komen of het waar is dat …

3. Gevoelens
   – Gevoelens zijn niet op commando te veranderen ('Wees nu eens blij', 'Je moet niet
     boos zijn'). Ze zijn er en op het moment dat ze er zijn blijkbaar onontkoombaar. Er
     zijn situaties waarin het ervaren van negatieve gevoelens niet alleen normaal, maar
     ook helpend is, zoals bij het overlijden van een cliënt bij wie je bijzondere betrok-
     kenheid voelde. Overmatige negatieve emoties kunnen afnemen door het eigen
     denken en doen onder de loep te nemen, en bij te stellen.

4. Gedrag
   – Is dit het enige wat je kan doen? Zo niet, wat zou je nog meer of anders kunnen
     doen? Is dit de beste reactie?
   – Hebben je collega's andere suggesties? Bedenk gedragsalternatieven die kunnen
     passen en mogelijke betere gevolgen geven.

5. Gevolgen
   – Wat waren de feitelijke gevolgen van je actie en beleving naar aanleiding van de
     gebeurtenis?
   – Waarin is verbetering te halen in deze situatie? Wat kun je anders doen? Welke gevol-
     gen zijn voor jou acceptabel, waarmee dien je de cliëntbelangen beter?

Opstelling van groepsleden bij reflectief overleg:
– Voorzitter. Het is nodig iemand bij het overleg te hebben die niet emotioneel betrokken is
  bij de situatie en bij deze cliënt. Deze voorzitter bewaakt het proces en weet welke vragen
  wanneer te stellen. Dat geeft rust en helpt de gewenste diepgang in het overleg te bereiken.
– Stel je kwetsbaar en open op. Wanneer een collega iets inbrengt waarmee zij het moeilijk
  heeft, is het natuurlijk mogelijk dat jij geen enkele moeite hebt met die situatie. Het is
  niet helpend om dat dan meteen te zeggen ('Nou ik heb daar geen last van'). Probeer te
  begrijpen dat en waarom je collega hiermee zit. Bedenk dat ook als je het gedrag van je
  collega hier en nu niet begrijpt, haar gedrag begrijpelijker zal worden als de ketting van
  G's uitgediept is.
– Mijd dooddoeners. Wat moet de ander met een reactie als 'We hebben allemaal wel eens
  wat', of 'Elk huisje heeft zijn kruisje'? Zo'n reactie geeft aan dat leed bij het leven hoort
  (wat waar is) en dat we er – dus – niet moeilijk over moeten doen (dat is onwaar). Ieder
  heeft zijn of haar eigen leed, het verlicht en geeft ruimte tot gedragsverandering om hierin
  gehoord en begrepen te worden.
– Luister naar de ander. Laat merken dat je gericht en aandachtig luistert. Maak oogcontact.
  Stiltes mogen er zijn, voel je niet gedwongen ze op te vullen. 'Er-zijn' is een goede basis.
  Stel korte vragen die duidelijk maken dat je luistert en stimuleren tot verder denken en
  praten. Wees terughoudend met advies, vooral in het begin van het overleg.
– Vertrouwelijkheid. Wat in het reflectieve overleg is besproken van individuele deelnemers,
  blijft binnenskamers.

6.6   Besluiten nemen in moeilijke situaties

In knelpunten rondom zorg en behandeling voor mensen met dementie is het soms moeilijk een besluit te nemen. Daarin kan van alles meespelen. Misschien zijn er in de keuzemogelijkheden uiteenlopende moeilijk vergelijkbare voor- en nadelen, spelen sterke emoties mee, lopen emoties bij betrokkenen ver uiteen, zijn er sterke meningsverschillen in wat de doorslag moet geven bij het afwegen van beslissingen, of zijn de gevolgen van de opties moeilijk in te schatten. Hieronder (zie 6.6.1 en 6.6.2) volgt een stappenplan om multidisciplinair te bereiken dat besluiten zorgvuldig, inzichtelijk en met voldoende draagvlak worden genomen, waarbij recht wordt gedaan aan de autonomie van de cliënt en diens belangen (Geelen, 2010).

❶ Stel niet de beslissing of actie centraal, maar het streven om het beslissen zelf zo zorgvuldig mogelijk te laten verlopen. Dit dient ook het vertrektpunt voor de deelnemers aan het overleg te zijn.

6.6.1   Randvoorwaarden & verantwoordelijkheden

Deelnemers
Bij het nemen van besluiten in bijzondere situaties is iedereen aanwezig die direct betrokken is bij en verantwoordelijk is voor het zorgplan (zorgcoördinator, eerstverantwoordelijke verzorgende (hierna EVV'er genoemd), activiteitenbegeleider, arts en psycholoog). Naast de EVV'er zijn bij voorkeur ook overige teamleden aanwezig, omdat een zo breed mogelijk draagvlak essentieel is. Er worden afspraken gemaakt over wie degenen informeert die niet aanwezig zijn, maar wel op de hoogte moeten zijn van de besluiten en achtergronden. Punt van overleg vooraf is of de vertegenwoordiger van de cliënt, ofwel contactpersoon zorg, bij het overleg aanwezig is. Op zijn minst wordt zij of hij vooraf gevraagd naar meningen en suggesties.

Voorzitterschap
Voor het nemen van besluiten in bijzondere situaties is een voorzitter nodig. De betrokken partijen benoemen de voorzitter, deze kan uit het eigen multidisciplinaire team of van daarbuiten komen. De voorzitter is verantwoordelijk voor een helder verloop van het overleg en voor de verslaglegging. Soms is er reden om voor het verslag ook een notulist te vragen.

Tijd
Het is raadzaam ruim tijd in te plannen voor het overleg (richttijd is 1,5 uur).

Ruimte
Laat het overleg in een stoorvrije ruimte plaatsvinden, zoals een vergaderkamer. In de overlegruimte zijn mogelijkheden om ingebrachte gegevens voor ieder overzichtelijk te presenteren (bijvoorbeeld met flip-over of whiteboard).

Besluiten in consensus
De aanwezigen streven naar een besluit op grond van consensus. Ieder voegt zich naar de afgesproken manier van bespreken en besluitvorming (protocol), denkt actief mee en luistert naar wat op tafel komt. Het is onverstandig zaken op de spits te drijven, evenmin om te starten vanuit eigen emotionele drijfveren, of eigen (levensbeschouwelijke) principes. Een besluit dat zorgvuldig volgens het protocol is genomen, naar beste kennen en kunnen van dat moment,

is ethisch juist. Of het besluit goed uitpakt, zal de tijd leren. Van een (achteraf bezien) juist besluit pluk je als team samen de vruchten, bij een verkeerd uitpakkend besluit zijn de beslissers elkaar tot steun en bezien zij hoe zo goed mogelijk verder te gaan. Er is dus altijd resultaat. Als er geen besluit op grond van consensus mogelijk is, meldt de voorzitter dit aan de daarvoor verantwoordelijk leidinggevende.

Verslag/communicatie

De voorzitter (of door hem of haar daartoe aangewezen persoon) maakt een verslag van (alle fasen van) de besluitvorming. Het is aan te bevelen dat het conceptverslag eerst wordt gelezen en aangevuld door een of twee aanwezigen, voordat er een definitieve versie van wordt gemaakt. Van het besprokene wordt een notitie gemaakt in het zorgplan, het verslag van de besluitvorming wordt in het zorgdossier bewaard. Afgesproken wordt wie de communicatie onderhoudt met de cliënt en diens vertegenwoordiger.

Wie kan & wie mag beslissen

Bij het verzamelen van gegevens wordt allereerst beoordeeld wie in het onderhavige probleem mag (moet) beslissen. Als volgorde van beslissingsbevoegdheid geldt:
1. de cliënt beslist als deze in dit onderwerp/knelpunt in staat is de eigen belangen te behartigen (de persoon in kwestie beslist op grond van diens actuele autonomie, als hij of zij op dit domein wilsbekwaam is);
2. anders beslist de vertegenwoordiger voor én vanuit de cliënt.

Als 1 & 2 geen duidelijkheid bieden over de te volgen weg (of de keuzes vallen buiten wat kan binnen de professionele standaard van 'goed hulpverlenerschap'), dan beslissen de professionals.
Iedere deelnemer is verantwoordelijk voor de eigen inbreng. De voorzitter is verantwoordelijk voor het verloop van het overleg. De leidinggevenden van de deelnemers worden kort na het overleg op de hoogte gesteld van het besluit en dragen medeverantwoordelijkheid hiervoor. Vóór het protocol in gang wordt gezet, moet alle mogelijke moeite zijn gedaan om van de cliënt te achterhalen wat diens wens en wil is in het te bespreken onderwerp (evenals van diens vertegenwoordiger). Als de cliënt dit zelf duidelijk kan aangeven en diens wens verenigbaar is met goed hulpverlenerschap, zal deze keuze worden gevolgd (en hoeft dit protocol niet in werking worden gezet). De cliënt, vertegenwoordiger en het multidisciplinair team kiezen uit mogelijkheden die voortvloeien uit de professionele standaard. Hulpverleners kunnen niet worden gedwongen om tegen diens professionele standaard in te handelen (eis van 'goed hulpverlenerschap'). Hier kan een spanningsveld ontstaan: de cliënt kan iets willen dat zich niet verdraagt met de professionele standaard, bijvoorbeeld een reanimatie in geval van een volstrekt uitzichtloze en onbehandelbare ziekte.

❶ Voor 1 (& 2) is absoluut nodig dat de cliënt (diens vertegenwoordiger) voldoende en op de juiste manier geïnformeerd is over het onderhavige dilemma. Is voldoende duidelijk wat de cliënt wil en waarom (vanuit welke motieven) deze dit wil? Is duidelijk waar de concrete dilemma's liggen?

6.6.2 Stappenplan bij de besluitvorming

Het stappenplan bij de besluitvorming is leidraad voor de voorzitter bij de bespreking en het verslag. Uit de procesgang (zie hieronder) blijkt dat de mening van de cliënt over de kwestie duidelijk moet zijn, evenals die van diens belangenbehartiger en overige familie. Dit dient vóór het doorlopen van het protocol bekend te zijn. Hetzelfde geldt voor andere gegevens. In het algemeen geldt: hoe beter de deelnemers zijn geïnformeerd over de cliënt en het betreffende onderwerp/dilemma, des te beter de besluitvorming kan verlopen.

— Gegevens. Feiten worden verzameld die waarschijnlijk, direct of indirect, samenhangen met de vraagstelling op de gebieden van psychisch en sociaal functioneren, zingeving en lichamelijk functioneren.

❗ Volledig neutraal kijken is onmogelijk. Hoeveel moeite we ook doen om los te komen van de eigen perceptie, we kijken onvermijdelijk deels door de eigen bril, met eigen verwachtingen, interpretaties, overtuigingen, emoties en betrokkenheid (hieronder aangeduid als belangen). Het is daarom zaak dat er een helder onderscheid is tussen gegevens en interpretaties. Een gegeven is een feit, geen interpretatie. Pas een zogenoemde 'cameracontrole' toe: wat valt er precies waar te nemen? Wat wordt hier (door personeel en andere betrokkenen) aan toegevoegd/geïnterpreteerd? Welke andere verklaringen zijn mogelijk? Een valkuil is gevoelens voor feiten aan te nemen. 'Ik heb er geen goed gevoel over, *dus* is het niet goed.' Om te beginnen zal dan, op grond van duidelijke argumenten, moeten worden doorgesproken waar dat minder goede gevoel vandaan komt.

— Probleemformulering. Probeer op grond van de gegevens het centrale probleem te beschrijven. Overweeg hierbij:
  — Wat kan in deze situatie een rol spelen en de beslissing beïnvloeden?
  — Welke andere belangen kunnen in deze situatie meespelen: van de cliënt, diens vertegenwoordiger, andere familieleden/betrokkenen (waaronder in geval van opname ook de bewonersgroep), en van zorg- en hulpverleners, zowel in de zin van eigenbelang als professioneel belang van alle partijen?
— Welke ethische normen en waarden spelen in deze situatie bij elk van de betrokkenen mee? Overleg en weeg samen af: welke belangen moeten bij deze persoon in deze situatie het zwaarst wegen, ofwel wat is bevorderend of belemmerend voor diens welzijn? Denk hierbij ook aan e ethische basisbeginselen: geen schade toebrengen, weldoen, ruimte voor de autonomie van de cliënt en rechtvaardigheid. Daarnaast is belangrijk of geformuleerd kan worden *waarom* een aspect of waarde bij deze persoon en in deze situatie het zwaarst weegt.

❗ Start niet vanuit eigen levensbeschouwelijke argumenten/overtuigingen. Drijf zaken niet op de spits, het is juist van belang dat verschillende visies/overtuigingen worden doorgesproken. Het is van belang goed naar elkaar te luisteren en zo zuiver mogelijk te argumenteren. Ga bij de verschillende betrokkenen (cliënt, familie, personeel, andere betrokkenen) na, waar in deze situatie de morele kernpunten en belangentegenstellingen zitten. Hierbij is onderscheid te maken tussen onder meer:
  — eigenbelang in de zin van eigen behoeften;
  — eigenbelang in de positieve zin van psychische en lichamelijke gezondheid;
  — belang van de ander of anderen (altruïsme);
  — algemeen belang.

— Doel. Belangrijke vragen zijn hier: wat wil de persoon zelf? Wat willen de betrokkenen? Is het overeengekomen doel haalbaar? Past het doel bij de hiervoor geformuleerde belangen, probleemformulering en de verzamelde gegevens?
— Acties. De feiten, het geformuleerde probleem en de doelen zijn vertrekpunt voor de vraag wat de mogelijkheden zijn om aan het geformuleerde probleem iets te doen (let erop dat

acties passen bij de vorige stappen betreffende van gegevens, probleem en doel). Er kunnen overwegingen zijn om nog niet tot actie over te gaan, bijvoorbeeld bij onduidelijkheid over risico's van acties, ontbrekende belangrijke gegevens, nog aanwezige onduidelijkheid ten aanzien van het probleem, verschillende visies ten aanzien van na te streven doelen. Dan wordt een vervolgafspraak gemaakt om met elkaar verder te praten. Als een besluit tot actie niet kan wachten, probeer dan een *voorlopig* besluit te nemen volgens het stappenplan hierboven en kom op korte termijn opnieuw bijeen om de problematiek te bespreken en dezelfde fasen te doorlopen. Gebruik de tussentijd om te overleggen en te toetsen bij collega's.

❶ Een genomen besluit heeft een 'hier & nu karakter': het is de beste beslissing bij deze persoon in deze situatie, bij wat hier en nu bekend is. De situatie (of informatie daarover) kan veranderen, waardoor later een andere keuze beter is. Het besluit is altijd voorlopig; vooraf kan worden afgesproken op welke datum en bij welke nieuwe feiten wordt geëvalueerd. Zo nodig wordt tussentijds opnieuw overlegd.

6.6.3   Vastleggen van de besluitvorming, inclusief evaluatie

Leg alle bovengenoemde stappen zo nauwkeurig mogelijk vast (met van elk van de eerder genoemde stappen de inhoud, de overwegingen, de afspraken) en beschrijf het besluit. Vermeld de consensus, en bij ontbreken hiervan wie waarom een andere mening heeft (van dit laatste vindt melding plaats bij de eindverantwoordelijke). Evaluatie hoort bij de procedure. Spreek af wanneer het besluit wordt geëvalueerd. Bij belangrijke nieuwe feiten ten aanzien van het geformuleerde probleem, wordt het protocol opnieuw doorlopen.

6.6.4   Besluiten bij vastgelopen situaties

Niet elk overleg leidt tot een bevredigende uitkomst. In sommige situaties blijven er vragen rondom achtergronden van gedrag en a blijft onduidelijk wat te doen. Dat heet ook wel 'handelingsverlegenheid'. Dat gebeurt bijvoorbeeld in situaties waarin de cliënt met diens gedrag medecliënten onevenredig belast, of als zij en medewerkers gevaar lopen. Daarnaast kan de situatie van de cliënt zelf uitzichtloos blijven, ondanks alle inspanningen. In zulke situaties is het goed om in het achterhoofd te houden dat er altijd hulp van buitenaf ingeroepen kan worden. Dat kunnen behandelaars van een andere afdeling zijn, een externe instantie (zoals de GGZ), of het Centrum voor Consultatie en Expertise (CCE). Het CCE behandelt jaarlijks vele hulpvragen van diverse instellingen, uit alle sectoren van langdurige zorg.

6.6.5   Resultaten van het doorlopen van het besluitvormingsprotocol

Door een besluit heel gericht en intensief door te spreken, is de kans groter dat een zo goed mogelijke beslissing wordt genomen. Tenminste op grond van het kennen en kunnen van dat moment. Door de methodische aanpak is verantwoording van beslissingen beter mogelijk. Dit heeft als bijeffect dat ook teamleden met een andere mening vaak rust vinden in de genomen beslissing, vanuit de ervaring dat alle argumenten zijn meegenomen. Soms blijkt dat er toch nog blinde vlekken zijn in het feitenrelaas, mogelijke achtergronden van gedrag, of in de mogelijkheden van cliënt of team. Dit betekent dat er aanvullende gerichte observaties, interventies of andere acties nodig zijn, voordat opnieuw of voordat tot definitieve besluitvorming kan worden overgegaan.

6.7   Intervisie

Bij intervisie gaat het om een overleg tussen mensen met dezelfde taak en/of van dezelfde discipline, al dan niet in opleiding. De nadruk ligt op eigen attitude en eigen keuzemogelijkheden. Het gaat om het delen van ervaring en kennis, het leren van elkaar en het verbeteren van de kwaliteit van het werk. Intervisie verschilt van supervisie (Geelen, 2011a). Bij supervisie wordt functioneren 'van bovenaf' besproken. Bij *inter*visie ontbreekt deze hiërarchie. Ieder is gelijk, het is een horizontaal proces. Intervisie is een georganiseerd overleg dat verloopt volgens een bepaalde methode. In de pauze je verhaal doen naar een collega, valt er niet onder. Zoals bij andere overlegvormen maak je bij intervisie tijd en ruimte vrij.

Intervisie kent een aantal risico's. Eén ervan is dat de persoon die zijn of haar probleem verwoordt (de inbrenger), direct wordt gezegd wat te doen of te laten. Of het tegenovergestelde: dat de inbrenger 'les' krijgt van andere aanwezigen. Dat past niet bij het gelijkwaardige karakter van intervisie. Los daarvan missen snelle exacte adviezen vaak hun doel, omdat niemand méér in detail op de hoogte is van het ingebrachte probleem dan de inbrenger zelf. Een ander risico is dat er tussen de aanwezigen (intervisanten) een discussie ontstaat over wat er 'eigenlijk aan de hand is', of gedaan moet worden en dat het team dan afdwaalt van wat de inbrenger aan de orde wil stellen. Een derde belangrijk obstakel ontstaat als tussen inbrenger en (iemand van de) aanwezigen een discussie ontstaat over wat 'echt gebeuren moet', of al gedaan is. Dat kost tijd, leidt af van wat intervisie beoogt en zorgt dus voor een minder soepel verloop. Het is bovendien onnodig: de inbrenger blijft liefst 'eigenaar van haar eigen probleem', en kan het best zelf filteren waarmee zij iets doet en wat zij nog niet van toepassing vindt. Steeds staat voorop wat iemand wil inbrengen, dat serieus nemen, dat door de inbrenger te laten toelichten, enzovoort. Daarna volgt gesprek. Het is kortom nodig de rollen vooraf goed helder te hebben en daar gedurende de intervisie aan vast te houden. De voorzitter bewaakt dit proces. Deze opzet wordt een onderlinge discussie met de intervisant voorkómen, die in de praktijk veelal weinig oplevert. Bij de vragenrondes gaat de inbrenger niet in discussie met haar collega's. Als de aanwezigen met elkaar ideeën bespreken over wat speelt, bemoeit de intervisant zij zich evenmin hiermee. Ze luistert en schrijft op wat voor haar bruikbaar is. Als de inbrenger aan het einde meldt wat zij verhelderend en helpend vond, en eventueel gebruiken zal, is een discussie daarover evenmin nodig. Door de communicatie te faseren met een duidelijke rolverdeling, verloopt de intervisie kalmer, sneller en effectiever.

Er zijn spelregels bij intervisie. Een daarvan is dat de deelnemers min of meer dezelfde verwachtingen hebben, en dat er geen gezagsverhoudingen zijn in de groep (geen 'hogere' leidinggevende erbij bijvoorbeeld). Het heeft ook de voorkeur als de verschillen tussen wat ieder kan bieden niet te groot zijn. Wat in de groep besproken wordt, blijft binnenskamers (is vertrouwelijk). Een aantal van ongeveer zeven deelnemers geeft een goede balans tussen gelegenheid om zelf zaken in te brengen, en voldoende resterende deelnemers bij afzeggingen. Afzeggen mag alleen bij zwaarwegende redenen ('te druk' is geen reden), de groep komt voldoende regelmatig bij elkaar (om de zes weken ongeveer). Een intervisiegroep neemt meestal anderhalf uur in beslag.

Bij de *5-stappenmethode* introduceert één persoon (organisator, voorzitter/inbrenger) de vraag, en licht die toe. De groepsleden verkennen de vraag door er vragen over te stellen en af en toe samen te vatten, zodat een lijn wordt vastgehouden. Zij proberen vervolgens de kern van het probleem te formuleren. Daarna geeft elk groepslid een of meer adviezen, waarvan de inbrenger aangeeft wat wel en niet aanspreekt. Tot slot vindt evaluatie van het verloop plaats.

Een creatieve vorm is de *clinicmethode*. De inbrenger demonstreert de probleemsituatie, door die voor te spelen. Het gedrag van zichzelf en andere betrokkenen wordt door de inbrenger vertoond door bijvoorbeeld op verschillende stoelen te gaan zitten. Daarna kunnen de groepsleden de rol van de inbrenger spelen om zo alternatieve reacties te laten zien, waarbij de inbrenger na elke scene vertelt wat aanspreekt en wat niet. De inbrenger kiest de aanpak(ken) die het meest aanspreken en speelt de regie-aanwijzingen uit. Daarna blikt de intervisiegroep terug op wat besproken en gedemonstreerd is.

Intervisie: 'de roddelmethode'

1. Kies een voorzitter.
1. De voorzitter vraagt wie het probleem of dilemma inbrengt.
2. De inbrenger formuleert het punt waarop zij intervisie wenst.
3. De voorzitter toetst voor zichzelf de haalbaarheid en bruikbaarheid van de vraag, en zorgt er anders voor dat er meer helderheid komt op dit punt. De voorzitter vraagt wat de inbrenger hoopt te bereiken in dit overleg.
4. Ronde inhoudelijke/feitelijke vragen van aanwezigen aan inbrenger (zoals beginnend met wat, wanneer, hoe vaak).
5. Ronde verder verdiepende vragen (ook te stellen door aanwezigen aan de inbrenger).
6. Roddelsessie of brainstorm: de intervisiedeelnemers bespreken met elkaar hypothesen, adviezen en verdere bijzonderheden. De inbrenger mengt zich hierin niet, maar luistert en maakt aantekeningen.
7. De inbrenger meldt wat haar aanspreekt uit wat is gezegd, wat vooral helpend/nuttig is.
8. De voorzitter heeft expliciet de stappen 2 tot en met 9 benoemd, polst nu of het proces goed is doorlopen. Zijn er nog 'losse eindjes' die een korte bespreking behoeven? Zo nee, dan wordt de intervisieronde afgesloten.

Literatuur

Geelen, R. (2010). *Een protocol voor besluitvorming in bijzondere situaties. Praktijkboek Dementiezorg.* Houten: BSL.

Geelen, R. (2011a). *Het komt wel goed. Communiceren door verzorgenden en verpleegkundigen.* Utrecht: Perspectief Uitgevers.

Geelen, R. (2011b). RET de verzorgende. *Psychopraktijk, 3*(10), 12–14.

Geelen, R. (2011c). *Veiligheidscoach.* Zoetermeer: Regioplus.

Hamer, A. (1998). Veranderen via een omweg, mediatieve therapie. In:M. T. Vink & P. Broek. *Oud geleerd, oud gedaan. Psychologie en ouderen.* Houten: BSL.

IJzermans, Th., & Bender, R. (2004). *Hoe maak ik van een olifant weer een mug?* Zaltbommel: Uitgeverij Thema.

Roozeboom, M. B., Koningsveld, E., & Bossche, S. van den (2010). *Agressie afgerekend.* Hoofddorp: TNO.

Smulders, T. (2006). Geen donderslag bij heldere hemel. Agressie en het ontwikkelingsmodel. *Denkbeeld, Tijdschrift voor Psychogeriatrie, 1*(16), 30–32.

Verenso (2008). *Richtlijn Probleemgedrag.* Utrecht: Verenso.

Website

▶ www.cce.nl. Site van de Centra voor Consultatie en Expertise (CCE). Zij biedt de mogelijkheid tot consultatie in alle sectoren van langdurende zorg, ook de ouderenzorg.

Casuïstiek

Samenvatting

De eerder besproken relaties tussen hersenen, vereiste begeleiding en systeemblik komen in dit hoofdstuk terug. Dit hoofdstuk bestaat uit beschrijvingen van cliënten, verwanten en kernonderwerpen rondom de omgang. We beschrijven een dame met bizarre gedragswisselingen die begrijpelijker worden naarmate de (hersen)laag voor laag wordt afgepeld. Daarna bespreken we een man met de ziekte van Korsakov die meermalen per week met agressie reageert. Meten is weten, maar je moet dan wel ziektebeeld en cliëntsituatie kennen. Ofwel naar onze voetballegende: 'Je ziet het pas als je het door hebt.' Woorden kunnen kwetsen, zoals bij de persoon die zorgverleners ongepaste opmerkingen over hun uiterlijk toevoegt. Daarna volgt een situatie met direct levensbedreigende fysieke agressie. Vervolgens valt de blik op verwanten. Wat kun je hen adviseren over het dagelijkse contact, dagbehandelingsbezoek en omgaan met 'de waarheid'? Tot slot de zichzelf opofferende mantelzorger en begeleider. Hoe worden mensen zo en hoe daarmee om te gaan?

7.1   Untregeld gedrag vanuit hersenlagen belicht – 143
7.1.1   'Je wordt zomaar verrot gescholden!' – 143
7.1.2   Wij zijn ons brein – 144
7.1.3   Het brein in vier delen – 144
7.1.4   Als je het begrijpt, zie je het beter – 148
7.1.5   Eén keer proberen, is géén keer proberen – 148

7.2   Omgaan met Korsakov – 149
7.2.1   Wat is loos? – 150
7.2.2   Loon naar werken? – 151

7.3   Over fysieke agressie & wilsbekwaamheid – 152
7.3.1   Wie is Jan? – 152
7.3.2   Melden, aangifte doen, wilsbekwaam? – 152
7.3.3   Merendeels wilsbekwaam, wat nu? – 153
7.3.4   De kogel door de kerk – 153

R. Geelen, H. van Dam, *Dementie: van hersenlagen tot omgangsvragen*,
DOI 10.1007/978-90-368-1023-4_7, © 2016 Bohn Stafleu van Loghum, onderdeel van Springer Media BV

7.4	Persoonlijke lessen bij ongewenst intiem gedrag – 154	
7.4.1	Het knelpunt – 154	
7.4.2	Opvattingen – 155	
7.4.3	Spelenderwijs de puntjes op de 'i' zetten – 156	
7.5	Thuiszorg bij een onhoffelijke man – 156	
7.5.1	Vertrekpunten – 157	
7.5.2	Werkwijze in drie stappen – 158	
7.5.3	Resultaten – 161	
7.5.4	Waarom lukte het? – 161	
7.6	Praktisch advies naar verwanten – 162	
7.6.1	Dagopvang & dagbehandeling: verwanten houvast bieden – 165	
7.6.2	Kopzorgen over dagbehandeling – 166	
7.7	Over eerlijkheid bij mensen met dementie – 169	
7.7.1	Niets dan de waarheid? – 169	
7.7.2	Realiteit & dementie – 172	
7.7.3	Lagen van waarheid – 173	
7.7.4	Check: wat wordt eigenlijk precies gevraagd? – 174	
7.7.5	Eerlijk naar jezelf en de ander zijn, grenzen stellen – 174	
7.8	Over onmacht en schuldgevoelens – 175	
7.8.1	Helper: een speciale variant van de zorgzuster – 175	
7.8.2	Familie = Assepoester & Prinses op de erwt – 179	
7.8.3	Schuld: een vaste metgezel in de zorg – 179	
7.8.4	Omstandigheden bij verwanten – 185	
	Literatuur – 185	

7.1   Ontregeld gedrag vanuit hersenlagen belicht

>> Hoe minder er moet, des te meer je haar ontmoet. «

Gedrag van mensen met dementie kan sterk wisselen en tegenstrijdig lijken. Dat geeft verwarring en meningsverschillen bij verwanten en zorgverleners. Het gedrag van iemand plaatsen
in een model van hersenlagen kan dan niet alleen verheldering geven, maar ook aanknopingspunten voor de begeleiding. Dat laten we hieronder zien bij een dame die heel primair
afwijzend kan reageren, om minuten later weer tijdelijk bijzonder kalm en adequaat te zijn. Dit
kan ook in omgekeerde volgorde verlopen overigens. Ze haalt een kwartier nadat ze losgebrand
is, of op een moment dat je er niet op bent bedacht, anekdotes van een week ervoor aan, en
informeert hoe het met je pasgeboren kind is. Om even later weer wild te schreeuwen dat je
weg moet, of een mok naar je te gooien. Is ze nu in psychisch opzicht in orde of niet? Doet ze
dit 'expres'? Wat is loos, en belangrijker nog, hoe met haar om te gaan?

7.1.1   'Je wordt zomaar verrot gescholden!'

Mevrouw Van Laren (zoals we haar hier noemen) ligt de meeste tijd op bed, kan alleen voor
korte tijd in een rolstoel zitten en slechts met veel steun van twee begeleiders een klein stukje
lopen. Ze is meer dan voorheen op haar slaapkamer. In de kleine huiskamer bleek zij bij andere bewoners niet te handhaven. Ze reageerde daar fel en negatief op anderen, met roepen en
schelden en door te gooien met voorwerpen. Alleen op haar slaapkamer komt zij in minuten
tot rust. Bij het opnieuw leggen van contact kan ze daarna vriendelijk zijn, maar ook plots
ongeremd ageren. Wat te doen? Haar zoveel mogelijk met rust laten? Sommige verwanten en
zorgverleners vinden van wel, ondanks dat zij dan overdag veel slaapt of in een sluimertoestand
verkeert. Of moet je haar juist corrigeren? Een teamlid voelt zich persoonlijk gekrenkt. 'Ze kijkt
je aan en scheldt je dan uit, zomaar!' Haar aanspreken op haar gedrag werkt averechts, zodat
sommigen haar zoveel mogelijk zijn gaan mijden. Anderen benadrukken dat ze ook haar goede
momenten heeft, dat er veel meer in haar zit en dat ze daarop aangesproken en geactiveerd
moet worden. Rust roest immers en als activering probleemgedrag veroorzaakt, moet je dat er
maar voor over hebben. Echter ook deze personen voelen zich vaak machteloos door de felle
reacties. De meningsverschillen over wat te doen splijten zowel team als verwanten. Wat nu?

Vroeger & nu
Vroeger was mevrouw Van Laren gesteld op aanspraak en contact, althans als iets ging zoals zij in gedachten had. Voor haar gedrag hier en nu zijn er geen aanknopingspunten uit
het verleden. Via gedragsobservatielijsten en met video-interactiebegeleiding is geprobeerd
om inzicht te krijgen in wat zij nodig heeft, naar aanleiding hiervan vonden teamgesprekken
plaats. Geprobeerd is om verbetering te brengen middels het belonen en negeren van gedrag,
omgangsoverleg, en medicatie (demping en pijnstilling). Verder is eerst in de huiskamer, en
daarna op haar kamer een prikkelarme omgeving gecreëerd. Het effect was telkens helaas een
hooguit tijdelijke verlichting van de moeilijkheden.
     Na eerder uitgebreid onderzoek in het ziekenhuis bleek sprake van een mengbeeld van de
ziekte van Alzheimer en vasculaire dementie. Bij onderzoek gaven taken met beroep op begrip,
redeneren en taal slechte prestaties, maar die leken vooral te ontstaan als zij boos en afwijzend
ging reageren. In 'goede doen' reageert zij niet alleen vriendelijk, maar komt ook terug op

eerdere gebeurtenissen en besproken onderwerpen. Stomverbaasd waren zorgverleners toen zij plotseling informeerde hoe hun voorbije vakantie in Turkije was, of hoe het met hun pasgeboren nichtje ging. Dat waren mededelingen die ze haar terloops tijdens de zorg hadden verteld, zonder te verwachten dat die werkelijk bij haar binnen zouden komen. Echter ook deze ervaring gaf verwarring en meningsverschillen tussen familie en teamleden. Is ze nu psychisch in orde of niet? Kan ze zich nu wel of niet anders opstellen? Kiest ze haar gedrag, of niet? Een gesprek over haar stemming is niet mogelijk, ook lukt het niet bij haar helder te krijgen waarom ze zo geprikkeld reageert.

7.1.2   Wij zijn ons brein

Enkele observaties moeten gedeeld worden, alvorens we overgaan op verklaringen. Het overreageren verloopt als een pannetje melk dat overkookt, ook zonder zichtbare aanleiding. De indruk is dat ze daarop geen controle heeft. Bevestiging hiervan is dat het gedrag heel stereotiep en niet flexibel verloopt. We zien geen moment van twijfel of overdenken. Eenmaal in gesprek kan zij op een gegeven moment een signaal afgeven te willen stoppen, waarna zij spontaan of bij een volgende vraag of uitspraak kan ontvlammen. Of ze schakelt over op krabben en wegduwen als je dichtbij bent. Om later, weer rustig, bij dezelfde persoon heel kalm te informeren hoe het met haar baby Iris gaat, en een gesprekje daarover van vorige week aan te halen. Verder valt op dat zij niet op het incident terugkomt. Ze kan vriendelijk en kalm zijn, terwijl ze jou een kwartier ervoor voor van alles uitmaakte. Ze verkeerde toen blijkbaar in een heel andere modus. Iemand die ze eerder de deur wees, kan een kwartier later geaccepteerd worden alsof er niets plaatsvond. Als er geen beroep op haar wordt gedaan, ligt zij er vaak kalm en ontspannen bij; soms slapend, soms in soort 'stand-by'-functie. Zij lijkt dan afwezig of slapend, maar reageert wel vlot als je iets zegt.

Kortom: we zien totaal verschillende en op het oog moeilijk te verklaren toestanden. Laten we proberen om deze toe te lichten vanuit een eenvoudig hersenmodel (◘ fig. 7.1), dat uitgaat van vier lagen in de menselijke hersenen met elk eigen functies (◘ fig. 7.2). Naar beneden toe verlopen de processen zoals in eerdere hoofdstukken beschreven steeds onbewuster en minder flexibel. Omgekeerd krijgt de hoger gelegen laag van de cortex pas speelruimte bij voldoende én niet overmatig functioneren van de lagere gebieden. Wie bijvoorbeeld ziedend van boosheid is (tweede laag, limbisch systeem), komt niet meer aan nadenken toe en zal opkomende impulsen minder afremmen dan gewoonlijk (want dit is een functie van de hoogste laag, de cortex). Het hersendeel waarmee we denken, wordt 'gegijzeld' door het emotionele onderbrein. We lopen nu de hersenlagen van onder naar boven door, met de gevolgen voor de begeleiding voor mevrouw Van Laren.

» Niets zo praktisch als een goede theorie (Kurt Lewin, 1890–1947). «

7.1.3   Het brein in vier delen

De hersenstam
Dit laagst gelegen hersengebied stuurt de levensfuncties aan, zoals ademhaling, bloedcirculatie (hartritme), temperatuurregeling, bepaalde reflexen (automatische reacties op prikkels) en enkele grove bewegingen. We zijn ons hiervan niet bewust, het gaat om 'autonome functies'. Ook de productie van lichaamseigen morfine gebeurt hier. De hersenstam is, samen met de net hierboven gelegen hypothalamus betrokken bij essentiële ritmes, zoals waak-slaapritme.

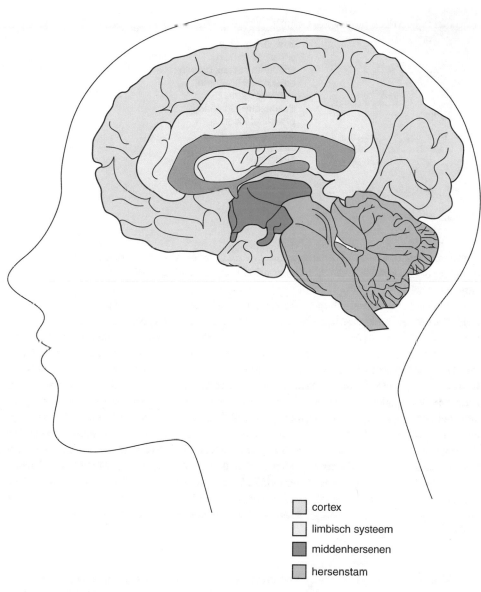

cortex

limbisch systeem

middenhersenen

hersenstam

■ **Figuur 7.1** Hersenlagen.

Samen met naastgelegen gebieden levert de hersenstam een bijdrage aan prikkelverwerking. Verder heeft de hersenstamregio een functie in de stressregulering: bij hogere stress bijvoorbeeld, krijgt de hersenstam signalen om bepaalde stoffen te produceren die het lichaam in staat van paraatheid (vecht of vluchtmodus) kunnen brengen (hogere bloeddruk, verhoogde spiertonus), of juist het lichaam in de *off modus* zetten (*freeze*-stand), die in extreme situaties tot dissociatieve reacties leidt. Een verhoogde of verminderde functie van deze hersenregio zorgt ervoor dat de bovenliggende lagen onbereikbaar of ontregeld raken. Als je het ijskoud hebt, slaapgebrek krijgt, of veel pijn lijdt, wordt sociaal gedrag en nadenken lastiger en minder stabiel en kun je op prikkels sterker of juist minder reageren. Bekend is dat mevrouw Van Laren pijn heeft door contracturen en spasmen aan een zijde. Onzeker blijft of de pijnmedicatie wel

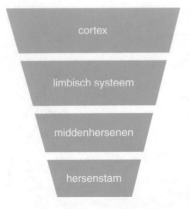

intentioneel gedrag
abstract denken
doelgericht gedrag
concreet denken
spontaan sociaal gedrag
emotioneel reageren
seksueel gedrag
motorische regulering
prikkelselectie
eetlust, verzadiging
slaap
bloeddruk
hartritme
lichaamstemperatuur

Figuur 7.2   Hersenlagen en functies.

optimaal is ingesteld – en of die steeds tijdig wordt gegeven. Daarnaast blijkt ze soms, ondanks een extra deken, koude voeten en handen te hebben, mogelijk samenhangend met haar slechte vaten en passiviteit.

Een van de veronderstellingen is dat als haar nachtrust onderbroken is, zij de dag erop duidelijk ontzien moet worden. Dat zal nader geobserveerd worden. De mogelijkheid dat de biologische klok uit de pas loopt, moet ook worden overwogen; dan kan onder meer lichttherapie of het medicijn melatonine worden overwogen. Een andere kwestie is hoe de ochtendzorg, die duidelijk belastend voor haar is, minder vermoeiend kan worden gemaakt met speciale routines en haptonomische aandachtspunten. Denk bij dit laatste aan details in manier van aanraken en vastpakken, zoals met de handpalm aanraken in plaats van vingertoppen, vastpakken met open hand en niet een gesloten greep bij de onderarm, deppen in plaats van wrijven, gebruik van de warme handdoektechniek zodat minder hoeft e worden gewreven, *wash and go* in plaats van washand. Voor haar overmatige prikkelgevoeligheid kan medicatie worden overwogen, soms vermindert dit het ongefilterd binnenkomen van indrukken. De 'stress-as' in haar brein is mogelijk niet goed meer afgesteld; kan die worden beïnvloed? Is conditieverbetering mogelijk, zijn interventies zinvol gericht op meer comfort en een verbeterde voedingstoestand (ook: honger en dorstbestrijding), naast de al genoemde intensievere bestrijding van pijn en ander eventueel ongemak?

De middenhersenen

De middenhersenen zijn het schakelstation tussen hogere en lagere hersengebieden. Hier worden bijvoorbeeld visuele prikkels naar bepaalde gebieden in de cortex (hersenschors) doorgestuurd. Houdingsinformatie, bijvoorbeeld over de stand van het lichaam of delen ervan, tactiele indrukken (aanrakingen) en visuele informatie verlopen ook via deze laag naar hoger gelegen hersendelen. Worden signalen in dit deel verkeerd verwerkt, dan kunnen 'verkeerde', of beter gezegd niet passende reacties ontstaan, zoals emotioneel of agressief raken bij een neutrale prikkel, lachen bij iets treurigs of huilen bij iets vrolijks. Deze hersenlaag lijkt bij mevrouw Van Laren niet goed te functioneren. Zij raakt snel overprikkeld. Uit nauwkeurige observaties komen de volgende aandachtspunten voor contact: val niet met de deur in huis, zorg dat je eerst wordt gezien alvorens je praat, mijd meerdere dynamische prikkels tegelijk (al binnenlopend meteen iets zeggen of vragen, bij het handelen praten), pauzeer even als je van praten naar handelen gaat of omgekeerd. Beweeg traag, mijd nadrukkelijke gebaren en praat rustig zonder emotie, ook niet als zij zelf luid en emotioneel reageert. Hierin met stemverheffing meegaan is olie op het vuur van haar ontregeling. Bij haar zitten als ze kalm is, iets laten zien of zelf iets zeggen (zonder reactie te verlangen) werkt beter. Houd contacten kort en wees kalm. Als zij ageert, is het beter daarover *niet* in gesprek te gaan, en zeker niet om haar hierop aan te spreken. Je doet dan een beroep op het denken en dus op een hoog en ingewikkeld hersenniveau (cortex) dat voor haar dan onbereikbaar is. Afleiding helpt vaak beter en zeker een geruststellend gebaar. Dat laatste zal haar niet altijd onmiddellijk kalmeren, maar is wel een aanzet tot het helpen 'aflopen' van woede. Even niets zeggen en haar rustig aankijken kan helpen, of juist zonder oogcontact de situatie benoemen. 'U bent boos, dan moeten we maar even niet praten.' Soms kan dit trouwens ook de woede verergeren (mensen worden dan geconfronteerd met hun woede, wat onbewust schaamte kan geven en daarmee verzet; 'Ik ben helemaal niet boos!'). Hoe het bij haar uitpakt, zal de praktijk moeten uitwijzen. Bedenk dat haar overreageren hier inhoudt dat zij dit niet kan controleren, het gaat buiten haar regie om. Het is zinloos haar hiervoor verantwoordelijk te stellen, of naar het waarom van haar gedrag te vragen. In onrust is de hersenlaag die hiervoor nodig is, de hoogste, onbereikbaar. In rust is dat anders. Hierin past wat op andere momenten te zien is: rustig, adequaat en gepast sociaal reageren, het onthouden van voorvallen en terugkomen op voorvallen. Dat is mogelijk als deze hersenlaag niet overactief is. In rust functioneert elke hersenlaag beter en zijn de hoge hersenlagen beter bereikbaar. De praktijk zal laten zien dat gebeurtenissen of mededelingen die zij terug kan halen, net als bij het ophalen ook plaatsvonden als haar hoofd rustig was. Anders is opslag hiervan niet mogelijk.

Het limbisch systeem

Het limbisch systeem delen we met zoogdieren. Het regelt de directe en basale emotionele reacties op omgevingsprikkels. Bij schrik duiken we bijvoorbeeld in elkaar of weren we af. Het limbisch systeem speelt een rol bij 'eenvoudig' sociaal gedrag, zoals zorgen voor je kind, basisemoties in de spontane omgang. Ander primitief sociaal gedrag wordt ook van hieruit opgestart, zoals de omgeving verkennen en zoeken naar eten, agressie en domineren. Daarnaast komt het aanvoelen of de omgeving al dan niet 'pluis' en aangenaam is, en of je jezelf met je omgeving verbonden voelt (affiliatie) tot stand vanuit deze laag. Het gaat om een onmiddellijke ervaring zonder erbij na te denken. Bekend is dat mevrouw Van Laren heel negatief kan reageren, maar even later weer positief kan zijn. Dit gegeven pleit ervoor dat de prikkeling die tot de uiteenlopende reacties leidt, uit diep gelegen hersendelen komt, daar waar gedrag nog sterk prikkelgestuurd is, zonder bewuste controle en afweging. Het is belangrijk dat zorgverleners blijven aansluiten op het limbisch systeem. Dus zich zoveel mogelijk 'pluis' gedragen: kalm en voorspelbaar, ook bij boze reacties, haar niet prikkelen met wilde gebaren, laat staan met emotioneel gekleurde vragen of opmerkingen. Bij deze bejegening ebben negatieve reacties het snelst weg. Iemand die je een eigen prettige ervaring vertelt, of een aangename herinnering over je ophaalt, zonder daarbij iets van je te moeten of te vragen, stimuleert het gevoel van verbondenheid. Een stukje voorlezen uit de krant, een plaatselijke roddel vertellen, of gewoon even tegen haar aanpraten kan ook prima zijn, mits op haar geen actief beroep wordt gedaan. Hoe minder je van haar moet, des te meer de kans dat je haar als mens even ontmoet. In dit verband is het goed om acceptatie te tonen voor haar negatief overreageren ('Het is al goed, ik begrijp het'), en het daarbij te laten. Dit doen is eenvoudiger als je weet dat de problemen in haar gedrag in emotie gestuurd is door diep gelegen hersendelen waar zij vanuit de bovenste delen, dus bewust, geen invloed op heeft.

De cortex

De cortex of hersenschors ontwikkelde het laatst in de evolutie. Door de geplooide opbouw is de oppervlakte groter en wordt hoogcomplexe verwerking van prikkels mogelijk. Dat is nodig voor dit pakhuis van kennis over talen, uiteenlopende schoolse vaardigheden, het vermogen tot redeneren, emoties, leren, herkennen van gezichten en voorwerpen en veel meer. Mens en zoogdier verschillen het meest in het voorste deel van de cortex, de frontale cortex. Dit gebied (frontaalkwab) speelt een belangrijke rol in heel complexe cognitieve en emotionele vaardigheden, zoals het gebruik van taal, ingewikkelde denk- en beslisprocessen, reguleren van emoties en sociaal gedrag. Belangrijk is dat het beheerst reageren op opkomende emotionele impulsen vanuit het limbisch systeem vooral een taak is van de frontale hersenen. Evenals het zich gericht en passend afstemmen op van buiten komende prikkels: 'Hoe kan ik me hier nu het best opstellen?' 'Waarom zou deze persoon dit zó zeggen?' De frontale cortex stelt ons in staat het hoofd koel te houden bij dreiging of iets onaangenaams en dan te onderhandelen, of op een andere manier het vege lijf te redden. Voor ingewikkelde vaardigheden zoals empathie en zelfreflectie is de frontale cortex ook nodig. Dat vele van deze zogeheten executieve functies bij mevrouw Van Laren niet meer waargenomen kunnen worden, is geen teken van onwil maar onvermogen. Dat zij soms wel zaken blijkt op te slaan, adequaat kan reageren en vertelde zaken kan terughalen, is te zien als het pieken in functioneren waardoor reageren van de cortex (tijdelijk) nog deels mogelijk is. De frontale cortex is het meest kwetsbare hersengebied dat op zijn beurt voor adequate werking ook afhankelijk is van de eronder liggende hersengebieden. Anders gezegd: het frontale brein doet veel zelf, maar schakelt ook andere hersengebieden in om ingewikkelde functies mogelijk te maken.

7.1.4   Als je het begrijpt, zie je het beter

Het soms nog goede functioneren van het geheugen en haar sociale vaardigheden, betekent niet dat haar corticaal niveau helemaal ongeschonden is. Uit eerder onderzoek bleek dat daar ook problemen zijn, maar de discrepantie tussen haar soms helder en adequaat reageren en het inadequate, heftig emotionele reageren zonder hierbij passende aanleiding, wijst zoals we al zagen in de richting van stoornissen in de prikkelverwerking door de middenhersenen. Dat verklaart ook wel haar wispelturigheid in contact, waarin heftig afwijzen stuivertje wisselt met kalm en vriendelijk reageren. Haar verminderde inlevingsvermogen en afgenomen vermogen tot reflecteren kan worden gezien als stoornis in de bovenste hersenlaag. We moeten daarbij wel opmerken dat zij ook vroeger al niet bepaald uitblonk in empathie en reflectief vermogen. Met de leeftijd en hersenschade worden juist de toch al wat zwakke cognitieve functies er niet beter op. Stoornissen in lagere hersengebieden maken het functioneren van de hogere hersendelen lastiger. Dus mevrouw Van Laren haar gedrag kwalijk nemen of haar verantwoordelijk stellen voor wat ze doet, is niet helpend en beslist onjuist. Kortom: begrijpen waardoor zij bepaald gedrag laat zien, maakt dat je voor dit gedrag en voor haar persoon meer begrip krijgt. Daarmee voorkom je dat je uit je eigen emotie gaat reageren of probeert haar te veranderen. De praktijk bewees dit. Toen verwanten en teamleden bovenstaande uitleg was gegeven, had iedereen de ervaring mevrouw Van Laren beter te begrijpen en van daaruit effectiever te kunnen handelen. Via dit model werd het ook makkelijker om de vertaalslag te maken naar het waarom van de gewenste omgang, en die uit te voeren.

7.1.5   Eén keer proberen, is géén keer proberen

Zelf ander gedrag laten zien om het gedrag bij de patiënt te beïnvloeden, is bijzonder effectief, maar zeker niet altijd gemakkelijk. Het hersenmodel gaat immers niet alleen op voor de patiënt. Het geldt voor iedereen, ook voor verwanten en zorgverleners. Tal van haperingen kunnen in de weg zitten. Je anders opstellen is bijvoorbeeld lastiger als je moe bent, in beslag genomen bent door onmacht, of door angst voor haar manier van reageren. Het is heel gemakkelijk om met de cliënt in een negatieve lus te raken, waar je niet meer uitkomt. Dit betekent ook dat het bespreken en invoeren van andere benaderwijzen altijd een zekere rust, aandacht en oefening vraagt. Het is onvoldoende om iets 'even te zeggen', laat staan via de mail omgangsrichtlijnen op te sturen. Het gaat ook om het loslaten en veranderen van verwachtingen naar je cliënt of verwante. Het is daarbij net als in je huwelijk: als je van alles verlangt wat je partner je niet kan geven, word je samen ongelukkig. En voor het kunnen rouwen is het helpend om zo precies mogelijk te weten waaraan je toe bent, een begrijpelijke uitleg over wat speelt kan hierin van belang zijn. Zelfs al heeft een betrokkene twijfels over de werkzaamheid van de voorgestelde richtlijnen, wat is erop tegen om de voorgestelde benadering enkele weken een goede kans te geven? Laten we de wet van effect introduceren: goed is wat beter werkt, en: één keer proberen, is géén keer proberen.

7.2 Omgaan met Korsakov

>> Je ziet het pas als je het door hebt (Johan Cruijff). <<

Willem woont anderhalf jaar in het verpleeghuis. Hij is 55 jaar en hier opvallend met zijn stevige, atletische bouw. Zwaar zwart brilmontuur, waarbij felle donkere pupillen de omgeving scannen. Gespannen, met zijn handen op de tafel die hij omlaag lijkt te willen duwen. Hij heeft een eigen vaste tafel in de woonkamer. In de loop van de tijd durft geen van zijn medebewoners met nog enig kortetermijngeheugen bij hem aan te schuiven. Dat komt omdat als ze aan zijn tafel kwamen, hij hen vreemde scheldwoorden toevoegde. 'Kaliepatser!!!' 'Bavianenkontkruiper!' Daarna, maar soms ook onverwacht, slaat hij hard en gericht. Dit overkomt ook teamleden als ze tussenbeide komen of hem proberen te corrigeren. Door erop te letten dat er geen extra stoel bij zijn tafel staat, nam het risico af dat een ongenode tafelgast aanschoof die de eerdere incidenten vergeten was.

Van zijn vrouw, die hem de laatste maanden elk weekend mee naar huis neemt, horen we dat zijn typische scheldwoorden afkomstig zijn uit zijn werkverleden als beroepsmilitair in verre oorden. Misschien samenhangend met oorlogservaringen bij een van zijn uitzendingen, raakte hij de afgelopen tien jaar aan de drank. Zijn vrouw heeft lang voor hem gezorgd en is daarin ver gegaan. Zo zit zij nu door zijn verslaving in de schuldsanering, en kreeg ze de afgelopen jaren thuis vaak letterlijk klappen van hem. Eenmaal opgenomen in het verpleeghuis was er de eerste maanden ook sprake van fysieke agressie naar medebewoners en teamleden, maar daarna nam dit af. Tegenwoordig zijn er dagelijks verbale dreigingen, en wekelijks fysieke escalaties.

De angst van teamleden voor zijn agressie is begrijpelijk. Evenzo zijn in deze situatie paniek en boosheid slechte raadgevers. Je krijgt er een tunnelvisie door, interpreteert zijn gedrag onontkoombaar als zwart-wit en je verliest de uitdaging om te zoeken naar achtergronden van zijn gedrag. 'Hij doet het al-tijd', en 'expres'. Het is van daaruit ook niet zo gek dat sommige teamleden een overplaatsing naar een speciale Korsakov afdeling als enige optie zien. Ware het niet, dat die afdeling niet was ingesteld op langdurig verblijf, maar meer op behandeling, en men dáár weer tot de conclusie kwam dat hij niet trainbaar was, op de toppen van zijn tenen liep – met (meer) agressie als gevolg. Verhitte discussies dat dit gedrag niet door de beugel kan en verwijtbaar is, helpen niet verder. Maar wat werkt dan wel? Wellicht is het vruchtbaarder te verhelderen welke invloeden zijn brein triggeren tot woede.

7.2.1   Wat is loos?

Een ingeschakelde psycholoog vraagt door op ervaringen van teamleden. Zo krijgt hij een idee van wat speelt en kunnen teamleden meteen het hart luchten. Ze staan daarna meer open om na te denken over zijn gedrag. Zo waren er de afgelopen maanden nogal wat veranderingen in het team, mogelijk reageert Willem hierop met spanning en problematisch gedrag. Daarnaast zijn de nieuwe teamleden onbekend met de ziekte van Korsakov. Wat is dat, hoe krijg je het, en vooral: wat zijn de consequenties van deze hersenaandoening voor de regulering van gedrag en emoties? Uitgelegd wordt dat in zijn geval een combinatie van alcohol en vitaminetekort tot lichamelijke problemen en hersenschade leidde. Met als gevolg forse beschadiging van zijn (korte termijn) geheugen, zelfinzicht en emotieregulering, terwijl sommige intellectuele functies nog intact zijn. Ook vermogens als plannen, terugblikken, het geheel overzien en rekening houden met een ander zijn duidelijk verminderd. Die discrepantie tussen intellect en falende vermogens geeft hem onbewuste ervaringen van spanning, faalangst en onzekerheid, wat een specifieke omgang nodig maakt. Bij de 'K' van Korsakov zijn de algemene leefregels samen te vatten met vier K's (waarvan eigenlijk drie beginnen met een 'C', maar dat is een detail voortvloeiend uit verandering in spellingsregels):

1. Kort. Wat je zegt moet kort en bondig zijn. Geen lange zinnen, en beslist niet 'preken'.
2. Konkreet. Abstracte situaties en moeilijk taalgebruik vermijden. Praat zo eenvoudig mogelijk over de situatie hier en nu. Laat ook zien wat de bedoeling is, bijvoorbeeld de boodschappentas als je met hem naar buiten wilt om iets te kopen. Stel liever geen open vragen ('Wat heeft u gegeten? Wie kwam net langs'), maar fris het geheugen eerst op of vertel wat zo te gebeuren staat.
3. Konsekwent. Herhalende ritmes worden na verloop van tijd een kapstok, houvast. Het is belangrijk dat verschillende begeleiders in vergelijkbare situaties gelijk handelen.
4. Kontinu. Regelmaat in contacten is belangrijk; dag in, week uit. De persoon zelf is niet in staat om manieren te bedenken hoe hij kan compenseren voor zijn tekorten. Het teamlid werkt eigenlijk als een 'geleidehond', in zijn geval dan als prothese voor zijn onvermogen recente zaken te herinneren en niet kunnen overzien wat komen gaat. De begeleiders willen hierin naadloos op elkaar én op hem afstemmen.

Bij het bespreken van deze vier K's komen punten naar voren die zijn probleemgedrag mogelijk versterken. Naast het vertrek van enkele oude – voor hem vertrouwde – teamleden en de komst van nieuwe personen, blijkt dat niet iedereen de al bestaande begeleidingafspraken consequent uitvoert. Reacties op zijn gedrag zijn voor hem daardoor minder voorspelbaar. Het team zit evenmin op een lijn in hun manier van uitnodigen voor een activiteit. Sommigen zijn hier heel helder en kort in (waarna hij meestal zonder bewaar meegaat). Anderen zijn voorzichtig en leggen alleen contact als het niet anders kan en dan met veel woorden, of gaan tegen hem 'preken' met lange verhalen en vermaningen met dus meer risico op spanning en agressie. Zo raken ook andere begeleidingspunten in het slop. De weken erna maakt het team een inhaalslag in de uitvoering van de begeleiding. Het aantal incidenten vermindert, maar verdwijnt niet. Afgesproken wordt om zijn gedrag te blijven observeren en te registreren. Dit gebeurt met lijsten waarop wordt ingevuld wat aan incidenten voorafgaat en erop volgt. Belangrijk bij de ziekte van Korsakov is dat wat voorafging ver terug kan gaan. Een incident van uren eerder kan nu een heftige emotionele reactie teweegbrengen. Belangrijk is dus dat medewerkers niet alleen registreren wat onmiddellijk voorafging, maar ook de laatste uren. Verder wordt per dagdeel op een gemakkelijke manier bijgehouden hoe zijn stemming is. Van de categorieën blij, boos, bang of bedroefd wordt per dagdeel met een rapportcijfer de ernst aangegeven. Op dit punt is er dus een observatie en registratie over een langere periode.

>> Verzamel eerst zoveel mogelijk gegevens, en bedenk daarna een theorie (Sherlock Holmes). <<

7.2.2 Loon naar werken?

Wat leverde het registreren op? We beperken ons hier tot enkele resultaten.

- Er blijken meer incidenten op maandag en dinsdag. Dat was nog niet zo opgevallen. Hij gaat in het weekend met zijn vrouw naar huis. Misschien heeft dit een ontregelend effect bij terugkomst? Zijn vrouw vertelt dat hij zich bij haar 'meestal' goed gedraagt en het thuis prettig heeft. Gezamenlijk wordt gekeken hoe voor hem op de maandag en dinsdag de lat lager kan worden gelegd, bijvoorbeeld door zijn dagactiviteitenprogramma te matigen, én meer ondersteuning te geven bij wat hij doet en het contact met personeelsleden nog meer via voor hem vertrouwde personen te laten lopen. Verder wordt (nog wat meer) gelet op drukke en onrustige cliënten in zijn nabijheid. Een idee is daarnaast om het weekendverlof in overleg met zijn vrouw enkele malen over te slaan, om te bezien of dit gunstig uitwerkt op zijn gedrag in het begin van de week.
- Met beeldopnames en door de proef op de som te nemen, blijkt dat in de omgang met hem –vooral als hij gespannen is – details soms de doorslag geven. Voorbeelden zijn: niet direct vragen of zeggen wat je van hem wilt, maar eerst wat formeel en op afstand contact maken, jouw naam noemen en dan pas na enkele zinnen met de hamvraag komen. Bij het uitschelden van een onrustige medebewoner beginnen met de medebewoner gerust te stellen en weg te leiden. Hem op dat moment corrigeren is niet alleen zonder effect, het geeft hem gezichtsverlies en spanning met extra risico op (toenemende) agressie.
- Hij blijkt zich kalmer te voelen en minder vlug te ontsporen bij een mannelijke begeleider en bij iemand die in zijn ogen gezag heeft. Misschien heeft dit te maken met zijn militaire beroepsachtergrond? Voor zover mogelijk zal op zijn sexevoorkeur en gevoeligheid voor hiërarchie worden ingespeeld door bij dreiging, als het enigszins mogelijk is, een man te hulp te roepen en als het even kan een autoriteit, bijvoorbeeld een (mannelijk) avondhoofd, de arts of psycholoog. Aangezien hij eerder escaleert in gedrag bij angstige en gespannen teamleden, worden trainingen afgesproken in het reageren op dreigende agressie, inclusief verweertechnieken. Alleen al het weten hoe te handelen bij fysieke agressie geeft hopelijk net dat beetje extra noodzakelijke kalmte in die situatie.
- Er zijn teamleden die hem bij spanning – te vaak – geruststellen met het bekende bakkie troost. De cafeïne voert zijn gejaagdheid erna verder op, zodat nadenken en afremmen van impulsen moeilijker wordt. In overleg met hem en zijn vrouw wordt overgeschakeld op een cafeïnevrije koffie.
- Buiten de afdeling worden activiteiten als fitness en strekoefeningen hervat, met mannelijke paramedici waarmee het klikt. Mede vanuit de link met zijn werkverleden en het schrale leven nu, dat leunt op het urenlang maken van woordpuzzels. Belangrijk blijft dat andere aanvullende bezigheden consequent en voorspelbaar worden aangeboden, kortom in de lijn van de 4 K's.

Het bijzondere van deze en andere gemaakte afspraken is dat zodra de noodzaak duidelijk werd, ze op ieder als vanzelfsprekend overkwamen. Na incidenten lukte het vaak om achteraf te reconstrueren wat er in de begeleiding was misgegaan. Eens te meer een bewijs hoe belangrijk het is om *gezamenlijk* een bejegening uit te stippelen. Sommige dingen ga je inderdaad pas zien als je ze door hebt.

7.3   Over fysieke agressie & wilsbekwaamheid

» Een hooligan die er (n)iets aan doen kan. «

'Het is verschrikkelijk; wie is het volgende slachtoffer?!' briest het teamlid van de revalidatie-afdeling als ze hoort dat Jan Petten alweer met zijn sterke rechterarm een collega in een houd-greep heeft genomen en ontklemd tot ze blauw aanliep. Na de schriftelijke incidentmelding, had de teamleider haar opgevangen. Ze is naar huis gegaan, kon haar gedachten niet meer bij het werk houden. 'Ze moeten aangifte doen bij de politie, en hem dan ontslaan uit de kliniek! Laten ze hem maar opnemen in de psychiatrie, hier kunnen we dit probleemgedrag niet heb-ben!' Deze en andere uitlatingen zijn begrijpelijk bij zulke excessen, en verdienen ook een heldere reactie. Maar laten we de situatie eerst verkennen.

7.3.1   Wie is Jan?

Jan Petten is een dertigjarige man die er nog jonger dan zijn leeftijd uitziet. Geelzwarte NAC-sjaal en voetbalshirt, stickers van populaire rappers op zijn rolstoel. Die rolstoel heeft hij nog maar enkele maanden. Hij raakte linkszijdig verlamd door een hersenbloeding. Hij was en is een fervente fan van de Bredase voetbalclub. Hij had en heeft een grote mond, type ruwe bol-ster, blanke pit. De fysieke agressie die hij na zijn CVA laat zien, past niet bij zijn vroegere aard. Komt die misschien door zijn CVA? Wat hiermee te doen en hoe ermee om te gaan?

7.3.2   Melden, aangifte doen, wilsbekwaam?

Allereerst is het natuurlijk nodig dat van elk incident van dit kaliber (en minder ernstige in-cidenten en onveilige situaties!) intern melding wordt gemaakt. Het management moet en wil weten wat op de werkvloer gebeurt, en zal zo ook haar verantwoordelijkheid kunnen nemen en maatregelen treffen (Geelen, 2014b). Bij een politie-aangifte is de vraag van belang wat je ermee kunt en wilt bereiken. Dan gaat het om vragen als: is deze persoon weloverwogen tot zijn keuze gekomen? Is hij in staat tot ander gedrag? Zo ja, kan hij dat bewust inzetten? Heeft hij enig idee van gedragsalternatieven? Zaten die voor zijn hersenaandoening wel in zijn sys-teem? Heeft hij notie van zijn eerdere gedrag, zicht op de gevolgen ervan? Om een beeld te krijgen van zijn besef en inzicht in zijn gedrag, zijn meerdere gesprekken nodig. In elk geval na een incident, maar ook los daarvan. Liefst door meer dan één persoon, de consequentheid of juist variatie in zijn uitlatingen kan zeer informatief zijn. Daarnaast: twee zien meer dan één. Je gaat eerst na of hij weet wat hij heeft gedaan, bijvoorbeeld dat hij begrijpt wat er is gebeurd, nog iets weet van de eerdere incidenten, met je mee kan denken over de mogelijke gevolgen ervan, de pijn die hij anderen heeft gedaan, ook geestelijke pijn, en wel of niet een consequente mening erover heeft. Kortom, je tast de grenzen van zijn cognitieve vaardigheden af. Je let óók op omstandigheden en signalen die het vermogen tot beslissen inperken, zoals niet helder zijn, sufheid, vertraagd reageren, niet of nauwelijks in staat zijn tot communicatie, onbegrip over het gespreksonderwerp, vermindering of overheersen van gevoelens. Psychiatrische kenmerken (depressie, angst, achterdocht) en lichamelijke ontregelingen (pijn) kunnen mensen tot gedrag aanzetten dat zij normaal achterwege zouden laten. Bij onbegrip, lichamelijke of psychische invloeden die de keuzemogelijkheden inperken, kun je in overleg proberen mogelijkheden aan te reiken om die te beïnvloeden, zodat hij meer grip krijgt op zichzelf. Wetend dat het ervaren van meer begrip van en grip op jezelf, geruststellend werkt.

Als dit soort vragen zijn verkend en iemand nog steeds niet kan aangeven wat hij/zij wil en wilde bereiken, zijn gedrag niet herkent, laat staan consequenties van zijn gedrag overziet, dan kan deze persoon voor die daad als verminderd bekwaam worden gezien. Voor die daad op dat moment, want soms wisselen goede en minder goede perioden elkaar af. Misschien lukt het om in goede tijden afspraken te maken over hoe te handelen in moeilijker perioden van agressie of ander probleemgedrag. Soms is het mogelijk om sluitende afspraken te maken. Je kan zelfs afspreken dat je maatregelen neemt die iemand dan niet wil, maar waarvan hij nu, in de goede periode, de noodzaak inziet. Met andere woorden: je krijgt van de persoon in kwestie bij voorbaat toestemming om in een hectische situatie tegen zijn wil te handelen. Dat klinkt als een truc, maar is het niet! Integendeel, hiermee neem je de ander juist serieus, want hij wil die escalatie ook niet, maar kan die in een hectische situatie ook niet tegenhouden en is dus aangewezen op ingrijpen van anderen. Daar geeft hij dan bij voorbaat toestemming voor. Dit laat onverlet om ook als iemand een situatie niet volledig kan overzien en beslissen, hem er zo goed mogelijk bij te betrekken.

7.3.3 Merendeels wilsbekwaam, wat nu?

De gesprekken maken duidelijk dat hij weet wat er is gebeurd, maar met vlak gemoed aangeeft dat het niet goed is wat hij heeft gedaan. Hij belooft beterschap, maar dat heeft een beperkte diepgang en vooral beperkte houdbaarheidsdatum, zo blijkt. Bij het nalopen van beperkende invloeden van zijn vermogen tot redeneren komt een al langer bekende en aanhoudende, krampachtige pijn in zijn linkerbeen naar voren. Die pijn is een gevolg van zijn verlamming na zijn hersenaandoening en voor hem een aanslag op zijn welbevinden. Dit speelt mogelijk mee in zijn probleemgedrag. Voor zijn pijn zijn al uiteenlopende soorten pijnstilling geprobeerd, tot nu toe zonder effect. De pijn is heftig, daarom zal de revalidatiearts bij een pijnteam in het nabije ziekenhuis vragen naar verdere mogelijkheden. Er zijn geen aanknopingspunten voor een psychiatrische aandoening. Overplaatsing naar een psychiatrisch ziekenhuis is dus niet zinvol. Hij zou daar vrijwel zeker niet binnenkomen, of snel worden ontslagen, en daar evenmin verder gerevalideerd kunnen worden. Duidelijk is wel dat Jan gevoelig is voor duidelijkheid en dat zijn emotionele brein de heldere boodschap moet krijgen dat er ten eerste een grens is en ten tweede dat hij mogelijkheden heeft om met hulp escalatie te voorkomen. Op gevoelsniveau moet hij 'weten'. Dat blijkt hem te helpen.

7.3.4 De kogel door de kerk

In enkele korte 'confronterende' gesprekken krijgt Jan te horen dat zijn gedrag onacceptabel is en zijn revalidatie hindert. Bij herhaling zal de revalidatie worden gestaakt en ontslag volgen. Hij gaat dan terug naar huis, waarbij overigens nu niet in te schatten is of dat haalbaar zal zijn. Eventueel zal dan opname in een instelling via een Rechterlijke Machtiging nodig zijn. Hij hoort dat zijn medewerking nodig is om verbetering in zijn functioneren een kans te geven. De kliniek zal daarvoor doen wat in haar vermogen ligt. Verdere mogelijkheden tot pijnstilling worden nagelopen, er wordt gewerkt aan het verdere herstel van zijn aangedane zijde, en meer. Doel bij dit alles is dat hij thuis zo zelfstandig mogelijk kan lopen en zichzelf kan redden. Bij dat laatste spitst Jan de oren! Naar huis, dat wil hij. Zelfs al zijn daarvoor aanpassingen nodig, ook in zijn leven, naar huis is een belangrijk doel van hem.

In het team wordt extra aandacht gegeven aan het begeleidingsplan, met als centrale vraag: hoe kun je zorgen voor de eigen veiligheid? Door in elk geval niet te bukken aan zijn sterke linkerzijde en voor hem belastende handelingen uit te voeren met twee personeelsleden. Teamleden krijgen verweertechnieken aangeleerd, waarmee zij snel en effectief los kunnen komen als ze vastgegrepen worden. Jan wordt ook verteld dat het team dit aangeleerd krijgt. Opvallend is niet alleen dat hij dit accepteert, maar dat dit hem zelfs rust lijkt te geven. De duidelijkheid over en weer maakt dat de spanning bij teamleden én Jan afneemt. De boodschap is: 'wij respecteren je als persoon, maar dit gedrag kan niet door de beugel. Het moet en kan anders, met elkaars hulp. Lukt dat niet, dan beschermen we onszelf.' De rust die deze uitkomst hem gaf, illustreert een bekend principe: wie grenzeloos is, heeft juist behoefte aan grenzen. Het verzet tegen grenzen komt vaak voort uit het voelen van angst – en dus onveiligheid – bij de hulpverleners. Een gezamenlijk gekozen en gedragen strategie, waarbij medewerkers ook de grepen beheersen om zich veilig te voelen, kan dan veel betekenen.

7.4   Persoonlijke lessen bij ongewenst intiem gedrag

» As dwaan net doocht, is litten better (spreekwoord uit Leeuwarden: als doen niet deugt, is laten beter). «

Velen maken er geen punt van dat hun partner iemand anders mooi of aardig vindt. Dat wordt wat anders als hij/zij dit bij herhaling nadrukkelijk zegt, laat staan overduidelijk laat blijken, of zelfs avances toont. Het maken van ongepaste opmerkingen wordt snel opgevat als intentioneel, ofwel 'expres', zeker als die uitingen een seksuele lading hebben. Nu is dit bij uw partner (hopelijk) een terechte aanname, maar bij mensen met hersenschade vervagen de grenzen tussen zien, denken, zeggen en doen en leidt het één soms vanzelf tot het ander. Vanuit het hersenmodel kijk je anders naar seksueel grensoverschrijdend gedrag. Het is bij iemand met gevorderde dementie geen geen welbewuste daad, maar gevolg van ontremming. Daarmee is niet gezegd dat we elk gedrag van iemand met dementie accepteren. Zoals het spreekwoord hierboven zegt, is het beter om iets achterwege te laten als het doen ervan niet deugt. Alleen is de cliënt zelf niet meer in staat om het impulsieve gedrag te onderdrukken, anders zou hij dat wel doen. Het streven is om de zorg zo in te richten, dat de persoon het ongewenst intieme gedrag laat in plaats van uitvoert. Begeleiders hebben er recht op hun werk in veiligheid en waardigheid te kunnen doen. Inspanning is nodig om te kijken welke *triggers* bij iemand leiden tot ongewenst gedrag en vervolgens hoe deze *triggers* teruggedrongen kunnen worden. Deze problemen vragen ook dat organisaties zorgverleners moeten bijstaan in het zichzelf een spiegel voorhouden en bevragen. 'Waarom raakt dit gedrag me zo?' Of andersom: 'Is het eigenlijk wel normaal dat ik dit toelaat?'

7.4.1   Het knelpunt

Over het omgaan met eigen onderliggende opvattingen en het komen tot de wenselijke begeleiding gaat dit voorbeeld. Peter, een relatief jonge (50-jarige) man die is opgenomen in het verpleeghuis, heeft geheugentekorten, is passief, maar ook ontremd. Dit is ontstaan door hersenschade die hij opliep na overmatig alcoholgebruik. Hij maakt ongewenste seksuele opmerkingen naar teamleden, onder meer over hun uiterlijke vormen of door hen uit te nodigen om eens 'lekker bij hem op schoot plaats te nemen'. Sommigen hebben met zijn uitlatingen geen moeite, anderen zijn geshockeerd, ervaren zijn gedrag als bijzonder naar. Zoals Trudy, die met een rood hoofd snel wegloopt. In een teamoverleg worden de koppen bij elkaar gestoken, waarbij er voor ieder wel iets te leren blijkt. Óók voor degenen die dit gedrag niet lastig, of zelfs wel grappig vinden. Via de ander leer je immers van alles, vooral ook over jezelf. Laten we enkele gedachten van teamleden bespreken.

7.4.2 Opvattingen

'Ik voel me schuldig, dus ik bén schuldig. Ik roep dit bij hem op en had waarschijnlijk eerder duidelijk moeten zijn. Het is door mij dat dit gebeurt.'

Schuldig voelen zegt niets over schuldig zijn. Mensen die anderen ongewenste intimiteit willen opdringen, spelen niet zelden in op deze valkuil. Zij beginnen met onschuldige praat of 'toevallig' lichamelijk contact, en gaan dan steeds een stapje verder. Om bij een afwijzende opmerking te zeggen dat het onschuldig bedoeld was, te suggereren dat de ander valse verwachtingen wekte, of niet zo flauw moet doen. Het was toch zo gezellig? 'Je hebt me voor de gek gehouden, je was net lief voor me en wijst me nu af!' Bij fysiek contact kan ook zo'n glijdende schaal worden gebruikt: van een toevallige en onschuldige aanraking naar steeds meer. Leidend beginsel is: zodra je jezelf ongemakkelijk gaat voelen, geef je dat aan en trek je jouw grens. Wat je vooraf toeliet, doet er niet toe: je mag en kunt bij elke volgende stap altijd nee zeggen, ook als er eerder instemming was. Wat wiens 'schuld' is, doet er dan niet toe. Nee = nee.

'Wat een stoute man, heerlijk toch!'

Misschien vind je het wel grappig, zo'n cliënt met dubbelzinnige of zelfs rechtuit intieme uitlatingen. Bedenk daarbij dat dit niet voor al je collega's opgaat, en niet voor tafelgenoten die ook met dit gedrag worden geconfronteerd. Zij kunnen zich onveilig gaan voelen als afwijkend gedrag indirect wordt gestimuleerd (zoals door te zwijgen of te glimlachen). Wanneer je als team niet consequent met gedrag omgaat, kun je het versterken.

'Die handtastelijkheden, dat moet mij weer treffen! Er is vast iets loos met mij'. 'Als ik dit bespreek met collega's, zullen ze denken dat het door mij komt en zullen ze me niet meer serieus nemen.'

Ongewenst intiem gedrag wordt door een minderheid van cliënten vertoond, maar de meerderheid van teamleden krijgt er vroeg of laat mee te maken. Dit betekent dat het altijd nodig is om in teamverband erover te praten, met als doel dat iedereen weet hoe het gedrag te plaatsen en hoe ermee om te gaan. Ofwel: maak afdelingsbeleid van een goede omgang met ook dit gedrag. De ervaring leert dat ongewenst intiem gedrag vaak niet beperkt blijft tot één of twee personen; vroeg of laat krijgen ook andere collega's ermee te maken. Dit gedrag bespreekbaar maken getuigt van een goede beroepsopvatting. Door het gewoon en kalm te bespreken, ben je een goed voorbeeld voor je collega's. Algemene persoonlijke leidraad kan zijn: als je iets doet naar de ander of de ander iets met jou doet wat je niet kan of niet durft te melden, dan zit er iets fout en moet je het juist bespreken.

'Hij is slecht en gemeen, wil me gewoon neerhalen. Wat een afschuwelijk mens!'

Destructief en ongewenst intiem gedrag mag en moet je niet voor lief nemen. Er is een duidelijke grens. Het is normaal als je boos wordt op degene die je onheus behandelt, maar maak wel onderscheid tussen het gedrag en de persoon. Iemand kan iets verkeerds doen, maar dat betekent niet dat hij of zij een slecht mens is. Zelfs al was vóór de hersenschade sprake van dit gedrag, dan had hij of zij waarschijnlijk óók andere kanten. Van hulpverleners mag dit leidend inzicht worden gevraagd. Oordelen als 'slecht' sluiten begrijpen uit en begrijpen is nodig om beïnvloeding een kans te geven. Er is dus een wezenlijk verschil tussen begrip hebben voor behoeften en het paal en perk stellen aan gedrag. Je kunt iemands gedrag afwijzen zonder hem of haar als mens af te wijzen.

'Als hij niet naar me luistert, heb ik verder geen verweer tegen zijn gedrag.'

Van deze valkuil maken ook stalkers misbruik. Ondanks geuite bezwaren en afwijzingen blijven ze toenadering zoeken tot hun slachtoffer. Beloven bijvoorbeeld na een goed gesprek het slachtoffer met rust te laten, maar dat zijn papieren beloftes die in de praktijk tot niets leiden. Vandaar: nee is nee, en als de cliënt niet luistert, wordt fermer de grens gesteld en in het uiterste geval contact voor dat moment verbroken. Een hand op de binnenkant van je dij pak je meteen weg, met een verbale afwijzing. Zorgverlener Trudy voelt zich beschaamd door Peters opmerkingen en heeft enkele keren zonder effect geprobeerd hem te corrigeren. Hij deed dit af met een rare, ontwijkende opmerking, waardoor zij zich machteloos voelde. Hierdoor viel zij stil in het contact, wat voor de cliënt ruimte gaf om het gedrag vol te houden. Daarachter zat geen rationele afweging (daar is zijn ernstig beschadigde brein niet toe in staat!), maar de afwezigheid van een even rustige als duidelijke begrenzing. Hij herhaalt zijn gedrag dus niet omdat hij dat bedenkt, maar omdat er geen duidelijke grens is gesteld!

7.4.3 Spelenderwijs de puntjes op de 'i' zetten

In het teamoverleg worden de spelregels voor de omgang met Peters gedrag beschreven. Sommige zorgverleners, meer verlegen van aard, melden dat zij zijn gedrag niet kunnen laten stoppen. In een kleinere groep wordt dit met hen besproken en het daarvoor nodige gedrag ingeoefend. Deze teamleden kunnen bij elkaar hun kwetsbaarheden gemakkelijker kwijt, en voelen zich vrijer om te oefenen dan in aanwezigheid van hun 'robuustere' collega's. Zij zien in deze kleine setting hoe ze reageren op Peters gedrag, terwijl de (mannelijke) psycholoog de cliënt naspeelt. Hij legt de lat in eerste instantie lager, zodat zij succeservaringen opdoen. Hij laat de interacties kort duren, zodat ieder meermalen aan bod komt. Daarnaast helpt hij met concrete aanwijzingen, die direct worden ingeoefend. 'Kijk me aan, en zeg het nadrukkelijker.' 'Je mag je stem iets meer verheffen.' 'Blijf niet doorpraten, zeg dat je dit niet wil, keer om en ga weg.' Zo komen uiteenlopende details en tips naar voren. Trudy vindt het in eerste instantie allemaal gek, het oefenen roept in het begin dan ook spanning en zelfs weerstand op. 'Beoordeelt deze man eerst luid en nadrukkelijk mijn borsten, en nu moet ík leren me anders naar hem te gedragen! Híj moet veranderen, niet ik!' Positief vindt ze wel dat ze concrete suggesties krijgt over wát ze kan zeggen. Ze vindt het namelijk ontzettend vervelend dat ze juist bij deze man soms met de mond vol tanden staat. Van de samen bedachte suggesties maakt ze een overzicht en dat zal ze thuis herhaaldelijk doornemen. Voor het automatiseren van de besproken reacties, schakelt Trudy haar man in die op liefst ongepaste momenten seksueel getinte opmerkingen maakt. In de herhaling toont zich de meester, en Trudy merkt bij een tweede trainingssessie dat ze beter overweg kan met dit gedrag. Er verandert nu ook iets in haar hoofd: in plaats van angst dat hij weer iets naar haar roept, gaat ze er bijna op hopen dat hij dat gaat doen. Zo van: dan kan ik laten zien dat ik me zekerder voel, ik heb me iets eigen gemaakt! Wat overdreven gezegd: van angst voor, is er nu hoop op een ongepaste opmerking van hem – de lezer zal begrijpen dat dit niet cru is bedoeld. Het verrassende vervolg: blijkbaar heeft haar zelfvertrouwen effect op haar lichaamstaal, want deze cliënt maakt geen opmerkingen meer naar haar! Blijkbaar 'leest' hij aan haar gedrag af dat er weinig effect te behalen is met aanstootgevende opmerkingen. Niet getreurd, de opgedane inzichten komen vast later van pas.

7.5 Thuiszorg bij een onhoffelijke man

》 Als het niet gaat zoals het moet, dan moet het maar zoals het kan. 《

De psycholoog wordt benaderd om een thuiszorgteam te helpen. De teamleden raken overbelast door probleemgedrag van een 64-jarige mannelijke, bedlegerige cliënt met ingewikkelde (wond)zorg. Hij benoemt vaak hardop en dwingend de volgende stap in zijn wondzorg. 'Nee, en nu de zalf...' 'Heb je wel in de gaten dat je nu moet...' Medewerkers voelen zich opgejaagd en gekrenkt. Er zijn ook dagen dat hij zwijgt, tenminste aanvankelijk. 'Ik zeg niks, *jij* bent toch de verpleegkundige!' Om later luid te zeggen welke handeling is overgeslagen of onjuist uitgevoerd – waarna de volledige zorg in zijn ogen over moet. Daarna en op andere momenten laat hij zich negatief uit naar de zorgverlener 'die niet uit haar doppen kijkt', slechts 'het diploma van verzorger en niet van verpleegkundige heeft', of 'het diploma van verpleegkundige niet waard is'. Hij heeft wisselende favorieten onder de teamleden. 'Marie doet het tenminste fatsoenlijk', waarbij zijn oordeel snel kan veranderen Soms raakt een bepaalde zorgverlener door hem zo van de kook, dat zij een black-out krijgt. Zijn reactie daarop is niet bepaald invoelend, bijvoorbeeld: 'Zie je nu wel dat je het niet kan!' Door dit probleem zijn al drie teamleden vertrokken naar een andere werkgever. Het zorgkantoor heeft hem de wacht aangezegd en ermee gedreigd dat bij onveranderd gedrag een andere zorgaanbieder ofwel andere instelling voor hem wordt gezocht. Met als gevolg een woedende cliënt, die teamleden ondervraagt 'welke trut hem dit flikte'. Het team wil weten hoe deze man van zijn onaangename gedrag af te brengen is.

7.5.1 Vertrekpunten

De psycholoog heeft enkele uitgangspunten, die terugkomen in de hieronder beschreven werkwijze (Geelen, 2014c). Die zijn als volgt:

- Wees veelzijdig partijdig. Een interventie maakt kans als die past bij de belangen en gezichtspunten van alle betrokkenen. Door relevante gegevens te verzamelen en in de analyse te betrekken, voorkom je een tunnelvisie en bereik je eerder dat de interventies de belangen en waardigheid van zowel zorgverleners als cliënt bevorderen. Hiervoor is nodig de probleemsituatie concreet te bezien en met *alle* betrokkenen contact te hebben.
- Van Albert Einstein kwam de uitspraak: 'If you do what you did, you get what you got.' Praktisch gezegd: ander cliëntgedrag zal vanuit minimaal één van de partijen een impuls moeten krijgen. Anders krijg je een herhaling van zetten.
- Tijdens het oefenen van een andere benadering kunnen sterke emoties en weerstanden bij teamleden opkomen. Het is belangrijk daaraan ruim aandacht te geven. Voorafgaand aan de hulpvraag hielden (niet helpende) opvattingen van zorgverleners over het cliëntgedrag hen af van het noodzakelijke gedrag naar de cliënt. Ander cliëntgedrag verlangt wijziging of in elk geval nuancering van bestaande opvattingen en gedachten van zorgverleners over de probleemsituatie.

Mediatieve therapie: principes
- Wees 'veelzijdig partijdig'. Bekijk de situatie vanuit de cliënt én de bij hem of haar betrokken personen.
- Concretiseer het probleemgedrag, onder meer door zelf te observeren.
- Focus op concrete verbetermogelijkheden. Oefen gedragsalternatieven met teamleden. Laat hen ook zelf hierin meedenken.
- Help teamleden hun opvatting te uiten, en daag deze uit voor zover ze onwaar of niet helpend zijn.

7.5.2   Werkwijze in drie stappen

1. De psycholoog wil na het doorspreken van de hulpvraag met de teamleider, met een teamlid op huisbezoek voor een kennismaking met de cliënt en observatie van de zorg. Door de situatie zelf te zien, merk je soms mogelijkheden op die tot dusver aan de aandacht zijn ontsnapt. Hij wil ook een indruk krijgen van de vroegere aard van de cliënt, via contact met verwanten, voor verdere hetero-anamnestische gegevens.
2. De dag erop zal de psycholoog met het team praktisch nalopen hoe zij reageerden en kunnen reageren op de cliënt. Verder laat hij de teamleden via rollenspel experimenteren met huidige en wenselijke benaderingen.
3. Ten slotte wil hij nagaan wat de teamleden er mogelijk van weerhoudt anders met de cliënt om te gaan. Daarbij let hij op gedachten en emoties die de uitvoering van de voorgestelde interventies kunnen belemmeren.Omdat zij willen weten hoe te reageren op het gedrag van de cliënt, is ervoor gekozen om eerst hierover te spreken, en pas daarna aandacht te geven aan hun persoonlijke ervaringen, gevoelens en opvattingen. In een eerder stadium had de leidinggevende gesignaleerd dat de zorgverleners vreesden 'van zich af te mogen praten', maar dat vervolgens alles bij het oude zou blijven. Met deze begrijpelijke scepsis hield de psycholoog rekening door zorgverleners eerst vertrouwd te maken met alternatieve mogelijkheden en hen in dat kader in tweede instantie hun hart te laten luchten.

Per stap volgen nu indrukken, instructies en adviezen.

Kennismaking met de cliënt en het cliëntsysteem

De cliënt is afwerend en vindt de betrokkenheid van een psycholoog onnodig. 'Waarom moet dit? Het gaat toch goed?! Alleen moeten die zusters goede zorg geven!' Zijn toestemming om mee te kijken, wordt verkregen met de uitleg dat de psycholoog 'wil weten wat er dan niet goed gaat'. De psycholoog is getuige van zijn kribbige en neerbuigende reacties. Een ervaren zorgverlener zegt soms hardop wat zij gaat doen, mogelijk als check voor haarzelf. De psycholoog ziet dat dit de cliënt dan voor even ontspant, een observatie die later door sommige teamleden wel wordt herkend, maar waarbij zij tot nu toe niet hebben stilgestaan. Wanneer de cliënt een negatieve opmerking maakt en de zorgverlener zegt dit 'niet leuk' te vinden, kijkt hij eerst even verbaasd en zegt dan oprecht dat dit ook niet zijn bedoeling was. De emotionele belasting die teamleden ervaren, blijkt aan hem voorbij te gaan. Hij ziet zichzelf als een modelcliënt. 'Veel moeten het vak nog leren en ik help ze daarbij. Ze mogen blij zijn met mij.' Op zijn manier denkt en wil deze man dus ook nog in positieve zin bijdragen aan de zorg. Zijn toon verduistert dit om alleszins begrijpelijke redenen volledig en ook dat is om al even begrijpelijke redenen nooit op tafel geweest. Overigens is hiermee niet gezegd dat alleen de bedoelingen van deze cliënt tellen, zeker niet.

De psycholoog wil persoonlijkheidsonderzoek en een neuropsychologisch onderzoek afnemen om het team met behulp van de resultaten gerichter te instrueren over de bejegening. Persoonlijkheidsonderzoek kan een gedegen sterkte-zwakte analyse van de cliënt opleveren. Met neuropsychologisch onderzoek zijn eventuele cognitieve problemen aan het licht te brengen. De cliënt weigert zijn medewerking echter want 'met mij is niks mis'. De psycholoog belt later die dag nog de zus en broer van de cliënt, die het volledig voor hun broer opnemen. 'Niet hij heeft een probleem, maar jullie maken fouten, het is goed dat hij daarop wijst.' Bij verder doorvragen komt de cliënt naar voren als een altijd al eenzelvig persoon zonder vaste relaties, vroeger solistisch werkzaam met eenvoudig archiveerwerk.

Praktische gedragsalternatieven bedenken en onderling uitproberen.

Vanwege de urgentie van de situatie wil de psycholoog geen discussie over de schuldvraag of beweegredenen van het cliëntprobleemgedrag. 'Ik wil weten wat er gebeurt, wat hij zegt én wat jullie doen. Zo blijkt waar ruimte is voor verandering.' Teamleden worden aangezet tot het demonstreren van huidig gedrag en het uitproberen van alternatief gedrag via rollenspel. 'Kun je precies zeggen hoe hij dit zei? Waar stond je toen? Goed, en stel dat ik nu de cliënt ben, kun je dit dan eens nazeggen?' 'Goed, kun je hierop ook anders reageren? Wie heeft daarvoor een idee? Wat kan dát opleveren?' Zo worden uiteenlopende zorgmomenten doorgenomen, en werkt de psycholoog toe naar adequate (gedrags)instructies.

> **Mediatieve therapie: interventies**
> De behandeling van de cliënt verliep via relevante betrokkenen (mediatie = bemiddeling).
> Interventies gericht op begeleiding van de cliënt zijn:
> - nadrukkelijk en transparant opvolgen wondprotocol;
> - duozorgen met taakverdeling;
> - rollenspelen;
> - praktische reacties op cliëntgedrag bedenken en inoefenen (zoals herinterpreteren & begrenzen);
> - geen beroep doen op zelfreflectie of inlevingsvermogen van de cliënt;
> - probleemgedrag herinterpreteren of begrenzen.
>
> Interventies gericht op team:
> - socratisch motiveren;
> - uitdagen van gedachten en alternatieven.

We sommen nu de belangrijkste instructies en adviezen op waartoe de rollenspellen in deze situatie leidden.
- Instructie: wondprotocol volgen als bij een landingsprotocol (luchtvaart): met dubbel-check en bevestiging vragend, zonder afwijkingen of improviseren.
  Het ingewikkelde wondprotocol wordt doorgaans niet expliciet gevolgd, zo blijkt bij de rollenspelen en bij navraag. De cliënt heeft hiermee dus wél een punt; voor hem is niet zonneklaar dat het juiste zal worden gedaan in zijn zorg! Bovendien werkt zijn reactie hierop bij zorgverleners fouten in de hand, zodat hij wordt bevestigd in zijn wantrouwen ten aanzien van stiptheid van zorg. Vanaf nu wordt daarom een protocol gevolgd zoals bij vliegprocedures: met dubbele en expliciete controles. De zorgverlener heeft een lijst bij zich met 'stappen in wondzorg', vinkt elke handeling voor de cliënt zichtbaar af, en benoemt de volgende stap. De zorgverlener maakt het zorgproces dus expliciet. Na afloop wordt de afgevinkte lijst aan de cliënt getoond en benoemd dat de wondzorg volgens plan is verlopen. Hem wordt om akkoord gevraagd, dat hij meestal wil geven. Zo niet, dan toont de zorgverlener via de lijst wat zij aan handelingen heeft gedaan en zegt zij: 'Oké, dit heb ik uitgevoerd, zo is het volgens afspraak die we zoals u weet met elkaar hebben gemaakt.'
- Instructie: duozorgen.
  De cliënt wordt vanwege diverse redenen voortaan door twee teamleden begeleid. Sommigen voelen zich in hun eentje te kwetsbaar bij hem. Bij het duozorgen reikt één zorg-verlener op de achtergrond alleen het nodige aan en observeert zij slechts de uitvoering van de zorg en benadering. De ander doorloopt het protocol zoals beschreven en onder-

houdt het contact met hem. Na afloop evalueren de twee teamleden samen hoe de afspraken zijn gevolgd en of hierin verbetering mogelijk of nodig is. Medewerkers zien onder ogen dat invoering van duozorg bij hem ook angst en dus meer irritatie kan oproepen: hij kan duozorg zien als uiting van onzekerheid van medewerkers en onzekere medewerkers bieden onvoldoende veiligheid – dit zal een onbewuste interpretatie zijn, maar kan zijn gedrag wel problematischer maken.

Hieronder nog enkele aanvullende adviezen.

- Advies: geen metacommunicatie.
  De zorgverlener reageert zo kalm, kordaat en neutraal-vriendelijk mogelijk. Zij vraagt of verwacht geen begrip voor haar eigen positie, dit vanwege het geringe invoelend vermogen van de cliënt. Verder is er op grond van observaties het vermoeden ontstaan dat de cliënt gebaat is bij eenvoudige en feitelijke communicatie. Met hem overleggen hoe hij een en ander ervaart en reflecteren over hoe het contact met hem verloopt, blijkt uit ervaring gedoemd te falen. De cliënt lijkt het vermogen hiertoe te missen. Dat toch vragen, vergroot de kans op agitatie en kritiek.
- Advies: probleemgedrag herinterpreteren en neutraal benoemen.
  De zorgverlener kan negatieve opmerkingen in een professionele context zien. 'U weet precies wat er gebeuren moet, daarom zeg ik telkens wat ik zal doen. Ik hoor het wel als het niet klopt … Oké?' Bij krenkende uitlatingen kan de reactie 'nonchalant' zijn. 'U hebt vast uw redenen om dit zo te zeggen', 'U zegt het, daarin zou u gelijk kunnen hebben', 'Zo kun je er ook tegenaan kijken.' 'Hm… O ja?' Daarnaast kan de zorgverlener reageren vanuit haar taak: 'Zeg nu maar even niets, dan kan ik beter op de wondzorg letten. Dat is het belangrijkste.'
- Advies: begrenzen
  Begrenzen van ongewenst gedrag verloopt kort, duidelijk en resoluut. Als de cliënt zegt: 'Jij moet nu…', dan kan de reactie zijn: 'Ik heb liever dat u dit vriendelijker vraagt…' Nu zit hierin nog een verwachting van gedragsverandering, die mogelijk onnodig spanningsverhogend werkt. Zij kan daarom ook iets zeggen als 'Ik moet niets, maar ik weet gelukkig goed wat ik moet doen.' Vooral het tussenvoegen van 'gelukkig' doet het hier. Daarmee markeert de zorgverlener haar positie en deskundigheid, precies wat de patiënt eigenlijk zoekt. Ontoelaatbaar krenkend gedrag kan kort worden begrensd. 'Zo praten we hier niet.' Of: 'Ik wil niet dat u zo tegen me praat.' Neerbuigende uitlatingen over een collega worden ook begrensd: 'Daarover praat ik nu niet, ik concentreer me op uw zorg.' Als hij zegt dat de zorgverlener 'niet eens een verpleegkundige is', dan kan de aandacht op de zorg worden gericht. 'Gelukkig ben ik nu bezig om voor u…' Door niet in discussie te gaan, bereikt de zorgverlener veel. Discussie is alleen maar olie op het vuur.

Cognitieve herstructurering bij teamleden

Naar aanleiding van het rollenspel worden opvattingen over de cliënt onderzocht, uitgedaagd en vervangen door meer helpende varianten. Voorbeelden van niet-helpende gedachten zijn: 'Hij doet het expres', 'Het is mijn schuld', 'Ik heb helemaal geen verweer tegen hem'. Voor ander zorggedrag is bij sterke negatieve emoties ander denken nodig. Mensen zijn immers niet geneigd gedrag te vertonen dat haaks staat op eigen cognities. De psycholoog past hierbij principes van socratisch motiveren toe. Hij kiest geen partij, reageert zelf evenmin met absoluut oordelen of veroordelen (waardenloze communicatie). Teamleden wordt een spiegel voorgehouden, net wat nadrukkelijker dan voor hen gewoon en sommigen misschien lief is, met vragen die hun niet-helpende aannames van vraagtekens voorzien/ter discussie stellen. Irreële verwachtingen zal de psycholoog ook niet direct tegenspreken, maar uitdagen: 'Goed, je zegt dat je wilt dat hij nooit meer…'. 'Is dat haalbaar? Nee? Wat is dan wél mogelijk?' 'Helpt dit idee je om…? Nee? Wat zou je dan beter kunnen denken?' De psycholoog steekt geen 'preek' af en laat zich niet verleiden tot een inhoudelijke discussie met het team over wat 'hoort'. Het streven is om teamleden zelf te laten bedenken wat nodig is. Zij zullen het immers ook zelf moeten doen. Het oefenen van de eerder genoemde adviezen en vaardigheden heeft ook een exposure-effect: teamleden worden zo blootgesteld aan datgene waarvoor ze bang zijn of tegenop zien en leren zo hun spanning te reguleren.

7.5.3 Resultaten

Het merendeel van de teamleden lukte het om hem na drie besprekingen van anderhalf uur te verzorgen, zonder overmatige spanning en zonder zorgfouten. Zijn negatieve reacties namen in aantal en ernst af, maar verdwenen niet volledig. Het duozorgen werd na drie maanden verlaten, omdat teamleden dit niet meer nodig vonden. Door de bemiddelende behandeling zijn ongewenste gevolgen voorkómen, zoals verandering van thuiszorgteam, andere interventies vanuit het zorgkantoor, voortijdige opname voor de cliënt, en uitputting en afhaken van zorgverleners. De crisissituatie had kunnen verleiden om de arts te vragen psychofarmaca voor te schrijven, maar afgezien van de vraag of hij deze zou innemen ('Met mij is niks mis') is het toedienen van psychofarmaca zonder duidelijke indicatie op zijn minst lastig. Daarbij is zelfs als er een indicatie zou zijn, de bijdrage van medicatie aan gedragsverandering in de regel beperkt. Individuele behandeling van de cliënt (en diens familiesysteem) was hier niet mogelijk, reden voor de keuze tot gedragsverandering bij de betrokken zorgverleners.

7.5.4 Waarom lukte het?

De situatie verbeterde duidelijk door de inspanningen om tot andere bejegening te komen. Het blijkt van belang te voorkomen dat de cliënt louter als probleemdrager wordt bestempeld. Hierdoor immers zullen andere betrokkenen niet bewegen en raakt uit zicht wat en wie de situatie wel zou kunnen beïnvloeden. Soms blijkt een nadeel ook voordelig te kunnen werken. Stel nu dat het gelukt was om persoonlijkheidsonderzoek en onderzoek naar cognitieve stoornissen af te nemen. Natuurlijk had dit diagnosen en helpende informatie kunnen opleveren. Echter met de diagnose 'autisme' of 'beginnende dementie' zou wel wat zijn verhelderd, maar is het probleem nog niet verklaard, laat staan opgelost. Door met een open blik te kijken naar hoe de probleemsituatie in elkaar steekt en wat er (anders) in te doen valt, is hier een weg gevonden tot verbetering. De hamvraag was daarbij: hoe kunnen omgang en zorgverlening verbeteren, op een manier die *alle* betrokkenen vooruit helpt? Er waren zeker obstakels. Zoals meestal. Je spant je bijvoorbeeld in om het hele systeem in kaart te brengen, maar stuit in de praktijk vaak op weerstanden of hinderlijk ontbrekende informatie. De ervaring leert ook dat al doende zich toch inzichten en mogelijkheden aandienen. Ondanks beperkingen worden dan wegen gevonden. Vandaar ons motto: als het niet gaat zoals het zou moeten, dan moet het maar zoals het kan.

7.6   Praktisch advies naar verwanten

>> Hoe concreter, hoe beter. <<

Het contact met en bezoek aan je verwante met dementie gaat niet vanzelf, vergt in het contact en de eigen mindset vaak buitengewone veranderingen en zorgt vaak voor onzekerheid. 'Doe ik het wel goed?' 'Wat moet ik zeggen als...' Uiteenlopende achtergronden zijn hier van belang en er zijn ook tips om direct aan verwanten en hun zorgverleners te geven, maar eerst een praktijkervaring die duidelijk maakt dat het zin heeft om de concrete situatie te leren kennen.

Meneer de Vrij		

Mevrouw de Vrij kan 's avonds niet eens rustig bij haar man op bezoek in het verpleeghuis. 'Als ik 's avonds binnenstap, komen meneer X en mevrouw Y naar me toe, blijven bij ons hangen en vragen me van alles. Het is toch te gek voor woorden: zijn we al van tafel en bed gescheiden, kan ik óók niet meer met privacy bij mijn man zijn! Hij raakt in de war als ik met hem naar het restaurant ga, dus dat is ook geen optie. Als ik tegen de bewoners zeg dat ik graag rustig met mijn man wil praten, of meneer X en mevrouw Y vraag ergens anders te gaan zitten, begrijpen ze dat niet, of willen ze het niet snappen. Ze pakken zelfs het eten voor mijn man van tafel of uit mijn tas! Weet u geen andere afdeling voor mijn man waar we niet worden aangeklampt?'

Als deze vraag in de opnamebespreking valt, komt de psycholoog hopelijk niet direct met een advies, bijvoorbeeld hoe de medebewoner toe te spreken, of met een naam van een alternatieve afdeling voor verplaatsing. Immers: voor een zinvolle interventie is eerst meer zicht nodig op het systeem van afdeling, op het echtpaar (afzonderlijk en in verbinding) en andere cliënten. Wat speelt zich allemaal af? In overleg stelt de psycholoog voor om als zij 's avonds komt (mevrouw de Vrij werkt overdag), mee te kijken wat er precies gebeurt. Zo gezegd, zo gedaan. De psycholoog is er eerder en treft op de afdeling dolende cliënten aan, teamleden zijn niet zichtbaar, ze zijn op de slaapkamers in de weer met cliënten. Dan zwiept de afdelingsdeur open, een levendige mevrouw de Vrij stapt binnen, in elke hand een grote tas met lekkernij. Voor ieder die ze tegenkomt aan bewoners heeft ze vriendelijke woorden. Eigenlijk vult ze met haar menselijk contact en duidelijkheid dus een pijnlijk vacuüm in... De toon is en blijft gezet. Mevrouw de Vrij neemt plaats in het midden van de afdeling. De lekkernijen worden op tafel uitgestald, waarbij ze met weidse gebaren positieve mededelingen aan manlief geeft. Geen wonder dat de dolende medebewoners aangetrokken worden tot deze oase aan rust, sociale warmte en versnapering. De sfeer bij mevrouw de Vrij aan tafel is zelfs gemoedelijker dan overdag. De psycholoog zegt haar dat als hij dement zou zijn en hier zou dwalen, hij óók bij haar zou aanschuiven. Een dame die gezelligheid uitstraalt, aandacht voor je heeft, en dan ook nog iets lekkers op tafel zet. Door het bezoek anders aan te pakken, neemt het 'claimen' van andere bewoners af. Zij gaat eerst met haar man eten op zijn kamer, of in een minder prominent hoekje op de afdeling. Pas daarna legt zij contact met andere bewoners en doet dat omzichtiger, minder uitbundig. Wel hartelijk, want dat hoort bij haar! Na enkele weken wil ze juist dat haar man op deze afdeling blijft. Het mooie van deze andere aanpak is dat mevrouw de Vrij het anders kan doen en toch haar eigenheid niet opzij hoeft te zetten.

Bij ervaren moeilijkheden van verwanten, helpt het dus concreet te kijken naar de situatie en vandaar uit te bespreken wat daaraan te doen valt. De blik van bezoekers kan ook getekend zijn door de pijn, angst en confrontatie met de achteruitgang hier en nu, of door vroeger leed dat nu wordt geactiveerd. Zacht gezegd is niet elke relatie voorafgaande aan de opname van de persoon met dementie koek en ei. Dan is het zaak ook dit te bespreken, en verwachtingen over en weer te relativeren. Hieronder volgen algemene suggesties voor tijdens het bezoek.

Praktisch advies aan verwanten

Welke suggesties kunt u onder meer geven?

Algemeen

- Blijf niet lopen met vragen en onzekerheden; doe er iets mee. Bespreek die met mensen die je vertrouwt of vraag anderen om raad: eigen familie, bezoek van andere bewoners, medewerkers. Kijk hoe andere familieleden het bezoek invullen, mogelijk is daarvan iets te leren.
- Vergaar informatie (bronnen zijn bijvoorbeeld artikelen, boeken, internet en personeel). Bedenk dat de algemene tips en omgangsvormen bij dementie voor de hand lijken te liggen; de crux zit vaak zit in details bij het uitvoeren.

Voorafgaand aan de visite

- Ga vooral op bezoek als u zich goed en zeker voelt. Weeg dit af tegenover het mogelijk belang voor uw opgenomen verwante, dat deze weet op welke dagen en tijden er bezoek komt. Als het laatste zwaar weegt, komt u voor dilemma's te staan. Als u uzelf niet lekker voelt en toch op bezoek gaat, is het vaak goed dit meteen te zeggen. Uw familielid zal anders toch merken dat er iets mis is, en vanuit dat gevoel ontstaat dan een eigen 'interpretatie'. 'Zie je wel, hij vindt mij maar niks. Hij zal wel een ander hebben!''Het is hier niet pluis, ik ga hier óók weg! Ik moet naar huis!'
- Waaraan denkt u bij binnenkomst? Helpen die gedachten om uzelf meer ontspannen te voelen? Spelen angstige of negatieve gedachten op? Zoals in 'Als ze maar niet vraagt naar….''Ze *moet* opgewekt zijn, want anders…'Wees uzelf hiervan bewust. Ga erover in gesprek met iemand die helpen kan, want de persoon met dementie voelt vrijwel zeker wat in u omgaat. Niet precies misschien, maar wel of u veilig of onveilig bent. Zo, in deze termen, zal de naaste dat niet voelen, maar onbewust wel. Stel uzelf de vraag welke gedachten wel een rust uitstralend effect hebben en hoe u dichterbij deze gedachten kunt komen, dus voorbij aan angstige of negatieve gedachten.
- Bedenk en overleg vooraf: is er een optimale tijd van komen en gaan? De tijd van bezoek kan uitmaken. Veel mensen komen tussen 14.30 en 16.00 uur op visite. Dan is menig persoon met dementie niet in beste doen en ontstaat er bijvoorbeeld eerder onrust. Misschien bevalt bezoek in de ochtend of avond beter.
- Als de kans dat de visite voor u pijnlijk en emotioneel verloopt groot is, is daarvoor vast iets te regelen. U wordt bijvoorbeeld aan het einde van het bezoek opgehaald door een bekende, een teamlid staat u bij het afscheid nemen bij of u kunt na de visite bij een familielid of kennis even op adem komen, uw verhaal doen.

Tijdens het bezoek

- Het gaat erom het beste van het bezoek te maken, maar niet elk moment hoeft perfect te zijn. Ook al doet u het goed, zo nu en dan zullen er moeilijke momenten zijn. Maak uzelf daarover geen verwijten, kijk of u het een volgende keer anders aanpakt. Stel uzelf de vraag wie inzicht, raad en advies kan geven. Het verloop van dementie kan mettertijd ook weer een andere benadering van de persoon met dementie vragen. Zie het aanpassen van de eigen opstelling als een doorlopend proces; wat tot nu toe werkte, moet wellicht vanaf nu anders.

- Doseer het beroep op uw familielid. Als zij onrustig raakt of anderszins negatief rea- geert, kijk dan wat u kunt doen of laten. Misschien in plaats van te praten even stilzwij- gend zitten, of even naast elkaar in plaats van tegenover elkaar of het drukke restaurant verruilen voor een kalme zithoek op de afdeling. Bouw een volgende keer eventueel rustmomenten in, langdurig luisteren of 'moeten' praten kan voor de ander vermoeiend zijn, wat u dan weer merkt in 'negatief' gedrag. Gewoon even niets doen, samen zitten en naar buiten kijken, kan veel goeds brengen. Het hoofd van de ander loopt weer leeg en dan is praten weer beter mogelijk. Er zijn geen vaste tijdsduren voor bezoek, houd het korter als de omstandigheden dat vragen.
- Neem initiatief, bepaal ook zelf het gespreksonderwerp of wat te gaan doen. Wacht niet altijd af tot de oudere begint over wat hem bezighoudt. Vaak is het juist moeilijk voor iemand met dementie om het gesprek te maken. Breng daarom zelf onderwerpen in, als het kan met wat geestdrift. Dan is de kans groot dat de ander meegaat in uw flow. Ie- mand met dementie is immers vaak sterk omgevingsafhankelijk, zowel in het aanzwen- gelen van contact als in geestdrift.
- Mogelijkheden om het bezoek in te vullen zijn natuurlijk afhankelijk van interesses en mogelijkheden. Voorbeelden zijn zelf iets voorlezen, praten over wat u heeft meege- maakt (niet te zwaar), een eenvoudig spel (bekend van vroeger) proberen, wandelen en/of een boodschap halen. Het meenemen van eigen kind of dier kan afleiding geven. Samen iets eten of drinken is een bijna vast gegeven bij familiebezoek en werkt vaak goed.
- Ga eens op pad (bijvoorbeeld in de huiskamer, naar het restaurant, de binnentuin, schuif aan bij een activiteit van het verpleeghuis); kijk wat bevalt.
- Het bezoek hoeft niet aaneengesloten te zijn. Even een 'break' (zelf even wat halen, of even zelf iets anders gaan doen), kan goed werken. Het hoofd van de ander en van u loopt even leeg.
- Een praatje met ander bezoek kan prima voor uzelf zijn. Het blijft wel oppassen dat de ander dan niet het muurbloempje wordt.
- Kom óók voor uzelf op, bijvoorbeeld bij vragen of verwijten waarvan de ervaring leert dat erop ingaan de situatie erger maakt. 'Daar ga ik niet op in.' 'Nee dat moet je met de dokter bespreken.' 'Ik vind dat ook moeilijk, maar *nu* ga ik met jou…' Geef duidelijk aan dat u hierop niet meer ingaat, het antwoord niet weet, bied een alternatief wat u wél wilt doen of zoek in samenspraak met anderen een alternatieve reactie of alternatief ge- drag. Het probleem is niet alleen dat elk ingebracht argument (zoals voor de noodzaak tot opname) wordt ontkend, maar ook dat de daarop volgende welles-nietes discussie in de verwante met dementie nare gevoelens en weerstand oproept. Het is beter de hersenlaag van redeneren en logica te mijden, en op gevoelsniveau in te steken. 'Ma, ik weet dat je dit niet wilt en dit heel naar vindt. Jammer genoeg is het niet anders. Ik vind het óók heel erg', is vaak meer helpend – voor beide partijen. In dit voorbeeld is de emotie in de woorden gebleven. Niet sentimenteel, maar 'gewoon'. Behalve dat de emo- tie er altijd is, komt die beter binnen in het brein van de persoon met dementie. Altijd weer de hersenlagen…
- Probeer bij feest- en verjaardagen te voorkomen dat het voor uw verwante met de- mentie te druk wordt (en te lang duurt). Voorkom te veel gezichten, verplaatsingen in ruimte, bied in de tijd desgewenst rustmomenten aan.
- Benadruk wat goed gaat. Let op wat wel goed gaat, benoem dat hardop ('Lekker om samen zo'n halfuur in het zonnetje te zitten!').

Aan het einde van de visite: vertrektijd

- Veel problemen rondom vertrek hebben te maken met emoties van de degene die op bezoek komt. Het kan pijnlijk zijn weg te gaan, elke keer weer. Weten dat de persoon met dementie verdrietig of boos kan reageren als u weggaat, kan elk bezoek al moeilijk maken voordat het voorbij is. Juist het afscheid kan u dan onzeker maken. Met de beste bedoelingen willen mensen hun naaste dan voorbereiden op hun vertrek, in de hoop dat hun handelwijze de pijn bij de persoon met dementie verzacht. Het tegendeel is vaak waar. Een aantal van onderstaande adviezen is geënt op deze ingewikkelde situaties, waarin zoveel begrijpelijke emoties spelen en niet overgaan.
  - Rode draad: duidelijkheid is voor de persoon met dementie vaak het beste medicijn. Liefdevolle duidelijkheid, wel te verstaan. Stel het vertrek niet steeds uit, voorkom langdurig voorbereiden van het vertrek en het vertrek zelf rekken en/of halfslachtig afscheid nemen.
  - Voorkom ander onrustwekkend gedrag: de sleutels pakken, de jas aantrekken, 'taboe' woorden gebruiken als 'huis', 'geld' of anderszins.
  - Zeg kort dát u gaat én wanneer u terugkomt.
  - Als het kan, geef het personeel dan signalen dat u wilt weggaan. Vraag hun hulp, als uw verwante u niet wil laten gaan. Als zij uw familielid aandacht geven vóór u gaat, verzacht dit vaak de spanning.
- Ga voor een volgende keer na wat uw vertrek misschien makkelijker maakt. Een ander tijdstip van gaan misschien, afscheid nemen op de afdeling bij voor uw familielid vertrouwde medebewoners, of vertrekken terwijl een teamlid het opgenomen familielid aandacht geeft en betrekt bij een activiteit?
- Bij het afscheid nemen kan de aandacht ook in plaats van op uw verwante, op uzelf worden gelegd. 'Luister moeder: ik ga nu. Geen zorgen om *mij*, ik let echt goed op. Morgen neem ik lekkere druiven mee. Oké? Nou tot morgen hé! Ik geef je een kus.' Ook in dit voorbeeld blijft de emotionele hersenlaag in beeld. Belangrijk richting bezoek: besef dat eventuele onrust na vertrek voor de persoon met dementie doorgaans van korte duur is.

Na het bezoek

- Bij twijfel of uw familielid (nog) onrustig of verdrietig is, kunt u de afdeling bellen om te vragen hoe het nu gaat.
- Ga voor uzelf (en ook met overige familie en personeel) na welke mogelijkheden er zijn om de visite voor uzelf en uw familielid beter te laten verlopen. Welke moeilijke momenten zijn er, hoe hierin het best te handelen?

7.6.1 Dagopvang & dagbehandeling: verwanten houvast bieden

Hoewel de bedoeling van deeltijdbehandeling (ook) is om mantelzorgers lucht te geven, brengt zeker de opstartfase allerlei onzekerheden en negatieve gevoelens bij de betrokkenen. Zo is het belastend als de betrokken persoon niet naar de voorziening wil en dat ook duidelijk en herhaaldelijk te kennen geeft. Wat kun je dan doen als mantelzorger en hoe kunnen medewerkers van een dagbehandeling hierbij helpen?

'Daar ben ik veel te goed voor'

'Járen geleden al waren er signalen dat er "iets" niet klopte. Na het douchen sloot hij de waterkraan niet meer af, hij ging dagelijks naar de winkel om sigaren te kopen terwijl thuis de voorraad almaar toenam, de vroeger voor hem ooit zo belangrijke voetbaluitslagen verloren hun betekenis. De latere diagnose dementie was dan ook meer een bevestiging dan een verrassing voor mij. De huisarts drong aan op dagbehandeling. Zelf had ik daarover twijfel. Zó slecht was hij toch niet? Hoe zou hij reageren op de andere bezoekers? Mijn kinderen waren totaal geschokt: "Pa dement? Hooguit vergeetachtig toch? En nu al naar dagbehandeling? Dat is veel te snel!" Manlief zelf vond zich daar niet horen, ook al had hij er nog niet eens gekeken. Uiteindelijk heb ik met een deskundige kennis gepraat en hebben, en hebben we verschillende mogelijkheden uitgeprobeerd. Eerst zei ik tegen hem dat hij er *voor mij* naar toe ging, zodat ik rust kon nemen. Dat accepteerde hij wel, maar als het busje kwam was hij dat alweer kwijt en kreeg ik hem niet mee. De volgende stap was dat we er samen naar toe gingen. Ik realiseerde me pas veel later dat waarschijnlijk de onduidelijkheid voor hem de drempel was: hoe kom ik er aan, hoe kom ik terug, wat doen ze met me?'

Geen welles-nietes

Er is nog een punt waarop de echtgenote uit de casus hierboven haar verwachtingen erg hoog afstelt. Zij meent dat haar man het altijd naar zijn zin moet hebben op de dagbehandeling en goedgemutst thuis moet komen. Daarmee legt ze de lat wel heel hoog, in veel gevallen op onbereikbare hoogte. 'Is hij thuis dan ook altijd in een goed humeur?' vraagt het teamlid. Dat blijkt niet zo; hij kan ook thuis knap chagrijnig zijn. Afgesproken wordt dat de echtgenote haar man voortaan niet direct vraagt hoe het was of wat hij gedaan heeft. Daaraan heeft hij geen behoefte en er is een grote kans dat hij het ook niet meer weet. Bovendien leidt zo'n vraag al snel tot een twistgesprek of die dagbehandeling nodig is. Mogelijk laat hij zich er negatief over uit omdat hij bang is dat hij er dan vaker heen moet. Of dat een opname in het verpleeghuis dan dichterbij komt. In plaats van vragen te stellen kan zij beter zelf het heft in handen nemen en ervoor zorgen dat haar man zich bij thuiskomst welkom voelt. 'Kom binnen, fijn dat je er weer bent… Kijk eens: ik heb de tv-gids al opengelegd en daar zijn je pantoffels…' Zegt hij desondanks dat 'het zo vervelend was', dan gaat ze daar niet tegenin. Ze vraagt even door, vat wat hij zegt samen en zet er dan pas iets positievers naast en rangeert dan het gesprek ('De rit terug duurde dus héél lang en die chauffeur reed veel te hard over die verkeersdrempels … vervelend zeg. Ik hoop dat hij de volgende keer rustiger rijdt. Gelukkig ben je nu thuis. Wat wil je drinken?'). Op deze manier lukt het om – voor nu – de scherpe kantjes van het dagbehandelingbezoek af te vijlen. In combinatie met wat aanpassingen in het programma én de gewenning blijkt het voldoende om hem tweemaal in de week de gang naar de dagbehandeling te laten maken. Uiteindelijk plukt hij hier de vruchten van en zijn vrouw ook.

7.6.2   Kopzorgen over dagbehandeling

Veel familieleden die de zorg voor mensen met dementie op zich hebben genomen, voelen zich schuldig. De gang naar de dagbehandeling gaat vaak gepaard met zelfverwijt en kwellende gedachten. Wat zijn die rondspokende hersenspinsels en wat kan u daar tegenover zetten, zodat u zichzelf beter voelt en de zorg langer kan volhouden? Hieronder volgen enkele gedachten die daarbij kunnen opkomen, met een bespreking ervan.

'Hij/zij is nog veel te goed voor dagbehandeling, zo komt het verpleeghuis wel héél dichtbij.'

Er is geen objectieve maat om te bepalen hoe ver dementie gevorderd moet zijn om aan dagbehandeling toe te zijn. Dit is per persoon en per situatie verschillend en hangt af van bijvoorbeeld het gedrag van de persoon met dementie, het leven van de naaste en de draagkracht van de naaste. Belangrijk: als de dementie nog niet zo ver is gevorderd, heeft iemand meer mogelijkheden om zich aan te passen en kan het personeel hem of haar beter leren kennen. Starten met dagbehandeling brengt opname niet dichterbij, dagbehandeling helpt meestal een crisis te voorkomen en vermindert hiermee eerder het risico van een overhaaste en voortijdige opname.

'Als ik écht van mijn partner of ouder houd, moet ik doen wat hij/zij wil.'

Waar staat dat mensen gelukkig worden als hen in alles tegemoet wordt gekomen? Die vlieger gaat niet op, zo worden lieve kinderen verwende nesten. Bedenk dit: mijn verwante zit door de dementie in een situatie waarin hij zich bedreigd voelt en zich vastklampt aan elke strohalm van vertrouwdheid, ook als dit op langere termijn tegen zijn belang ingaat. Omdat ik de enige ben die het overzicht heeft, kan ik niet in alles meegaan wat hij wil: ik moet de grenzen aangeven, hijzelf kan dat niet. Misschien is wat ik doe onvoldoende, maar als ik alles heb gedaan wat in mijn macht ligt, hoef ik mezelf niks te verwijten.

'Als hij boos is, heb ik iets verkeerd gezegd of fout gedaan.'

Bedenk hierbij het volgende. Mijn partner heeft het moeilijk door de dementie en voelt zich regelmatig bedreigd en ongelukkig. Als ik naar beste kennen en kunnen met hem omga, kan hij toch ongelukkig blijven of nukkig reageren. Dat is erg. Maar ik kan die opmerkingen hebben en weet hoe ik met de situatie moet omgaan. Als ik een situatie eens verkeerd hanteer, is dat geen ramp en zal ik zien wat ik daarvan kan leren. Ik kan het niet altijd perfect doen, ik ben ook maar een mens.

'Wat een egoïst ben ik dat hij voor míj naar de dagbehandeling moet.'

Bedenk hierbij het volgende. Mijn partner heeft dementie: een ernstige, onbehandelbare ziekte. Het is logisch dat hij daarvoor behandeling krijgt en dat ik ook zo nu en dan ruimte krijg voor het huishouden én om zelf op adem te komen. Er is verschil tussen me schuldig *voelen* en schuldig *zijn*. Vaak zijn juist degenen die zich schuldig voelen het meest betrokken en het meest actief. Ik help er niemand mee door mezelf te kwellen met dit soort gedachten. Als ik de zorg zo lang mogelijk wil volhouden, kan ik het best de steun gebruiken die er is. Het is als met een petroleumlamp: als je de vlam (te) hoog zet, dooft hij sneller uit. Ik moet mijn grenzen bewaken om een voortijdige opname te voorkomen.

'Hij moet het leuk vinden op de dagbehandeling.'

Het is fijn als hij dagbehandeling prettig vindt, maar een garantie daarvoor is er niet. Bedenk dit: als hij eens met tegenzin gaat, is dat niet míjn schuld. Bovendien: als hij de hele dag thuis is, wordt het er óók niet beter op. Ik kan me onmogelijk alléén op hem richten, ik heb ook andere verantwoordelijkheden, zoals voor mezelf en mijn kinderen. Misschien begrijpt hij niet dat ik hierin keuzes maak, maar ik *moet* keuzes maken. Als hij het daarmee niet eens is, is dat vervelend maar geen ramp. Ik begrijp dat 'het er niet mee eens zijn' bij hem geen overdacht oordeel is, maar uiting van een gevoel. Hij weet onbewust dat hij het alleen niet redt. In elk geval laat ik mezelf niet verleiden tot welles-nietes discussies over de vraag of dagbehandeling terecht is, dat geeft alleen maar ruzie en versterkt het idee dat ik de aanstichtster ben van wat anders is geworden. In plaats daarvan kan er – als dat bij de persoon met dementie en de naaste past – een beroep zijn op gemaakte afspraken: 'Luister, we hebben dit met de dagbehandeling afgesproken. Afspraak is afspraak, dus je moet er naar toe. Als je het daarmee oneens bent kun je dat dáár bespreken, niet nu met mij.' Of er kan een ander appèl worden gedaan, bijvoorbeeld een vroegere, zorgzame aard: 'Ik weet dat je het niet wil, maar je doet het ook voor mij, zodat ik overeind blijf en ik bij jou kan blijven en dat wil je, dat weet ik.' Let wel: elke strategie moet tegelijk helder en passend bij betrokkenen zijn.

Van dagbehandeling een succes maken: tien tips voor de verwante

1. Bespreek vooraf met het team hoe uw naaste met dementie zich prettig en gewaardeerd kan voelen op de dagbehandeling. Geef aan hoe de dag van uw naaste er nu uitziet (voorkeuren, gewoonten). Geef teamleden ruimte om andere dingen uit te proberen.
2. Overleg wie uw naaste uitleg geeft over het hoe en waarom van dagbehandeling en hoe dit zal gebeuren. Houd hierin met teamleden één lijn aan. Soms is het acceptabeler als niet u, maar een teamlid, arts, psycholoog of afdelingshoofd dit doet.
3. Vermijd absolute beloftes ('Je mag altijd thuis blijven') en concentreer u op uw bedoelingen ('Ik doe mijn best om je zo lang mogelijk thuis te houden').
4. Spreek af hoe u op de hoogte blijft van het verloop van de dagbehandeling. Een zogeheten communicatieschrift kan daarbij een hulpmiddel zijn. Soms wordt dit schrift samen met de bezoeker ingevuld. Dit kan ook eventuele achterdocht verminderen en het schrift voor de bezoeker meer tot iets eigens maken.
5. Ga ervan uit dat medewerkers u eerlijk informeren. Als het u geruststelt, spreek dan rustig uit dat als het echt niet loopt en het bezoek belastend is voor uw naaste, zij dit open met u bespreken. Soms wordt dan besloten een tijd te stoppen en het later opnieuw te proberen.
6. Houd een periode van ongeveer zes weken aan, alvorens u, in samenspraak met het team, een beslissing neemt over al dan niet doorgaan. Zo'n periode is nodig om helder zicht te krijgen op de voors en tegens en in te kunnen spelen op de bezwaren van uw naaste. Als het meezit ontstaat er mettertijd vanzelf enige gewenning.
7. Bij problemen: ga na wat dagbehandeling precies bemoeilijkt. Is het de rit met de taxibus? Dan kan een vaste chauffeur drempelverlagend werken. Zit het probleem in de grote druk om op tijd klaar te zijn voor vertrek naar de dagbehandeling? In dat geval kan bijvoorbeeld vanuit de thuiszorg opstarthulp worden geregeld.
8. Informeer de overige familieleden. Heldere uitleg voorkomt misverstanden en onnodige spanningen in de familie. Wees bedacht op kwetsende opmerkingen uit de buurt: 'Nu al naar de dagbehandeling? En hij ziet er nog zo goed uit!' Bedenk dat dergelijke opmerkingen voortkomen uit onbegrip en onwetendheid.
9. Zoek ook hulp en informatie voor uzelf. Lees artikelen over dementie, bezoek het Alzheimer Café, neem deel aan een ondersteuningsgroep voor mantelzorgers.
10. Vraag bij terugkomst niet wat uw naaste heeft gedaan. Door geheugenverlies weet hij of zij dat vaak niet meer en confrontatie daarmee roept alleen maar onzekerheid of irritatie op, of een strijd over het al dan niet meer naar de dagbehandeling gaan. Zorg in plaats daarvan voor een warm welkom thuis. Als u wilt informeren, doe het dan niet naar feiten (dus 'wat heb je gedaan'), maar naar het gevoel: 'En, was het leuk?' Beoordelen kan iemand meestal niet meer, maar men weet vaak nog wel of het leuk was of niet. Los van of iemand dat nog weet of voelt: gesprek waarin een gevoel wordt aangesproken, werkt in de regel beter. Daar is het brein bij dementie nog toe in staat!

7.7 Over eerlijkheid bij mensen met dementie

>> Liegen als een bidprentje of eerlijk duurt het langst? «

Iedereen jokt wel eens. Volgens sommige onderzoeken doen we dit zelfs gemiddeld tweemaal per dag, vanuit verschillende redenen: om er zelf beter van te worden, om gezien en gewaardeerd te worden (dan overdrijven we bijvoorbeeld, of verzinnen er wat bij), om een situatie naar onze hand te zetten (manipuleren in de volksmond), om andermans belangstelling te wekken en om de ander te sparen ('Wat ik van je nieuwe kapsel vind? O, dat is echt heel bijzonder zeg'). In de omgang met de mentaal kwetsbare persoon kunnen we de waarheid vaak eenvoudig verhullen of daar een draai aan geven. Die vergeetachtige mensen hebben zoveel te verduren, dan is een leugentje om bestwil toch beter? Of moeten we omgekeerd redeneren: ervan uitgaan dat je kwetsbare en vergeetachtige mensen absoluut niet voor het lapje mag houden? Omdat dat immoreel is: eerlijk duurt toch het langst? In elk geval lijkt er over één punt overeenstemming, en wel dat liegen als een bidprentje niet het doel mag zijn. Ofwel: zodanig een loopje met de waarheid nemen dat de ander het aan zijn water voelt dat wat je zegt niet klopt. Dan zijn we niet alleen onwaarachtig, maar ook nog eens niet helpend bezig.

7.7.1 Niets dan de waarheid?

Een bezoeker van de dagbehandeling heeft een ernstige ziekte onder de leden, maar is daarover – op verzoek van haar man – niet geïnformeerd. Ze zegt tegen jou dat ze zich niet goed voelt en hardop vraagt ze zich af wat met haar aan de hand is. Wat nu? In de zeventiger jaren van de vorige eeuw werd de ziekenhuispatiënt met luttele maanden te leven daarover niet zelf geïnformeerd, maar diens familie wél. Zo zou de patiënt nog een kalme laatste periode zijn gegund. Nu denken we hier anders over en worden mensen wel ingelicht over hun aandoening. Niet iedereen hoeft *alles* te weten, maar mensen krijgen de diagnose wel te horen. Afhankelijk van hun wensen volgt dan verdere informatie. Los van de vraag of je iemand slecht nieuws over diens ernstige ziekte *mag* onthouden, heeft informeren ook goede kanten. De patiënt is verlost van diens knagende onzekerheid en twijfel, de omgeving kan de zieke bijstaan en steunen, de resterende tijd kan worden benut om zaken af te ronden en afscheid te nemen. In deze situaties geldt: de waarheid is altijd beter, die helpt meer dan mist of erger: leugens. Situaties rondom mensen met dementie zijn vaak lastig. Daarom meer hierover, met een korte aanloop.

Verwarring binnen hersenlagen

Het kan lastig en listig zijn om na te gaan op welk hersenniveau je het best kan insteken. Een voorbeeld. Mevrouw Jansen woont drie maanden in het verzorgingshuis. De eerste weken ging het haar voor de wind, ze had met iedereen contact en genoot van verschillende activiteiten. Na een maand trekt ze zich meer en meer terug, is soms verdrietig of boos. Ze praat over pijnlijke vroegere ervaringen. Als oudste dochter moest zij voor haar jongere broers en zussen zorgen, maar kreeg daarvoor nooit waardering van haar ouders. Het proeft nog steeds bitter als ze vertelt hoe haar broers en zussen wél hun vervolgopleiding mochten doen terwijl zíj thuis en op de boerderij moest helpen, en hoe haar ouders ook later op verjaardagsfeestjes trots verhaalden over wat haar jongere broers en zussen hadden bereikt, maar over haar geen woord. Wat speelt hier? Natuurlijk springt de pijn van haar persoonlijk verleden het meest in het oog. Zijn het deprimerend makende herinneringen uit het verleden die haar parten spelen (cortex)? Misschien verlangt dit gerichte aandacht. Het kan ook anders liggen: zij voelt zich *nu* om een of andere reden ongelukkig en denkt zij *van daaruit* onbewust(!) aan vroege ervaringen die qua gevoel daarbij passen. Kortom: voel je jezelf tekortgedaan of ellendig, dan valt je levensboek open op de bladzijden die sporen met dat gevoel. In hersentermen: als het limbisch systeem de regie pakt (je voelt je nu ongelukkig en kan daar in je denken niets mee), dan worden eerder de bij dat gevoel passende herinneringen geactiveerd. De valkuil is dat het verhaal bij het gevoel als enige aandacht krijgt, terwijl haar onwelbevinden hier en nu met van alles te maken kan hebben, zoals lichamelijke problemen, bijwerkingen van medicijnen, slaapgebrek, te weinig blootstelling aan daglicht waardoor een winterdepressie optreedt. Kortom: een goede lichamelijke check-up en het nauwkeurig nalopen van mogelijke omstandigheden hier en nu is gewenst, óók als de cliënt heel duidelijk psychische pijn vanuit het verleden aangeeft. Dit maakt het belang van een brede kijk op uiteenlopende mogelijke invloeden zo belangrijk, denk aan de eerder besproken systeemvisie.

Géén rare kwast

Je bent activiteitenbegeleider. Je cliënt maakte vroeger prachtige schilderijen, en wil die bezigheid bij jou weer opnemen. Je denkt dat dit (nu) ver boven zijn macht ligt en vermoedt dat hij door zijn falen van slag zal raken. Wat te zeggen? Je kunt hem natuurlijk aan het lijntje houden ('Sorry maar deze materialen heb ik echt niet hoor'), maar wat als diens drang naar een 'nieuw meesterwerk' blijft bestaan? Met de bedoeling hem een vervelende confrontatie te besparen, onthoud je hem ook de kans rust te vinden vanuit het besef niet meer (zo goed) te kunnen schilderen, daarin steun en hulp (onder andere van jou) te ervaren, en de situatie (mettertijd) te accepteren. Een ander gevolg is dat het onthouden van een belangrijke waarheid een 'glazen wand' plaatst tussen jezelf en de ander; je kunt minder frank en vrij reageren, je bent op je qui vive. 'Wat als ze vraagt naar…' Dat gevoel van jou voelt de persoon met dementie en dan roep je op wat je wilt vermijden: onrust. Bovendien: het kan óók zijn dat je je vergist: je cliënt heeft *wel* vrede met diens mindere schilderprestatie, maar wil nu gewoon lekker bezig zijn. Tot zover gaan we uit van 'eerlijk duurt het langst', ook bij ouderen met dementie. Het recht op informatie is zelfs in de wet vastgelegd, bovendien moeten mensen mensen voor zover ze wilsbekwaam zijn, kunnen meebeslissen over een behandeling.

De ene waarheid is de andere niet

Er is één grote 'maar' aan 'eerlijk duurt het langst': je cliënt plompverloren met van alles confronteren kan beschadigend uitwerken. Net zoals in een huwelijk waarin één of beide partners ongeremd elke impuls uitspreken of uitvoeren. De wet zegt dat de cliënt naast het recht om te weten, óók het recht heeft op niet weten, dus om desgewenst iets niet te horen. De hulpverlener moet daarom afstemmen: wat wil iemand en als iemand dat niet kan aangeven: wat dient deze persoon? Dan komen kwesties als cognitief vermogen en draagkracht om de hoek kijken. Wat wel en wat niet zeggen, kan ook samenhangen met iemands gesteldheid van dat moment. Zo kan het zijn dat iemand op een bepaald moment, of in een bepaalde periode, gediend is met gedeeltelijke informatie, maar onder andere omstandigheden wel bereikbaar is voor meer informatie. De moeder met dementie waarvan de dochter een ernstige ziekte heeft, kan bijvoorbeeld eerst horen dat dochter Mia 'flink ziek' is en dat zij waarschijnlijk 'niet beter' wordt, waarna verdere informatie afhangt van wat zij – op dat moment – weten wil of waarschijnlijk aankan. De cliënt met vorderende dementie die na psychologisch onderzoek goedgemutst vraagt hoe zij het eraf heeft gebracht, kan in eerste instantie genoeg hebben aan de melding dat haar geheugen toch echt niet goed is/haperingen vertoont. Afhankelijk van haar reactie kan dan verdere informatie volgen, naar háár wens en mogelijkheden tot begrijpen of, opnieuw, naar inschatting van wat zij aankan. Dit laatste speelt als iemands zelfinzicht sterk is afgenomen en de omgeving uit ervaring weet dat bepaalde informatie iemand alleen maar onrustig maakt en die informatie niet wordt begrepen of in iemand geen plek kan krijgen door falende hersenvermogens. Inschatting door betrokkenen is in deze situaties altijd nodig, hoe moeilijk dat ook is. Punt is daarbij *wie* de verantwoordelijkheid heeft om te informeren. Bij het meedelen van een ernstige ziekte is dat de behandelend arts, niet een teamlid of andere betrokkene. Niemand kan op eigen houtje te werk gaan. Tot op zekere hoogte heeft het omgaan met de waarheid of realiteit de aard van een *contract*, iets wat je aan elkaar verplicht bent. Maar er is meer. Minstens zo belangrijk is het *contact*. Ofwel: helpt je benadering je cliënt om het nieuws op te nemen en een plek te geven? Helpt wat je zegt deze persoon ook verder?

» Alles wat je zegt moet waar zijn, maar niet alles wat waar is moet gezegd worden. «

Het hoofd = vol

Direct na slecht nieuws kan de ontvanger geschokt en met ontkenning reageren: 'Nee dat kán niet waar zijn!' Tijdens die eerste reactie op verbijstering, is doorgaan met informeren niet helpend; geef eerst ruimte om het slechte nieuws door te laten dringen. Afwachten of de slechte boodschap in andere woorden herhalen kan voldoende zijn. Nieuws in eerste instantie kort en duidelijk vertellen, is meestal het beste. Er kunnen ook omstandigheden zijn dat het beter is om nieuws in 'stukjes' te brengen, bijvoorbeeld bij de dolende meneer Jaris die het écht niet accepteert als hem wordt gezegd dat hij terug moet naar afdeling Varenhof. 'Maar dáár woon ik niet, ik moet naar de dorpsstraat!' klinkt het dan verontwaardigd, hoewel hij daar al twintig jaar geleden vertrokken is. De naakte volledige feiten stoten af, maar een selectie van de feiten kan hem misschien wel over de streep trekken: 'O ik weet ook niet waar de dorpsstraat is, maar wél waar ze u hier kennen: laten we daar even naar toelopen!' Eenmaal op de afdeling herkent hij enkele aanwezigen vaag, laat zich de warme aandacht van een teamlid welgevallen en vindt daar zijn rust (tijdelijk natuurlijk). Zo werkt het bij hem, omdat hij door de teloorgang in zijn brein niet meer de mogelijkheid heeft om aandacht te verdelen of aan een eerder onderwerp vast te houden. Belangrijk is dan wel dat de zorgverlener zich realiseert dat omschakeling in het brein van meneer Jaris tijd kost en nieuwe indrukken nodig heeft.

Een gewaarschuwd mens …

Even terug naar de persoon met voormalig schildertalent. Wat te doen om een confrontatie met achteruitgang te besparen? Een leugentje om bestwil, zoals in: 'We hebben geen verf hier', 'Dit kan niet in verband met de kwetsbaarheid van de tafel'? Of afleiden, eroverheen praten en een alternatieve activiteit aanbieden? De vraag is wat hij daarmee echt opschiet. Tussen je cliënt en jou ontstaat wrijving: 'Waarom houdt ze me nu hiervan af? Heeft ze een hekel aan me? Neemt ze me niet serieus?' Het gevaar van deze reactie is groot, omdat het emotionele brein leidend is en dus ook sturend in reactie. Je kunt jouw twijfels aangeven: 'Ik wil graag voor u schildersspullen regelen, maar ik ben bang voor teleurstelling wanneer het niet meer zo goed lukt als vroeger. Uw ogen zijn minder scherp, uw handen beven misschien wat meer.' Wanneer hij er toch op staat aan de slag te gaan, is er wel wat voor te zeggen het hem te laten proberen. Waarom alles vooraf invullen en willen controleren? Wie weet is je cliënt nu tevreden met een minder resultaat en anders kun je de teleurstelling toch ook helpen dragen? Stel dat hij door vergeetachtigheid herhaaldelijk met goede moed start en vervolgens faalt, dan kun je hem voor de volgende poging herinneren aan wat voorafging. Richtsnoer voor wat je zegt en doet is of het je cliënt helpt diens gevoel van eigenwaarde te houden, zich veilig en geborgen te voelen.

Naakte feiten & diepere drijfveren

De persoon met dementie kan door diverse omstandigheden (nog) niet openstaan voor de realiteit. Het kan te druk of te onrustig in de omgeving zijn, mogelijk is de geest niet helder, werken begripsproblemen belemmerend of is de stemming angstig, wantrouwend, gedrukt of boos, zodanig dat het hier en nu minder toegankelijk is. Dan kan het contact op het punt worden aangegaan waar de deur nog op een kier staat, bijvoorbeeld bij de nog geringe twijfel hoe iets aan te pakken, of twijfel of 'er voldoende tijd is'. Het verhaal of dat de persoon met dementie aanvoert, is vaak een onbewuste aanpassing aan onvermogen. Wat als smoesje klinkt, is in feite een wijze weg van het beschadigde brein om toch hulp te organiseren. Op bewust niveau kan iemand geen inzicht hebben, het brein kent zichzelf en past aan.

De waarheid kent vele (hersen)lagen

Mevrouw Barend is witheet: 'Zuster en nu *moet* u me naar huis brengen: ik hoor hier niet, mijn kinderen komen zo thuis!' Begeleidster Lisa weet uit ervaring dat zij nu niet toegankelijk is voor directe 'correctie'. Ze hoorde al verschillende collega's met haar praten en denkt: 'Misschien is ze niet ondanks, maar dankzij al die verschillende uitleg zo onrustig geworden.' Lisa luistert naar haar en vat samen: 'U bent nu láááiend, vindt dat ze u niet serieus nemen!' 'Zo is het maar net!' reageert mevrouw Barend. En zie:, de druk is even van de ketel. Bevestiging van gevoel en gedachten helpt bijna altijd. Lisa loopt een eindje met haar op en luistert. Vervolgens sluit ze aan op het gehoorde: 'U wilt naar uw kinderen toe … u praat vaak over hen … ze zijn heel belangrijk hé, u bent zó met ze begaan … U bent vast trots op wat ze hebben bereikt. Zeg eens, u vertelde me laatst dat uw zoon Jan een eigen winkel heeft, en dochter Marie advocate is. Ze zullen nu vast druk bezig zijn met werk. Leerden uw kinderen van zichzelf goed, of moest u ze achter de broek zitten?' Natuurlijk kun je dit subtiel afleiden noemen, maar je mag de insteek niet onwaar noemen. We hebben het al vaak benadrukt: waar de cognitieve hersenlaag faalt, resteert of domineert de emotionele laag. De respons van Lisa ligt daarom vrijwel zeker dichterbij de (gevoelsmatige) waarheid van mevrouw Barend dan feitelijke uitleg over haar verpleeghuisopname en de leeftijd van de kinderen. De lagere hersenniveaus kunnen ook een insteek zijn in deze zin: uitvoerig erkennen van stemming ('U bent heel ongerust') en van daaruit troost en steun bieden. Of, op nog lager hersenniveau: helpen voorkómen van vermoeidheid die mogelijk ontregeling met zich meebrengt, bijvoorbeeld door het zorgen voor lichamelijke ontspanning, afleiden via eten, of een andere primaire prikkel ('U heeft het moeilijk en daarom verdient u het nu wel om....') Een laatste illustratie is, wanneer mevrouw Barend verongelijkt zegt: 'Je zit me alleen maar naar de mond te praten om me kalm te krijgen, niet?' Lisa reageert dan heel nadrukkelijk met: 'Daar heeft u zéker een punt, misschien gelooft me niet helemaal, maar ik bedoel het écht goed naar u!' En daarop komt er een flauwe glimlacht op het gezicht van mevrouw Barend, als een onverwachte eerste zonnestraal tussen de donkere wolken.

7.7.2 Realiteit & dementie

Enkele punten over realiteit en dementie.

- Klare lichaamstaal. *Hoe* je iets zegt, werkt vaak minstens zo door als *wat* je precies zegt. Maak oogcontact (tenzij dat stress oplevert) en vermijd onnodige bewegingen of gefriemel, praat kalm en duidelijk.
- Verminder ruis. Verbeter de omstandigheden, zodat wat je vertelt ook aankomt. Sluit ruis uit (radio en televisie uit, eventueel apart nemen). Ga naar de cliënt toe, van veraf praten

zet geen zoden aan de dijk. Vraag eerst de aandacht voor je iets zegt. Soms is dan nodig dat je eerst even praat over waar iemand mee bezig is of wat de persoon bezighoudt. Daarna komt er ruimte in de ander en dus maakt pas dan je boodschap kans.

— Consequente uitleg. Iemand met dementie kan meer in de war en wantrouwig raken wanneer op diens herhalende vraag telkens andere uitleg komt. Maak binnen je team afspraken over hoe wordt gereageerd op vragen van de cliënt die steeds terugkomen. Let erop dat familieleden óók op een lijn komen in wat zij aan de cliënt vertellen. Wel een tip: herhaald vragen wijst vaak op een antwoord dat iemand niet gerust stelt. Dus met elkaar kritisch kijken naar het consequente antwoord, kan ook helpen. Is het antwoord wel het antwoord dat de persoon met dementie gerust stelt?

— Openheid & consequentheid. Bespreek met elkaar en met de vertegenwoordiger hoe om te gaan met bepaalde belangrijke onderwerpen die de cliënt elke keer aansnijdt. Houd één lijn aan. Kom er zo nu en dan op terug, bekijk samen of de gekozen weg nog juist is. Mensen buiten het team, zoals familie, vrijwilligers en stagiaires kunnen met een frisse blik naar ge-spreksgewoonten van personeel kijken. Vraag om hun mening, sta open voor hun sugges-ties en overleg erover in het team. Een frisse blik kan verrassende invalshoeken opleveren.

— Doseren. Slecht nieuws kan meestal het best direct en kort, zonder veel omhaal worden gebracht. Je cliënt kan door uiteenlopende omstandigheden minder opnemen, bijvoor-beeld door begripsproblemen, niet helder kunnen denken, verminderd taalbegrip, stem-mingsproblemen zoals somberheid, achterdocht, angst of psychotische belevingen. Die omstandigheden vragen óók om aandacht én afstemming bij het informeren. Bij stem-mingsproblemen is de kwetsbaarheid groot en dus ook de gevoeligheid van de ander voor de juiste toon. Een gemeenschappelijke bejegening luistert hier extra nauw.

7.7.3 Lagen van waarheid

De realiteit kent verschillende waarheden en diverse lagen. Een voorbeeld. Stel dat een opge-nomen negentigjarige man zegt naar huis te willen, of naar zijn werk te moeten. Daar kunnen verschillende achtergronden spelen.

— Een eerste, meest voor de hand liggende laag, is wellicht de waarheid van kale feiten: hij is allang gepensioneerd, opgenomen en zo verder.

— Een andere laag is die van behoeften en bedoelingen: hij heeft niets om handen, wil iets betekenen, zoekt naar houvast en vertrouwdheid.

— Een derde laag kan het ontbreken van basale behoeften zijn: hij heeft geen contact meer met een vertrouwd iemand, hij heeft de behoefte effectief te zijn, iets voor te stellen of wil ergens bij horen.

— Een vierde laag is die van gemoedstoestanden: speelt er angst, spanning, bedruktheid en zinloosheid? Is er sprake van overprikkeling ('Het is hier te druk, ik verlies het overzicht'), of juist gebrek aan duidelijkheid en prikkeling?

— Een laatste laag is gedrag dat voortkomt uit de wens om een onaangename lichamelijke sensatie te lijf te gaan (letterlijk geen zitvlees, pijn of ander fysiek ongemak, een blaasont-steking die niet anders verwoord kan worden, of oververmoeidheid).

De lezer herkent in deze volgorde de eerder besproken hersenlagen: van feiten en cognitie (her-senschors) naar beneden in het brein, tot in het limbisch systeem en de basale lichamelijke re-gelmechanismen. Van belang is zich te realiseren dat er veel mogelijkheden zijn die tot een vraag of uitspraak leiden. De kunst en kunde van de begeleider is in te schatten wat bij deze persoon waarschijnlijk speelt, en van daaruit contact te leggen, c.q. te reageren. Zicht daarop krijg je door op dat moment in gesprek te gaan, al pratend na te gaan welke behoeften er wellicht werkelijk spelen. Dat vraagt een open, zoekende opstelling. Tijd hiervoor nemen levert veel tijd op. De ander begrijpen leidt immers tot op maat gesneden reacties en die stellen de ander gerust.

7.7.4   Check: wat wordt eigenlijk precies gevraagd?

Een verwante met dementie vroeg mij nadat zij herhaaldelijk niet op een feit kon komen: 'Wanneer gaat dit over?' Ik dacht even dat ze een directe vraag over het verloop van haar progressieve geheugenstoornis stelde, maar ze had net gezien dat het regende, en wilde weten wanneer ze buiten de benen kon strekken. Voor te gaan informeren, is het goed de feitelijke bedoeling te checken. Als je cliënt bijvoorbeeld vraagt of hij 'snel af zal takelen', kan dat van alles betekenen. Misschien is hij bang binnenkort niet meer zonder hulpmiddel te kunnen lopen, dat hij meer gaat vergeten, binnenkort zal overlijden, of opgenomen gaat worden. Maar het kan ook heel anders liggen. Misschien is je cliënt duizelig, of voelt zich op een andere manier onwel. Steeds is het devies: vul niet gelijk in, maak contact, kijk breed en neem als vuistregel dat mensen met dementie hoe langer hoe meer moeite krijgen met abstract denk en tegelijk tegelijk ook meer moeite om juiste woorden te vinden. In de praktijk leidt dit ertoe dat zij ogenschijnlijk iets abstracts vragen, terwijl ze iets concreets bedoelen (men heeft de juiste woorden niet, zelfs de trefwoorden niet, meestal juist niet!). Zie het voorbeeld hierboven over de vraag 'hoe lang gaat dit nog duren'. Zij bedoelde niet het geheugenverlies, maar de regen. Iets heel concreets dus. Of het omgekeerde: men zegt iets concreets, terwijl men iets abstracts bedoelt, bijvoorbeeld onwelbevinden.

7.7.5   Eerlijk naar jezelf en de ander zijn, grenzen stellen

Bij dementie valt het verleden weg en daarmee de toekomstplannen. Ook het in de tijd denken lukt niet meer, dus in toen en straks. Alles is gericht op het hier en nu. Daardoor kunnen mensen met dementie het beeld oproepen drammerig te zijn, hier en nu hun zin te willen hebben. Een belofte biedt dan geen rust. Afhankelijk van de mate van dementie, kan het goed zijn om duidelijk je grenzen aan te geven: 'Wat u nu van mij wilt kan ik niet geven, ik kan dit écht niet voor u doen.' Onwaarachtige beloften en sussende opmerkingen, zoals in 'alles komt goed', creëren dan schijnzekerheid en emotionele afstand bij iemand in nood. Bij gevorderde dementie ligt het anders en helpt basale geruststelling juist wel. Alle begrip is dan ver verschraald. Wat dan kan helpen, is kort ingaan op wat iemand zegt en dan in bekende woorden geruststellen. Het ingaan op wat iemand zegt, moet dan vooral 'nieuwsgierig vragend' zijn. Bijvoorbeeld: 'Ik begrijp dat u zich ongerust maakt over uw moeder? Daarom wilt u dat ik u naar haar toe breng?' en na het antwoord, dat inhoudelijk er niet persé toe doet: 'Uw moeder maakt het echt goed hoor, ik weet het. Echt! Het is helemaal in orde. U kunt gerust zijn.'

>> Have A Cigar <<

>> Come in here, dear boy, have a cigar.
You're gonna go far, you're gonna fly high,
You're never gonna die, you're gonna make it if you try; they're gonna love you. <<

>> Pink Floyd <<

7.8   Over onmacht en schuldgevoelens

》Vlinder Nooitgenoeg 《

Kent u het verhaal van Rupsje Nooitgenoeg? Voor het geval van niet: dit eenvoudige verhaal gaat over een rupsje dat altijd honger heeft en zich volstopt met ijs, salami, watermeloen en snoep. Tot het zich uiteindelijk ontpopt tot een vlinder en het de wereld haar moois laat zien en daarvoor niks vraagt. Onder zorgverleners en mantelzorgers zijn er veel mensen die meer geven dan nemen, én daarin geen rust kennen. Altijd (bijna) automatisch ingaan op wensen en vragen van de ander. In hun werk, vriendenkring en thuis. Meer dan eens is dit de aard van het beestje, zijn ze niet als lelijke veelvraat maar als vlinder geboren. Het is goed om daarvan notie te hebben, zeker als u advies geeft over deze mantelzorgers en zorgverleners, hen zelf begeleidt of ze als collega hebt. Wie weet, herkent u wel iets van uzelf in de volgende teksten.

Zo weinig tevreden met zoveel zorgzaamheid

Mevrouw Bloem is bedlegerig, kijkt met grote ogen en strekt de armen naar ieder die in haar gezichtsveld. Onmachtig om iets te zeggen of duidelijk te maken, niet meer in staat te begrijpen wat tegen haar wordt gezegd. In het reflectief overleg delen de aanwezigen hun onmacht, waarbij teamlid Elly het meest onder de situatie blijkt te lijden. Ze zegt het niet in die woorden, maar meent enorm tekort te schieten naar mevrouw Bloem en dat bedrukt haar. De voorzitter van het overleg vraagt door wat Elly nu feitelijk doet. Wat zij dan opsomt, verbaast zelfs naaste collega's, die haar enorme inzet al kennen. Elly controleert meermalen per dag of mevrouw Bloem er gemakkelijk en comfortabel bij ligt (plooien in beddengoed en kleding, incontinentie, houding), ze gebruikt in plaats van vragen kalmerende zinnen die mevrouw Bloem wat lijken te ontspannen ('Ik ben er, het is goed'). Haptonomische technieken, waarvoor ze in het verleden een cursus volgde, blijkt ze ook bij mevrouw Bloem toe te passen en ze slaan aan! Elly meent dat er problemen ontstaan als je tegenover haar staat of bij haar op bed zit: 'Ik weet niet hoe het zit, of je haar dan afleidt, of ze het gevoel heeft iets met je te 'moeten' terwijl ze dat niet kan, maar het werkt in elk geval niet.' Elly's ervaring is dat mevrouw Bloem ontspant als je *naast* haar op bed zit, haar hand vasthoudt en er gewoon bent. Dat kan dan wel tien minuten duren, maar ze merkt dat zij dan altijd tot rust komt. En zo geeft Elly meer suggesties. Vanuit de ervaring onmachtig te zijn in het gelukkig kunnen maken van mevrouw Bloem, geeft Elly haar teamleden een waaier aan concrete mogelijkheden; hoe groot kan het onderscheid tussen eigen ervaring en werkelijkheid zijn! Elly brengt dagelijks licht in het zware leven van mevrouw Bloem, daar is bij niemand van de teamleden enige twijfel over. Toch voelt Elly zich geen lichtend voorbeeld. 'Weet je, ik doe dit nu wel en per dienst ga ik echt een paar keer bij haar binnen, maar als ze dan weer de armen naar me uitstrekt voel ik me toch naar, zo ongelukkig, zo tekortschieten.' Rupsje nooit genoeg…

7.8.1   Helper: een speciale variant van de zorgzuster

Zorgverleners zijn niet gelijkaardig, verschillen onderling net zozeer als andere mensen, evenals verwanten van cliënten. Er zijn voor zorgverleners zwart-wit typeringen in omloop, zoals *Martha* & *Maria*. Martha staat voor de taakgerichte persoon waarin orde, reinheid en regelmaat de boventoon voeren. Niet lullen, maar poetsen. Maria is de oermoeder, met mense-lijke warmte en geduld, begrip voor elk wangedrag en leed van de ander. Je hebt beide types no-dig in een team, ofwel M&M. Een andere typering is die van de *hypotheekzuster* (broodwerker) en de *zorgzuster* (werkt vanuit passie voor het vak). Van de zorgzuster is er een buitencategorie met een speciale gevoeligheid en kwetsbaarheid. Dat is de *helper,* die de negatieve gevoelens, behoeften en noden van de ander *versterkt* aanvoelt, samengaand met een onbedwingbare neiging erop in te gaan en te helpen. Altijd alert en doende voor de ander, zich minder of niet bewust van eigen wensen en belangen. Zij wordt in de literatuur uiteenlopend aangeduid: de Helper of Gever, Verzorger, Behager of Altruïst. Zij bevindt zich in goed gezelschap met mensen zoals Desmond Tutu, Nelson Mandela en natuurlijk Florence Nightingale. De zorg- en dienstverlening drijven op deze mensen. We mogen, nee *moeten* zuinig op hen zijn. Vooral als zij vermalen dreigen te worden in een zorgverlening die stelselmatig wordt gerationaliseerd en afgeroomd (Geelen, 2014A).

Floor: gangmaker ten koste van zichzelf

Floor is een topcollega die voor iedereen klaarstaat en elk gaatje dicht loopt. Ze is meestal de eerste die zich opwerpt om een dienst over te nemen, ook als dat voor haar lastig is. Ze helpt stagiaires, collega's, loopt zich het vuur uit de sloffen en maalt er niet om een uurtje over te werken, of twee. Ze voelt het aan haar water als iemand met iets zit, soms zelfs voor die persoon zich daarvan zelf bewust is, en toont dan werkelijk belangstelling. Ze vraagt door tot ze weet wat loos is, geeft steun en biedt ook later haar luisterend oor. Bij een verjaardagsfeest ziet zij als eerste dat de gastvrouw overbelast raakt, springt bij in de keuken, zorgt dat alles op tijd klaar is en ruimt na afloop ook nog mee op. Jij en je collega's leunen graag op haar. Ze is als de voorop rijdende renner die het peloton uit de wind houdt. Een kwade tong beweerde eens dat Floor wellicht 'niets had om voor naar huis te gaan', maar dat is niet waar; het gezin thuis steunt óók op Floor. Ze lijkt wel een *superwoman,* zowel op het werk als thuis. Hoe komt het dat sommigen zo neigen tot geven? Je persoonlijke aard is het product van een ingewikkelde wisselwerking tussen je genen en omgeving. Er is een theorie over die ervaringen in de kindertijd centraal stelt.

Drama van het begaafde kind

35 jaar geleden was het boek 'Het drama van het begaafde kind' van psychologe Alice Miller een hit. Hierin beschrijft Miller hoe de wortels van het gedrag van de Helper terug (kunnen) gaan naar de kindertijd. Wie als kind niet in een veilige omgeving opgroeit, teveel verantwoordelijk-heid op zich geladen krijgt of dat zo ervaart, ontwikkelt sterke antennes om te bespeuren wat een ander nodig heeft en zal daarop als vanzelfsprekend inspelen. Zo zal bijvoorbeeld een jong kind dat meemaakt dat er in het gezinsweb door dood, verlies of afwezigheid van een ouder gaten vallen, proberen deze op te vullen. Zij merkt verdriet of angst in de ouder(s) en wil dit verlichten door bijvoorbeeld zelf te troosten of verantwoordelijkheden op zich te nemen. Een andere mogelijkheid waardoor het gezinsnest onveilig wordt is dat de ouder (te)veel van het kind verwacht, waarop het kind de eigen problemen en behoeften opzij zet om aan de verwach-tingen van pa of ma te voldoen (parentificatie). Andere situaties zijn een probleembroertje of -zusje dat alle aandacht vraagt en krijgt, of een ouder die psychisch instabiel is en/of verslaafd. Er hoeven niet per se dramatische omstandigheden te zijn. Wanneer het kind als persoon heel anders dan de ouder(s) is, kan dit ook tot gevolg hebben dat het eigen gevoelens niet in de ouder herkent en de eigen eigenheid dan opzij zet. Herkenning is immers nodig om je eigen gevoel te legitimeren; is die herkenning bij de ouders er niet, dan gaat een aantal kinderen hun gevoelsleven wegzetten of ombuigen. Met alle gevolgen van dien.

Hier geldt: jong geleerd, oud gedaan. Als volwassene kan deze persoon niet anders dan niet voor het eigen ik te gaan, maar te letten op en zorgen voor anderen. Het drama zit hierin dat deze persoon niet alleen het zorgeloze 'kind-zijn' is ontnomen, maar dat het eigen 'ik' in de knop is gestorven. Het plezier in spel, de spontaniteit en humor zijn vaak verminderd. Alleen zijn en niets doen is moeilijk, want de helper voelt zichzelf van binnen leeg en heeft niet geleerd dat zelf te vullen. Ook als volwassene heeft hij of zij geen eigen anker. Het voortdurend bezig zijn heeft vaak ook een ander doel: dreigende gevoelens van angst, verdriet en boosheid onder de pet gehouden.

Kenmerken en leefregels

In hun enthousiasme en betrokkenheid gaan Helpers ver. Zij kunnen anderen benauwen met hun aandacht en aanhoudend zorgen. Hun helpend gedrag werkt dan als de persoon die in de rivier springt om een vis van een gewisse 'verdrinkingsdood' te redden. Het voor de omgeving soms bemoeizuchtige en betuttelende gedrag maakt het moeilijker om hun kwetsbaarheid en oorspronkelijk positieve bedoelingen te zien. Daarnaast wordt het ingewikkeld, want voor hun hulp, vrijgevigheid en gastvrijheid verlangen zij 'spontane' lof en dankbaarheid. Anders zijn zij gekwetst, kruipen stilzwijgend in de schulp, of gaan in de slachtofferrol. Negatieve reacties op hun zorg worden als een aanslag en afwijzing ervaren en roepen heftige gevoelens van verdriet, boosheid en angst op. Begrijpelijk, denk hierbij terug aan de vroegkinderlijke situatie, waarin het kind de verantwoordelijkheid voelde om het labiele evenwicht te handhaven of (voortdurend) te herstellen. Die inzet destijds was een kwestie van overleven! Het gedrag wortelt in die vroege noodzaak en 'afkeuring' of 'verlating' daarvan raakt dus de kern van hun bestaan en verklaart daarmee de heftigheid van hun reacties.

Collega's kunnen naar de helper laten merken dat 'het goed is', dat zij er mag zijn, op haar manier. Die veilige bedding is belangrijk, want de Helper handelt en reageert immers doorgaans vanuit een gespannen modus: er dreigt gevaar, anderen komen tekort en daarvoor is zij verantwoordelijk. Zij mag er ruimschoots aan worden herinnerd dat al hun inspanning gewaardeerd wordt, *ook bij een niet perfect resultaat*. In dat laatste schuilt het eerste muizengaatje: ook als het niet perfect is, is het goed. Net zoals de perfecte ouder niet bestaat, is ook de perfecte begeleider een fictie. Elke dag je best doen voldoet. De keerzijde van hun eigen gevoeligheid is dat Helpers het moeilijk begrijpen als collega's naar iemand neutraal of afwijzend reageren. 'Hoe kun je nu zó kil reageren? Je bent er toch voor elkaar, voor de ménsen?' Bedenk dat de Helper er moeite mee heeft als anderen minder dan volledige inzet tonen, grenzen stellen in hun werk en bij tijd en wijle privébelangen laten voorgaan. De helper vindt het moeilijk om te uiten van wat zij nodig heeft. Sterker nog, ze weet vaak niet wat ze voor zichzelf wil en als ze dit al weet is er een flinke drempel om dat kenbaar te maken. Zij gaat door het leven vanuit het basisgevoel dat zij niet bemind wordt om wat ze *is*, maar acceptatie moet winnen door veel te *doen*. De helper wordt in doen en laten gedreven door de angst niet meer nodig en/of niet meer geliefd te zijn. Naast het uiten van waardering, kun je er wel op letten dat ze niet steeds meer hooi op de vork neemt. Nog iets belangrijks: ook het soort werk en de sfeer bepalen wat zij aankan. In plaats van een beroep op de redelijkheid of het welbegrepen eigenbelang, kan het effectiever zijn beperking van inzet te motiveren vanuit het team- of cliëntbelang op lange termijn. Zo kan iemand er goeddeels aan voorbijgaan dat haar rug risico loopt als zij een lijvige cliënt zonder hulpmiddel verplaatst. Zeker als die cliënt dit prettiger zegt of lijkt te vinden. In plaats van een opmerking over haar eigen gezondheidsrisico's, kan dan het accent anders worden gezet. 'Als je de wens van deze persoon nu volgt, moet ze er nóg langer aan wennen, want de andere collega's gebruiken het tilhulpmiddel.' Of; 'Als je door je rug gaat, dupeer je het team en dat willen we niet'. Zonder haar eigenheid te bekritiseren, probeer je haar toch te beperken.

Helpers hechten sterk aan goede sfeer en aangename onderlinge verstandhouding. Ze komen slecht uit de verf in een prestatiegerichte, competitieve omgeving. Maak een helper bijvoorbeeld niet de leider van een moeilijk project, met belangentegenstellingen en grote weerstanden. Dat is vragen om moeilijkheden. In zo'n functie kan het namelijk niet iedereen naar de zin worden gemaakt en dat is wel wat de Helper zoekt.

Valkuilen

- Suggereren, laat staan zeggen dat zij zich uitslooft vanuit eigenbelang.
- Ongefilterd negatieve kritiek geven. Na een zorgmisser tot de orde roepen, of tegen haar preken. Neutrale feedback komt gemakkelijk als zware kritiek binnen. Bedenk dat de helper een allergisch reagerend schuldsysteem heeft, dat al bij geringe prikkeling heftig de kop op steekt.
- Boos, kil of vijandig doen, of geen waardering geven. Bedenk dat complimenten nodig blijven, ook als de Helper er niet zichtbaar op reageert, of ze zelfs afwimpelt.
- Blootstelling aan negatieve sfeer en veel geklaag (ook over 'de organisatie', 'het team'). Dit versterkt de al aanwezige spanning en onveiligheidsgevoelens.
- Haar inzet als vanzelfsprekend zien. Misbruik maken van de neiging tot helpen. Stapsgewijs méér aan haar vragen of overlaten, zonder vinger aan de pols te houden of ze niet teveel hooi op de vork heeft.
- Geen uitleg geven over de grenzen die jij stelt. Bedenk dat de Helper het vreemd kan vinden of zelfs egocentrisch als je grenzen stelt in jouw werkzaamheden of betrokkenheid.
- Helpers ergens bewust niet bij betrekken, bijvoorbeeld bij de samenstelling van een werkgroep. Dat gebeurt vaak uit oprechte bezorgdheid, bijvoorbeeld omdat de Helper dan nog meer hooi op de vork krijgt, maar niet betrekken is 'dodelijk'. Helpers zijn overgevoelig voor (mogelijke) signalen van buitensluiting of afkeuring. Leg de voorkomende situaties uit, bijvoorbeeld dat je haar mening over de samenstelling van de werkgroep graag hoort, maar dat zij al zoveel doet en daarom zelf geen deelnemend lid hoeft te worden, of daar zelfs niet verstandig aan doet. Zo sluit je haar niet buiten en begrens je ook, althans dat probeer je.
- Zeg niet: 'denk eens aan jezelf', of 'neem het er eens van', want dat kan de helper dus niet. Bereik dit via een omweg, door de verlangde actie anders voor te stellen, zoals over de boeg van de verwante: 'U hebt ook nog de verantwoordelijkheid voor uw man en kinderen. Praat niet alléén over de problemen rondom uw ouder. Doe ook eens iets wat uw gezin een prettig moment geeft.' Varieer hierop richting de Helper. Erop hopend dat de Helper zo ook – al is het voor even – een ontspannende en fijne ervaring krijgt. In deze alternatieven kritiseer je haar eigenheid niet.

Helpers zijn trouw ten koste van zichzelf. Geef hen steeds extra regeltaken, delegeer tot voorbij het onmogelijke, en ze doen alles om de extra werklast uit te voeren. Tot zij volledig opgebrand zijn, maar vaak gaan ze ook dan nog door. Het 'knijp-en-piepsysteem', waarin mensen stelselmatig meer op hun bord krijgen, vanuit het idee dat zij wel aangeven wanneer het teveel wordt, werkt niet bij helpers. In het uiterste geval is het zaak de Helper tegen zichzelf te beschermen, ook met het oog op het team. Dat kan dan het best op een neutrale en duidelijke manier. 'Of je het nu leuk vindt of niet, het is nu tijd om keuzes te maken. Je kunt niet alles en dat willen wij ook niet.' Iets minder direct kan het soms ook door aan de helpbehoefte te appelleren: 'Om het met elkaar voor elkaar goed te krijgen, zou ik het fijn vinden als nu eens niet jij deze taak doet, maar die aan je collega overlaat.' Je stelt dan het doel centraal en geeft de helper daarin een taak, namelijk om iets aan een collega over te laten. Door een taak over te hevelen, draagt ze bij, zorgt ze dus. Via haar eigenheid beperk je!

Nog een belangrijk algemeen punt: zorgorganisaties mogen zich meer bewust zijn van hun morele plicht om vinger aan de pols te houden hoe organisatieveranderingen, toevoegen van taken en krappere tijdsmarges doorwerken bij zorgverleners. Voor het veiligheidsgevoel van cliënten is een eerste vereiste dat zorgverleners zich ook doorgaans senang voelen. In een tijd van bezuinigingen en rationalisering in de zorg dreigt dit punt uit het zicht te raken.

7.8.2 Familie = Assepoester & Prinses op de erwt

Bij mantelzorg zie je vaak dat als één de kinderen het leeuwendeel van de mantelzorg op zich neemt, de anderen door de persoon met dementie juist worden opgehemeld. Alle zorg van 'Assepoes' wordt als vanzelfsprekend ervaren en het gebeurt zelfs dat zij die deze zorg verleent, zich ook nog allerlei verwijten over bijvoorbeeld opname moet laten welgevallen. Wat hierover te zeggen? Sprookjes lopen niet altijd subtiel af. De nare stiefzussen die Assepoester zo dwarsboomden, werden de ogen uitgepikt door de duiven die haar bij haar huwelijk met de prins begeleidden. De prinses op de erwt, die zo gevoelig was dat ze zelfs op twintig matrassen gelegen nog niet in slaap kon komen omdat er een erwt onder lag die voor haar als een enorme rots voelde, suggereert dat overgevoelige mensen ontzien worden en dat aan de hoogste eisen van de kieskeurige prins voldaan moet worden. Maar terug naar de realiteit. Niet ieder krijgt in het leven wat hij of zij verdient. Sommige mensen sloven maar door, terwijl de prins verstek laat gaan. Het ontzien van een kind is oneerlijk, óók naar dát kind. Wie zo nu en dan met tegenwind moest en moet fietsen, krijgt óók sterkere benen. Zelf zie ik geregeld dat Assepoesters voorbeeldige ouders zijn. Als Assepoester van ma met dementie veel verwijten krijgt, is dat indirect óók een compliment. Blijkbaar is de ander veilig genoeg om gram te spuien. Dat zal veelal onbewust gebeuren, maar toch... Belasting vroeg in het leven, kan ook de veerkracht vergroten die later van pas komt. Ofwel in de geest van Johan Cruijff: 'elk nadeel heeft zijn voordeel'.

| 'Bedankt dat ik hier mocht sloven' | | |

Een mevrouw die maar moeilijk overweg kon met haar opgenomen man en door zijn claimen en verwijten belast werd, leefde op toen een teamlid vroeg of zij even haar rol mocht overnemen bij het gezamenlijke kerstmaal op de afdeling. 'Kunnen we ruilen? Ik blijf bij uw man, dan kunt u met de chocolade rondgaan.' Deze dame had haar leven lang met liefde gezorgd en gezwoegd, en leefde zich nu uit in het bedienen van eenieder. Zij nam de gelegenheid te baat om een praatje te maken met alle aanwezigen, iets waar zij bij normaal bezoek niet aan toe kwam, hij vroeg immers constant haar aandacht. Aan het eind van de dag zei ze tegen de verzorger 'Hartstikke bedankt voor deze héérlijke dag.'

7.8.3 Schuld: een vaste metgezel in de zorg

Als zorgverlener, behandelaar, coach of adviseur krijgt u onvermijdelijk te maken met ervaringen van tekortschieten. Wat dan te doen, uit te leggen en aan te raden? Hoe hierop te reageren? Hieronder volgen de belangrijkste wetenswaardigheden en gespreksadviezen, zoals ze eerder beschreven werden door Geelen (2008).

Guilty – Not Guilty?

Als iemand zegt zich schuldig te voelen, zeggen we vlug 'Zet het van je af', of 'Zo moet je je niet voelen!' Maar dat heeft geen effect: het schuldgevoel ís er. Punt. Vaak blijft het knagen. Hoe kun je zo'n gemoedstoestand begrijpen en ermee omgaan? Het woord schuld heeft een juridische betekenis: het gaat om laakbaar of verwijtbaar handelen waarvoor je aansprakelijk gesteld kan worden en na een proces – eventueel – straf krijgt. Het heeft óók een religieuze betekenis, bijvoorbeeld dat we als mens zondig geboren worden, of dat de Heer ons, schuldig als we zijn, onze zonden vergeeft. Schuld heeft hier een zware lading en drukt mensen terneer. In het dagelijks leven mogen we onszelf niet zonder meer veroordelen alleen op grond van ons schuldgevoel, want bij schuldgevoel gaat het om een (vluchtige) inschatting van jezelf (en niet meer dan dat), van tekortgeschoten zijn, het gevoel iets verkeerd te hebben gedaan dat je anders had kunnen doen. Daaronder ligt het (wel of niet terechte) idee dat je de situatie naar je hand had moeten (of kunnen) zetten. Maar gevoelens zijn niet altijd 'waar', al zíjn er gewoon – en zeggen iets van ons denken. Gedachten kunnen wel of niet kloppen. Het kleine hulpeloze kind voelt zich bijvoorbeeld schuldig als moeder erg verdrietig is, of het druk heeft, en meent dat de situatie van moeder door háár komt. Zo kunnen ook volwassenen wettelijk of moreel goed handelen, maar zich toch schuldig voelen. Degene die twee mensen uit een brandend huis redde, blijft zich kwalijk nemen dat hij faalde de derde er niet levend uit te hebben kunnen halen. Andersom gaan psychopathische seriemoordenaars emotioneel onbelast door het leven, laten alleen spijt en schuldgevoel zien als hen dat uitkomt (bijvoorbeeld in de rechtszaal). Net als overmatig schuldgevoel, is een totaal gebrek aan schuldgevoel dus óók een teken van psychische gezondheid.

Zorgverlenen bevordert schuldgevoelens

Achteraf voorspellen is gemakkelijk

In je werk speelt altijd veel tegelijk, Niet alles is altijd te voorzien en evenmin te overzien. Er zijn onvoorziene omstandigheden en kwetsbare mensen waarmee het vaak slecht gaat en soms ook verkeerd afloopt. Gemaakte keuzes kunnen altijd anders of verkeerd uitpakken, ook als ze vooraf goed doordacht waren. Met de wijsheid achteraf is het gemakkelijk praten, ook jezelf veroordelen. Bijvoorbeeld als een cliënt die altijd over slapte en ziekte klaagt, op een dag door jou ferm uit bed wordt gehaald, maar twee uur later aan diens hartkwaal overlijdt.

De nooit eindigende hulpvraag

In de zorg komen veel vragen om hulp en veel uitingen van onwelbevinden op je af. Het is fysiek simpelweg onmogelijk om aan alle hulpvragen – tijdig – tegemoet te komen. Je móet dus wel in gebreke blijven. Kortom: hoe hard je ook loopt, je laat altijd hulpvragen liggen. Wie moet voorbijgaan aan wensen, en in dit werk betekent dit aan mensen, terwijl nu juist de drijfveer is om een ander te helpen, voelt zich daar rot onder. Temeer als cliënten afhankelijk van je zijn, niet (kunnen) begrijpen waarom je niet op hen kan ingaan, pijn hebben, angstig en onmachtig zijn, en dat is vrijwel steeds zo bij mentaal kwetsbare mensen. In een verzorgingshuis hebben bewoners elk een alarmbel. Sommigen drukken hier, bijvoorbeeld 's morgens, wel tien keer op. Ze willen hier en nu geholpen worden (eigenlijk is het geen willen, maar onvermogen om behoeften uit te stellen!), of voelen zich alleen. Wanneer je voor de zoveelste keer een oproep moet beantwoorden – terwijl je bijvoorbeeld een andere bewoner aan het wassen bent – kun je geïrriteerd raken. Je zegt over tien minuten te komen – wat de beller niet snapt, omdat tien minuten een vaag begrip is of, zoals gezegd, het vermogen tot uitstellen van behoeften ontbreekt. De beller houdt dus voet bij stuk. Daarna wil je het gesprek met je cliënt aangaan, maar deze zegt wat triest: 'Vraagt u mij maar niks meer zuster, we kunnen het tóch niet uitpraten. U wordt zo vast weer gebeld.'

Onbekendheid met wat je doet/overmatige eisen
Cliënten en hun verwanten kunnen soms meer eisen of wensen dan reëel of haalbaar is, bijvoorbeeld omdat ze zich zorgen maken, ziek zijn, gedeprimeerd, onzeker, of andere na-righeid. Maar in feite missen zij het overzicht en inzicht buiten hun wereld en dus hebben ze ook geen zicht op jouw brede takenpakket. Daarin mag en moet je sturen en uitleg geven. Ook hier is insteken op de nog beschikbare hersenlaag aangewezen. Vaak is op gevoel-sniveau insteken het hoogst haalbare: 'Ik snap dat u al lang wacht en dat vind ik heel erg, ik kom zo snel mogelijk hoor!' Misschien geeft dat niet de gewenste geruststelling, maar wellicht minder frustratie dan 'Ja zeg u bent niet de enige hier!' Binnen verpleeghuizen blijkt familie vaak tijdens het waken kort voor het sterven van hun geliefde (als men etmalen ach-ter elkaar ziet wat verzorgenden allemaal doen) het werk veel meer te gaan zien en waar-deren. 'Idee dat jullie dát allemaal moeten doen. Nou petje af hoor.' Op zich fijn om te horen natuurlijk, jammer blijft dat die ervaring pas in de terminale fase van hun verwante moet komen. In je werk moet meer en meer geregistreerd en bijgehouden worden. Ondertussen vraagt de directe zorg, die ook nog eens steeds complexer wordt, veel aandacht – feitelijk je hele werkdag door –, zodat je regelmatig wel tekort *moet* schieten.

Negatieve emoties van cliënten: minder pluimen
De cliënt krijgt geen zorg omdat het zo fantastisch met hem of haar gaat. Aanleiding tot zorg is altijd dat iemand iets niet kan of een situatie niet kan hanteren. Zowel je cliënten als hun verwanten zijn vaak – begrijpelijk – negatief gestemd door hun problemen. Van daaruit kunnen zij niet alleen kritisch of claimend gaan reageren, maar is het voor hen ook soms moeilijker om het goede wat gebeurt te herkennen én daarvoor waardering te uiten. Zo krijg je als zorgverlener ook eerder het gevoel dat je tekortschiet.

'Schuldgevoel bedreigt uw gezondheid'
Schuldgevoelens werken als een parasiet: eenmaal in je, doortrekt het alles. Je denken, je gevoelens, je handelen. Je wordt ontevreden over jezelf, waarbij je negatieve stemming de wil kan uithollen om te doen wat nodig is. Dit vergroot weer gevoelens van tekortschieten en schuld en de neerwaartse spiraal is compleet. Schuldgevoelens zijn dan zowel oorzaak als gevolg van inactiviteit. Allerlei lichamelijke klachten worden erdoor in de hand gewerkt, zoals maagpijn, hoofdpijn, slapeloosheid, vermoeidheid. Sommigen gaan (nog) meer roken of drinken om het nare gevoel weg te drukken. Daarnaast kan een depressie bij chronische schuldgevoelens dichterbij komen. Geen mens én geen schuldgevoel zijn gelijk. Vaak worden juist heel betrokken, actieve personeelsleden geplaagd door schuldgevoel. Meestal worden juist zij aangesproken op niet goedlopende zaken, omdat ze uitstra-len dat ze daarvoor aanspreekbaar zijn – en zich ook nog aangesproken zullen voelen.

> Schuldgevoel = het ervaren te falen zonder te weten wat eraan te doen of zonder er iets aan te kunnen doen.

Wat kún je ermee?
Waak voor overschatting van wat je wist en/of kon uitrichten. We neigen te overschatten wat we in een bepaalde situatie wisten of hadden kunnen doen. Anders gezegd: achteraf overschatten we onze invloed die we destijds hadden op een gebeurtenis. 'Ik had kunnen weten dat het zijn bloedsuikers waren die opspeelden, ik had dus eerder de arts kunnen bellen en dan …' Vraag is

natuurlijk of deze uitspraak reëel is, gegeven de toen bekende signalen in combinatie met het inzicht dat je toen had. Achteraf is het makkelijk (zelf)kritiek leveren. Als zaken slecht uitpakken, zijn we geneigd daarvoor iemand of iets verantwoordelijk te stellen. Soms is dat terecht, zal dit besproken worden en eventueel consequenties krijgen, maar besef ook dat nare dingen gewoon *gebeuren* ondanks de beste bedoelingen en acties van betrokkenen.

Scheid gevoelens en gedachten; onderzoek de gedachten

We schreven het eerder: schuldgevoel zegt niks over schuldig *zijn*. De emoties die samengaan met schuldgevoelens zijn niet op zich waar of onwaar, ze zíjn er gewoon. Beoordeel ze daarom niet, maar onderken ze. Ze zijn er. In die erkenning kun je naar de achtergronden van je gevoel op zoek. Schuldgevoel wordt veroorzaakt door onderliggende gedachten. Die gedachten kunnen waar of onwaar zijn, wel of niet helpend, wel of niet genuanceerd. Bij deze vragen, deze laag laag kom je niet als je jezelf hard veroordeelt, wel als je je gevoelens in eerste instantie als een gegeven onder ogen ziet. Voorbeelden van niet-helpende gedachten zijn:

- 'Als mijn cliënt afhankelijk en ongelukkig is, moet ik hem overal in tegemoetkomen.'
- 'Gisteren verloor ik mijn geduld met een 'moeilijke bewoner' en zei op heel boze toon dat hij nu écht moest stoppen. Hij schrok hij van mijn reactie, kromp ineen en was bang. Ik kan dat mezelf niet vergeven, het zal nooit lukken dit goed te maken.'

In overleg met een collega, leidinggevende, of hulpverlener kun je deze en andere gedachten boven tafel krijgen en ze vervolgens aan onderzoek onderwerpen. Kloppen die gedachten eigenlijk wel Zitten er geen denkfouten in? Leg je de lat niet te hoog voor jezelf?

Maak de balans op – maar dan wel precies

Wat doe je en wat doe je niet terwijl je jezelf zo tekort voelt schieten? Houd je werk eens een poosje bij en neem in die inventarisatie alles mee: telefoontjes, zaken signaleren, overlegtijd, gesprekken, en zo meer. Iemand die naar beste kennen en kunnen haar werk doet, zal ook met onplezierige en onverwachte verrassingen te maken krijgen. Als je gericht naloopt wat je allemaal wél hebt gedaan of doet, blijkt vaak veel (al te) vanzelfsprekend, we zien dat eenvoudigweg… ze eenvoudigweg niet meer. Wat zou een goede collega vinden van wat je hebt gedaan en bereikt? Nog een manier: stel dat zij hetzelfde had gedaan met identiek resultaat, hoe zou je dan over haar denken? Als je bij haar minder negatief oordeelt, waarom neem je dan jezelf meer de maat dan bij die gewaardeerde collega?

Is je eigen inbreng echt onvoldoende (je komt echt tot weinig), dan kun je proberen te bedenken wat de oorzaken hiervan precies zijn en hoe je hierin een stap kunt zetten. Actie ondernemen is een goed tegengif bij schuldgevoel waaraan een 'verlamming' mede ten grondslag ligt. Bedenk ook dat schuldgevoelens zich meestal op één punt of persoon richten, terwijl onze verantwoordelijkheden en bemoeienissen zich over meer gebieden en personen uitstrekken. Anders gezegd: het is gemakkelijk te bedenken wat we allemaal nog meer naar deze persoon en in die situatie hadden moeten doen, maar we gaan te snel voorbij aan de óók verder aanwezige verantwoordelijkheden en taken, en ons gezin en familie. In ons eigen leven zit ook energie en voor beschikbare energie geldt wat voor geld opgaat: je kunt elke euro maar één keer uitgeven.

Laat je niet verlammen

Soms kun je achteraf vaststellen dat je inderdaad *onvoldoende* hebt gedaan. Je schuldgevoel stoelt dus op harde feiten. Je bent inderdaad tekortgeschoten. Het klinkt misschien makkelijk, maar we bedoelen het serieus: iedereen kan tekortschieten. Besef dat vergissen menselijk is en dat 'verkeerd' gedrag je nog niet tot een verkeerd *persoon* maakt. Besef dat niemand er iets aan heeft als je wegkwijnt in schuldgevoel en zelfveroordeling. Kijk liever hoe je herhaling kunt voorkomen. Ga de omstandigheden van de misstap na en hoe dit voor het vervolg te voorkomen is. Is het nog te bespreken en kun je iets doen om gevolgen van de oude fout te verminderen? Uitpraten, excuses aanbieden, of iets anders? Zo ja, dan ga je daarvoor. Zo niet, dan zul je de misstap (ook voor jezelf) uiteindelijk moeten accepteren. Dit kan een moeilijk proces zijn, aarzel daarin niet om aan een vertrouwd iemand te vragen om hierin mee te denken.

Belofte maakt schuld
Eerder gedane grote beloftes ('ik zal *voortdurend* op uw man letten!') vergroten de schuldgevoelens als daaraan later niet kan worden voldaan. Probeer zo'n absolute belofte te vermijden. Benadruk in plaats daarvan je bedoelingen en beloof alleen wat in je vermogen ligt.

Neem ruimte
Onderneem ook prettige activiteiten voor jezelf. Als het kan in je werk, maar óók buiten je werk. Het gaat erom dat je jouw leefwereld ruim en gevarieerd houdt, hierdoor maak je minder snel van een mug een olifant. Neem de ruimte om te praten met en te luisteren naar anderen met vergelijkbare ervaringen. Bespreek je gedachten en gevoelens met betrouwbare en begripvolle collega's, vrienden of familie.

Maak een plan en kijk vooruit
Al lang een knagend schuldgevoel over een bepaald punt? Neem de tijd voor dat nare gevoel en stel jezelf de vraag of je er alleen wel uitkomt. Op kruispunten van het leven hebben we vaak een vertrouwde naaste nodig. Dat kan je partner zijn, maar ook een vriend of vriendin. Een aantal mensen helpt het om zichzelf een helder doel te stellen en een werkplan/route met een duidelijk eindpunt. Deze mensen helpen zichzelf vaak ook door een tijdslimiet te stellen. Sommigen helpt het meer erover te praten, anderen om op gezette tijden erover te schrijven, bijvoorbeeld in een dagboek, al of niet op een vaste tijd en plaats. Welke weg je ook neemt: uiteindelijk gaat het erom dat je in het reine komt met jezelf, de feiten laat spreken, gevoelens toelaat en gedachten onder die gevoelens kritisch bekijkt. Zo kom je verder. Besef: je moet hoe dan ook verder, ook al ben je niet perfect en heb je net als ieder soms gewoon pech. Gevangene van het verleden zijn, dat moet je niemand aandoen, ook jezelf niet.

Wie is kwetsbaarder?
Schuldgevoel is er eerder bij mensen …
- … met negatieve ervaringen uit de kindertijd, zoals:
  - verwaarlozing, misbruik;
  - traumatische ervaringen in de kindertijd (of daarna);
  - ouders met psychische problemen en/of middelenmisbruik;
  - opvoeding volgens zeer strikte regels, met bijvoorbeeld overmatige straffen voor kleine zaken;
- … met bepaalde persoonlijkheidstrekken, zoals:
  - neiging tot depressie of angstproblemen;
  - negatief zelfbeeld, minderwaardigheidsgevoelens;
  - moeilijk voor zichzelf kunnen opkomen, angst voor kritiek;
  - door iedereen aardig gevonden willen worden;

- neiging zich (te) snel verantwoordelijk te voelen;
- dwangmatigheid (en behoefte tot controleren),
- neiging tot piekeren;
- perfectionisme;
- neiging tot rancune: anderen (en/of jezelf) niet kunnen vergeven;
- ... in bepaalde omstandigheden, zoals:
- weinig afleiding, weinig contacten met anderen, vereenzaming;
- onbegrip en onwetendheid in de omgeving van wat speelt;
- een (directe) omgeving die inbreng en zorgen als vanzelfsprekend ziet, of als onder-maats.

Opvattingen die schuldgevoelens versterken
'Houden van = rouwen om'

Om wie we veel geven, rouwen we het meest bij afscheid. Dementie is afscheid bij het leven. De geliefde levert steeds meer in, de persoon wordt steeds minder herkenbaar. Dat is wel het laatste wat we willen voor iemand van wie we houden. Vasthouden in het gewone leven kan steeds minder. Die werkelijkheid – wie ons lief is verdwijnt – is onverdraaglijk. In heftige rouw is de liefde het probleem. Bij een opname in het verpleeghuis voelen zich vaak juist die familieleden het meest schuldig, die eerder veel zorg hebben verleend en ook nu nog veel willen doen (opnieuw een bewijs dat de spreuk 'wie goed doet, goed ontmoet' niet klopt). Bovendien krijgen de betrokken kinderen eerder en vaker heftiger verwijten van de ouder dan degene met een mindere en meer zakelijke betrokkenheid. Daarachter kunnen onbewust verschillende redenen schuilgaan: het is veiliger (dit kind zal blijven komen en is emotioneel dichtbij), of het is meer voor de hand liggend ('vroeger deed ze ook al veel voor mij en dat moet ze nu meer blijven doen'). Het meer betrokken kind zendt onbedoeld signalen uit van ongemak en schuldgevoel, waarop de ouder reageert. Kortom, het is gewoon niet waar dat ieder in het leven krijgt wat hem of haar toekomt. Soms getuigen schuldgevoelens én verwijten van een intense onderlinge verbondenheid. Degene met dementie dúrft en kán deze negatieve emoties bij je kwijt, en wil, onbewust, dit appèl ook op je doen. Nogmaals: dat is geen rationele overweging, de persoon met dementie *voelt* de verhouding als zodanig. Om terug te komen op de eerste regels van dit tekstdeel: schuldgevoel vertelt iets over jezelf, namelijk dat je meer voor deze persoon wil(de) betekenen en meer wil(de) uitrichten.

'Straf voor zonden'

Het idee dat wie goed doet, goed ontmoet voelt aangenaam en lijkt waar. Een beetje waar is het misschien, maar een wet is het zeker niet en vast staat dat het omgekeerde niet geldt: wie iets naars overkomt, moet iets slechts hebben gedaan. Toch gaat deze gedachte er sinds mensheugenis in als koek. In het boek Psalmen verzekert de Bijbel ons dat de vrome mens 'zal zijn als een boom, geplant aan stromend water (…) alles wat hij doet komt tot bloei. Zo niet de wettelozen! Zij zijn als kaf dat verdwaalt in de wind.' Maar een ander eeuwenoud verhaal met een realistischer strekking is dat van Job. Hierin verliest een deugdzame man achtereenvolgens zijn bezittingen, kinderen, uiteindelijk alles behalve zijn leven. Zijn vrienden gingen ervan uit dat hij wel iets slechts moest hebben gedaan: 'Nooit zal God onschuldigen verachten.' Maar God kwam tussenbeide met een troostrijker antwoord. In de wereld kon niet alles om één persoon draaien, en ongeluk is niet bedoeld om de getroffene te tarten of te straffen. Het lot slaat even blind als onbarmhartig toe. Psychologisch voordeel daarvan is dat we ons op deze manier sussen met de illusie dat we toekomstig leed kunnen voorkómen, waarvoor we dan wel de prijs van schuldgevoel betalen. In culturen zoals de Tibetaanse waar men alles als voorbestemd ziet ('Wat gebeurt zal gebeuren, wat je ook doet') is minder schuldgevoel. Psychologisch zien we onszelf blijkbaar graag als actief middelpunt van wat ons gebeurt, opnieuw: met als prijs schuldgevoel.

7.8.4 Omstandigheden bij verwanten

De zorg voor je verwante met dementie an om verschillende redenen schuldbeladen zijn:

- Je weet (nog) niet wat er speelt. Vóór je weet wat met je verwante mis is, ga je als vanouds met hem om. Spreekt hem bijvoorbeeld aan op zijn missers, uit je ongenoegen over vergeten afspraken, kibbelt over nagelaten zaken, en meer. Met de latere wijsheid van de diagnose dementie kun je jezelf gemakkelijk veroordelen. Hierin speelt ook mee dat rouwreacties op gang komen: je weet dat je de ander nu gaat kwijtraken. Onderdeel van rouw is vaak tijdelijke ontkenning – ofwel het niet onder ogen kunnen zien wat er precies aan de hand is.
- De ander wordt afhankelijk van je – en overvraagt je. Je relatie met degene met dementie wordt ongelijkwaardig: de ander raakt meer en meer op jou aangewezen, kan boos, verdrietig, angstig worden en op allerlei manieren een beroep op je gaan doen. Ondanks je beste inzet zul je zo nu en dan onvermijdelijk falen. Het lijkt bij zo'n menselijk drama egoïstisch tijd voor jezelf te nemen, maar dat is broodnodig wil je het contact en later de zorg op een waardige manier volhouden.
- Oude pijn komt op – en haalt soms bepaald niet het beste van jezelf boven. Met de pijn van nu kunnen ook onopgeloste problemen van vroeger naar boven komen. De dochter voelde zich altijd al minder geliefd dan haar jongere broer en haar moeder met dementie geeft op over onze Jan, die toch maar notaris is geworden. Meestal zwijgt de dochter, maar soms flapt ze er bitter iets uit. 'Als hij zo geweldig is, waarom komt hij dan zo weinig bij jou?' Natuurlijk voelt ze zich dan later ellendig na die opmerking. 'Moeder is dement … dan mag ik haar zo'n opmerking toch niet kwalijk nemen?' Dan realiseert zij zich vaak ook haar eigen pijn, de oude pijn van zich minder geliefd voelen. Beelden van de vroege jeugd kunnen dan boven komen, even helder als pijnlijk. Beelden die soms jarenlang weg waren, maar er nu weer zijn. Middenin de toch al moeilijke periode. Juist dan dus. Nieuwe pijn linkt aan oude pijn.
- Onbegrip van de omgeving. Reacties van omstanders en overige familieleden – vanuit onbegrip, onwetendheid, ontkenning en/of minder in aanraking komen met de problematiek – kunnen schuldgevoelens verder aanwakkeren. 'Je man naar dagbehandeling? Hij ziet er nog zo goed uit!' 'Ik merk niet veel aan hem.' 'Ik ben nog bij vader op bezoek geweest, en hij sprak prima: is hij niet te goed voor het verpleeghuis?'

Literatuur

Geelen, R. (2008). Had ik maar … Omgaan met schuldgevoelens. *Tijdschrift voor Verzorgenden, 4*(40), 32–34.

Geelen, R. (2014a). Altijd klaarstaan voor de ander. Kracht en kwetsbaarheid van de 'helper.' *Denkbeeld, Tijdschrift voor Psychogeriatrie, 26*(4), 30–32.

Geelen, R. (2014b). *Genoeg van Agressie. Veiligheidscoach mini-pocket. (2011).* Zoetermeer: Regioplus.

Geelen, R. (2014c). Mediatieve therapie in de thuiszorg: onbekend en onbenut (2014). *Tijdschrift voor Gerontologie en Geriatrie, 2,* 19–24.

Miller, A. (2009). *Het drama van het begaafde kind.* Houten: Spectrum.

Websites
► www.enneagraminstitute.com/nl.
► www.gezondenzeker.nl.
Website met uitgebreide en nuttige informatie over veiligheid, agressie en.
Zie type 2: De Helper.

Printed in the United States
by Baker & Taylor Publisher Services